美国针灸立法汇编

美国新英格兰地区针灸立法汇编

Collection of Acupuncture Laws in the New England States of America

（汉英对照）

总顾问

刘保延　沈远东

主　编

桑　珍　杨宇洋　宋欣阳　张博源

上海科学技术出版社

内 容 提 要

针灸于19世纪上半叶传入美国，在20世纪70年代“针灸热”的影响之下，开始在美国流行。针灸在美国流行的五十年间，经历了三次热潮，完成了法律本土化、教育本土化、职业本土化和医学属性本土化四个层次的本土化，广泛应用于变态反应性疾病、糖尿病、艾滋病、各种肿瘤、高血压、肥胖症、戒毒、戒酒、戒烟、化疗或手术后发生的恶心和呕吐等领域。美国47个州及华盛顿特区都在州议会法中专章规定了针灸师执业法律制度，广泛涉及针灸与东方医学的概念、针灸师的准入条件、教育培训、执业规范、行业组织管理和惩戒规则等内容。

本书为美国新英格兰地区针灸立法汇编，包括佛蒙特州、康涅狄格州、罗得岛州、马萨诸塞州、缅因州、新罕布什尔州六州。从针灸人员的法律地位、准入与注册、日常管理机构、职业道德、惩戒报告等方面展开介绍。希望本书的出版能为中医药政策和法律的制定者、中医药政策和法制研究者以及高等院校、科研机构中医药学科的研习者们提供参考和借鉴。

图书在版编目（CIP）数据

美国新英格兰地区针灸立法汇编 = Collection of Acupuncture Laws in the New England States of America : 汉英对照 / 桑珍等主编 ; 刘保延, 沈远东总顾问. -- 上海 : 上海科学技术出版社, 2025.2
（美国针灸立法汇编）
ISBN 978-7-5478-6535-4

Ⅰ. ①美… Ⅱ. ①桑… ②刘… ③沈… Ⅲ. ①针灸学－立法－汇编－美国－汉、英 Ⅳ. ①D937.122.16

中国国家版本馆CIP数据核字(2024)第044618号

美国新英格兰地区针灸立法汇编：Collection of Acupuncture Laws in the New England States of America（汉英对照）

总顾问　刘保延　沈远东

主　编　桑　珍　杨宇洋　宋欣阳　张博源

上海世纪出版（集团）有限公司
上　海　科　学　技　术　出　版　社　出版、发行
（上海市闵行区号景路159弄A座9F－10F）
邮政编码 201101　　www.sstp.cn
上海颛辉印刷厂有限公司印刷
开本 787×1092　1/16　印张 17.75
字数 350 千字
2025年2月第1版　2025年2月第1次印刷
ISBN 978－7－5478－6535－4/R・2963
定价：168.00元

编委会名单

· 总顾问 ·

刘保延　沈远东

· 主　编 ·

桑　珍　杨宇洋　宋欣阳　张博源

· 副主编 ·

（按姓氏笔画排序）

王　硕　石燕红　刘竞元　李　静

范家伟　徐晓婷　黄祎晨　黄奕然

· 编　委 ·

（按姓氏笔画排序）

王志永　朱哿瑞　刘　冉　刘　祎

阮子蓉　杨　杨　张晓晨　周玥彤

高　阳　程　晗　程雅涵

丛书前言

针灸是我国历代劳动人民及医学家在长期与疾病作斗争中创造和发展起来的一种医学，具有悠久的历史。它是以中医理论为指导，运用针刺和艾灸防治疾病的一门临床学科。针灸具有适应证广、疗效明显、操作方便、经济安全等优点，数千年来深受广大劳动人民的欢迎，对中华民族的繁衍昌盛作出了巨大的贡献。

几千年来，针灸不仅对我国人民的保健事业作出重大贡献，而且很早就流传到国外，成为世界医学的重要组成部分，并产生积极而深远的影响。根据世界卫生组织统计，目前有113个成员国认可使用针灸，其中29个成员国设立了相关法律法规，20个成员国将针灸纳入医疗保险体系。针灸的神奇疗效引发全球持续的"针灸热"。针灸推拿等治疗手段成为奥运会运动员们缓解伤痛的新时尚。我国援外医疗队采用针灸、推拿、中药以及中西医结合方法治疗了不少疑难重症，挽救了许多垂危病人的生命，得到受援国政府和人民的充分肯定。不少国家先后对针灸进行了立法，成立了针灸学术团体、针灸教育机构和研究机构。

从20世纪70年代开始，世界卫生组织就积极地向全世界推广针灸，在多国设立针灸培训机构，支持创建世界针灸学会联合会，发布了针灸治疗的适宜病症、针灸经穴定位、从业人员培训指南等一系列国际标准，努力推进针灸的国际化与标准化进程。伴随着针灸的全球化应用，针灸针的国际贸易也逐年增长。2011年5月，国际标准化组织/中医药技术委员会(ISO/TC 249)在第二次荷兰海牙年会上，决议成立专门的工作组承担针灸针的国际标准研制工作，由中国专家担任召集人的职位。《ISO 17218：2014 一次性使用无菌针灸针》于2014年2月3日正式出版，成为首个在传统医药领域内由中国主导发布的ISO国际标准。截至目前，ISO/TC 249已发布了7项针灸针的国际标准，为针灸的国际化推广应用作出了积极的贡献。

针灸于19世纪上半叶传入美国，在20世纪70年代"针灸热"的影响之下，开始在美国流行。针灸在美国流行的五十年间，经历了三次热潮，完成了法律本土化、教育本土化、职业本土化和医学属性本土化四个层次的本土化。起初，针灸在美国主要用于治疗疼痛症状，后来也广泛应用于变态反应性疾病、糖尿病、艾滋病、各种肿瘤、高血压、肥胖症、戒毒、戒酒、戒烟、化疗或手术后发生的恶心和呕吐、不孕症、性功能不全、神经衰弱、紧张综合征、网球肘、肌纤维组织炎、中风后遗症、骨性关节炎、美容、体外受精、血液病、哮喘等领域。针灸在美国的发展并没有昙花一现,而是入乡随俗,遍地开花。美国的医疗改革给低成本针灸提供了全新的发展契机。中医针灸疗法针对很多病症可以采取非手术的保守疗法,成本低廉,疗效显著。迄今为止,美国 50 个州除了南达科他州、亚拉巴马州、俄克拉何马州 3 个州没有专门的针灸立法之外,其余 47 个州及华盛顿特区都在州议会法中专章规定了针灸师执业法律制度,广泛涉及针灸与东方医学的概念、针灸师的准入条件、教育培训、执业规范、行业组织管理和惩戒规则等内容。

"美国针灸立法汇编"丛书编委会经过两年多的信息搜集,资料整理分析,将美国 47 个州针灸法律英文文本进行了收集、翻译、校对和法律评析,重点展示美国各州现行针灸法律制度的全貌。本丛书共 5 册,按照新英格兰地区、中西部地区、西部地区、南部地区、西南部地区划分。每一区域立法均从针灸人员的法律地位、准入与注册、日常管理机构、职业道德、惩戒报告等方面展开介绍。希望本丛书的出版能为中医药政策和法律的制定者、中医药政策和法制研究者以及高等院校、科研机构中医药学科的研习者们提供参考和借鉴。由于时间仓促、经验不足,可能存在不严谨之处,望广大读者朋友不吝指正。

编　者

2023 年 3 月

目　　录

佛 蒙 特 州

佛蒙特州针灸法[①]

第1节　一 般 条 款

第 3401 条　定义

下列定义适用于本章。

(1)“针灸”或“实施针灸”系指将细针插入皮肤刺激身体的某些穴位，无论是否分别或同时对针通电或加热，都能够达到促进健康、预防或者减轻疼痛、不适的目的。

(2)“执业针灸师”系指根据本章持有针灸执照从事针灸实践的人。

(3)“主管”系指行业监管的主管。

(4) 2019 年 7 月 1 日，根据 2019 年法案第 30 章第 23 节删除。

(5) 2019 年 7 月 1 日，根据 2019 年法案第 30 章第 23 节删除。

第 3401a 条　执业范围

(a) 除使用细针进行针灸外，执业针灸师还可以采用符合针灸理论的方式，采用电、磁、热以及机械皮肤刺激技术、非实验室诊断技术、营养、草药及手法疗法、功法及生活方式辅导、穴位按压及按摩。

(b) 执业针灸师不得提供任何人体病理学诊断，除根据患者的身体状况或者针灸理论，为制定和管理针灸治疗计划作出功能性诊断，或向保险公司及其他付款人证明患者就医原因的必要文件。

第 3402 条　禁令；罪行；豁免；非针灸师评估

(a) 除本条第(d)款至第(g)款规定的情况外，任何人必须根据本章规定获得执照，否则不得从事针灸治疗。

(b) (1) 除非该人根据本章的规定获得执照许可，否则不得在其姓名中使用任何表明或者暗示该人为针灸师的词语、文字或标志。

---

① 根据《佛蒙特州议会法》注释版第 26 卷第 75 章“针灸师”译出。

(2) 执业针灸师在使用其执照时,只能使用“执业针灸师”或其缩写,如“Lic.Ac.”。

(c) 违反本条第(a)款或者第(b)款任何规定的人,应当受《佛蒙特州议会法》第3卷第127条规定的处罚。

(d) 本条第(a)款的任何规定不得阻止学生在合格的执业针灸师指导教师的监督下实施针灸治疗:

(1) 在佛蒙特州教育局认证或者美国针灸及东方医学审核委员会(ACAOM)认证的学院、大学或学院的针灸系内。

(2) 经主管人员认可的学徒、学生;或者

(3) 在医院实习。

(e) 本条第(a)款中的任何规定均不得妨碍在其他州或者加拿大获得针灸执照或受到认证的人员,在一年内参与佛蒙特州医疗保健专业教育研讨会或者项目,进行不超过五日的针灸实践。该教育研讨会或项目须由佛蒙特州获取执业许可的医疗保健专业人员直接监督,且该专业人员的执业范围包括针灸。

(f) 本章不得解释为以任何方式限制或者约束本卷规定的医疗保健专业的执业医师,在其专业执业范围内提供服务的权利。

(g) 本条第(a)款的任何规定均不得妨碍无执照人员从事耳穴疗法(即将针插入人的外耳部而不受管制的做法),条件是此人应当:

(1) 接受过一定程度的洁针技术培训。

(2) 使用一次性无菌针头,不得重复使用。

(3) 不以治疗任何疾病、身体功能失调、体弱为目的。

(4) 没有使用表明或者暗示该人是针灸师的字母、词汇和标志。

(5) 不声明该人的耳穴疗法已获得本州许可、认证或接受国家其他方式的监督。

(h) 主管应当在相关专业监管委员会的合作下,监测和评估非针灸师采用针灸作为治疗方式是否安全,是否在其执业范围内,是否以符合公众健康、安全和福利的方式进行。

第2节 管　　理

第3403条　主管;职能

(a) 主管应当:

(1) 为获得针灸执照的申请者提供一般信息。

(2) 按照本章规定收取费用。

(3) 向执业针灸师及申请人解释上诉程序,并向公众解释投诉程序。

(4) 受理执照申请,接受本章规定向执照申请人颁发执照,按照行政法官员的命令续展执照,撤销、恢复或者对执照附加条件。

(5) 将所有纪律处分事项交由行政法官员处理。

(b) 主管可以制定必要的规则来履行本章规定的职责。

第3404条　任命针灸顾问

(a) (1) 州务卿应当任命两名执业针灸师担任与《佛蒙特州议会法》第3章第129b条

规定的针灸相关事宜的顾问。

(2) 被委任人应当在任命前有至少三年的针灸师经验,并应当在在任期间积极从事佛蒙特州的针灸实践工作。

(b) 主管在执行本章规定时,应当征询针灸顾问的意见。

第3节 执 照

第3405条 获得执照的资格

申请人须年满十八周岁,并提供以下充分证据表明其有资格获得针灸师执照:

(1) 持有由ACAOM认证的教育机构,或者美国教育部和主管批准的具有同等资质的教育机构或其继受机构颁发的学位或者文凭,其中应当包括至少两个学年和至少四百个学时受监督的临床实践。

(2) 通过本章第3406条所述的考试。

第3406条 考试

(a) 主管应当对执照申请人进行考试,可采用国家标准化考试。考试应当包括下列科目:

(1) 解剖学和生理学。

(2) 针灸病理学。

(3) 针灸诊断。

(4) 卫生、卫生设备及消毒技术。

(5) 针灸的原理、实践和技术。

(6) 洁针技术。

(b) 主管可以制定必要的规则以履行本条规定的职责。

第3407条 免试获得执照

(a) 如果申请人是另一个州法律认证的针灸师,并在该州具备良好的针灸执业资格,且主管认为其基本符合该州管理针灸师所需的标准和资格,可以免除其参加本章第3405条第(2)款规定的考试要求。

(b) 如申请人提供相应证明文件,证明其已经通过国家针灸与东方医学认证委员会(NCCAOM)所管理的考试,主管可以免除其参加本章第3405条第(2)款规定的考试要求。

第3407a条 1997年根据1997年法案第40章第43节废止

第3408条 执照续期

许可证每两年更新一次,更新时需缴纳一定的费用,并提供证明文件,证明其在前两年内完成了三十学时的继续教育学分。主管可以制定有关批准继续教育计划及授予学分的规则。

第3409条 根据1997年法案第59章第65(8)节废止

第3410条 2019年7月1日,根据2019年法案第30章第23节废止

第3411条 信息披露

主管应当制定规则,规定执业针灸师在首次进行治疗前,向每名新客户告知针灸师的专业资格及经验、违反职业道德的行为、提出申诉或者消费者咨询的方法,以及针灸师和客户双方展示和签署资料的方式。

第 3412 条　2019 年 7 月 1 日,根据 2019 年法案第 30 章第 23 节废止

佛蒙特州针灸行政法①

第 20－4－4: 1 条　针灸执照的一般规定

1.1　执照目的

佛蒙特州法律赋予州务卿和专业监管办事处(办事处)主管一定的权力,通过制定标准、向申请人颁发执照和监管执业针灸师及其执业活动来保护公众的健康和安全。

1.2　执照管理法

执照颁发受具体的州法律管辖,该法律规定了制定标准、颁发执照和监管该行业的责任。该法律是《针灸师法案》,V.S.A.(《佛蒙特州议会法》注释版,下同)第 26 章第 3401 条至第 3411 条。此外,行业监管主管有义务遵守其他几部州法律,如《行政程序法案》,V.S.A.第 3 章第 801 条至第 849 条;《公开会议法》,V.S.A.第 1 章第 311 条至第 314 条;《职业监管法》,V.S.A.第 3 章第 121 条至第 131 条,以及《查阅公共档案法》V.S.A.第 1 章第 315 条至第 320 条。这些法律规定了执照申请人、执业针灸师或公众的权利。其完整文本可在大多数图书馆和城镇职员办事处查阅。也可以通过 http://www.leg.state.vt.us 网址获取"佛蒙特州法规在线"的有关信息。

第 20－4－4: 2 条　申请人信息

2.1　定义

《针灸师法案》中定义的术语在本规则中使用时具有相同的含义。此外,在本规则中使用时:

A. 申请人的指导临床实践系指在合格的执业针灸师监督指导下的针灸实践,在申请人从事针灸实践的任何时候,执业针灸师都必须在诊所内。同一时间接受指导的学生不得超过八人。在八百个学时的临床实践指导中,申请人必须完成二百五十个学时的治疗。

B. 经认可的教育机构系指经国家针灸和东方医学院校认证委员会(NACSCAOM)或者其继受机构认可的学校。

C. 指导医师系指在佛蒙特州获得执照的针灸师,或在其他州或国家获得与佛蒙特州标准基本同等的执照的人员。"指导医师"不包括配偶或者家庭成员,或同一企业的雇主、合伙人或者股东。

D. 1996 年 1 月 1 日前对指导医师的教育和监督实习要求系指指导医师应当提供符合要求的证明,证明其所受的培训等同于佛蒙特州执照的资格要求。对于在 1996 年 1 月 1 日前由针灸师提供的指导,如果指导针灸师符合本规则的教育和监督执业要求,随后通过了考试并获得执照,则在监督指导时不需要执照。

---

① 根据《佛蒙特州行政法典》第 20 卷第 4 编第 4 章"针灸师行政规则"译出。

E. 监督报告系指由督导人提交的报告，其中包含对申请人的监督实践进行评估的足够细节，包括：

1. 申请人的姓名。

2. 督导人的姓名、签名、地址、证书或者执照号、授予地点、授予日期和专业领域。

3. 服务环境的名称和性质，以及所服务的客户群体的描述。

4. 报告中涉及的具体服务日期。

5. 在此期间的实践小时数（包括所有职责）。

6. 申请人的具体职责。

7. 一对一的受监督学时和学生进行治疗的数量。

8. 对申请人表现的详细评估。

9. 监督的技能。

10. 审查的道德服务。

11. 如果督导人在另一州获得认证或者执照，则需提供督导人的认证或者执照证明。该证明应当直接提供给另一州的办事处主管。

2.2 申请执照

执照申请人应当：

A. 提交填妥的申请表格及所有证明文件。

B. 支付所需费用。

考试申请人应当在截止日期前提交申请和缴费，才能获准参加考试，但可在截止日期后提交所需的补充文件。只有在收到证明文件后，办事处才会对申请进行审查，证明文件包括按照第 2.3 款的要求提供的证书或者文凭、督导实践和考试成绩证明，或按照第 2.4 款的要求提供在另一个司法管辖区获得的执照及其执照标准的证明。申请表可从针灸师网站 www.vtprofessionals.org 下载。

2.3 获得针灸执照的资格

根据《针灸师法》的规定，获得执照的基本资格是（1）完成针灸和东方医学的课程，或者（2）完成培训计划，以及（3）通过考试。

A. 针灸课程：由 NACSCAOM 或者主管获批的针灸或东方医学院校的证书或者文凭。教育应当：

1. 能够证明至少有三年的综合课程，提供至少一千七百二十五学时的初级针灸教育。该课程应当包括至少八百学时的临床实践督导，其中必须有二百五十个学时是由学生完成的治疗。该课程还应当包括七百个学时的东方医学理论和二百二十五学时的生物医学科学以及

2. 包括不少于二十七个月的课堂和临床实习。只有在参加过课堂和临床实习后才能颁发文凭。函授课程不符合颁发文凭的条件。一年的学校课程被定义为九个月四百五十个学时。该时间可延长至一个日历年以上。

如果学习时间相当于一年的学校课程就会获得相应的分数。正规学校教育必须通过办事处提供的教育验证表予以证明。

B. 培训计划：完成培训计划，其中应当包括在下列任何一个类别或类别组合中获得至少四十学分。

1. 学徒计划。每一千个记录在案的面授学时可获十学分，每年最多可获十三点五学分。

a. 申请人应当在不少于三年至六年的时间内完成至少四千个面授学时，其中应当至少有二百五十个学时是由学生完成的治疗实践学时。

b. 学徒计划被定义为与导师或者指导医师一起进行的持续工作，导师或者指导医师负责对学徒进行理论和实践教育与培训。“面授学时”系指学徒受指导医师直接督导的时间，不包括场外督导。

c. 在做学徒期间，指导医师应指导学徒每年至少出诊五百名针灸患者，且不少于一百名不同病症的患者。患者就诊应当在一般就诊过程中进行。特殊的治疗也可以包括在其中，如戒烟、戒酒等治疗，但应当是在每年基本的五百次实习诊疗的基础上。一年后，学徒应在就诊方面承担更多的责任，直到在指导医师监督下独立完成全面的诊断和治疗。需通过办事处提供的《培训核实表》记录实习的成长经历。

2. 完成学业。每半学期(最少二百五十个学时)完成针灸或者东方医学领域的课程，成绩至少为 C 或及格，可获得五分，最多有四个学期获上限二十个学分。

a. 每完成一整年(四百五十小时)的学业可以获得十学分。

b. 需要提供正式成绩单，以显示所完成的学术和临床工作、整个课程中每门课的学时数以及课程的月数。

3. 自主学习。相当于一年全日制针灸和东方医学学习的十个学分，最多两个学年或二十学分。自主学习仅限于获主管批准并颁发结业证书的认证函授课程。

C. 考试：顺利完成由国家针灸与东方医学认证委员会(NCCAOM)或其继受机构管理的针灸综合笔试(CWE)的“针灸部分”(ACP)，或完成由主管批准的基本同等资质的考试，以及由针灸与东方医学行业协会(CCAOM)或其继受机构提供的“洁针技术”(CNT)课程。

2.4　免试获得执照

A. 申请人必须在另一个司法管辖区取得良好信誉的执照或认证，该司法管辖区监管标准和资格要求至少与本章所要求的标准和资格要求等同，才有资格根据资格证书获得针灸师执照。

B. 申请人还应当填写申请表，连同所需费用一起寄交办事处。

2.5　外国人培训申请

申请人应当完成针灸和东方医学教育课程，相当于第 2.1(B)款中定义的认证教育机构的标准。主管可以使用学历评估服务来确立其学术地位。申请人应当与办事处联络，了解目前可以接受服务的机构的最新名单。评估费用由申请人承担。经过批准后，申请人可以根据第 2.3 款或者第 2.4 款的规定获得执照。

2.6　获得书面裁决和上诉的权利

如果主管拒绝为申请人颁发执照，主管将以书面形式说明具体理由，并通知申请人有权向行政法官员提出上诉。在给予申请人提交申请和补充各种其他信息的机会后，行政法官员将确认、推翻或者修改主管的初步决定。行政法官员的决定可以向华盛顿高等法院提出上诉。

第 20－4－4：3 条　执业针灸师的信息

3.1　执照每两年续期一次

执照固定每两年更新一次：即偶数年的 1 月 31 日。在续期日期后九十日内颁发的初始执照将不需要续期和支付续期费用。执照将在下一个完整的执照期内颁发。在续期截止日期前九十日以上颁发初始执照的申请人，将被要求续期并支付续期费用。在有效期日之前，办事处会邮寄续费申请及续费通知书。如在有效期满前未将续期申请及费用寄回本处，执照将自动失效。

3.2　继续教育要求

A. “继续教育”系指执业针灸师作为学习者直接参与与针灸和东方医学能力或者保护客户免受伤害直接相关的结构化教育项目。

B. 每个执业针灸师应在续期前两年内完成三十个继续教育学分，方可续期。继续教育要求并不适用于首次续期的执照。它将从第一个完整的两年续期开始。

C. 办事处将提供一份用于记录所有学分的表格。表格上应当清楚地标明活动的名称和日期、申请的学分数以及指导者和赞助者的姓名。该表格必须与两年一次的执照续期表一起提交。主管或者主管指定人员可以随机审核执照持证人以确保其遵守规定。

D. 只有作为学习者的实际时间才会得到学分。休息和午餐时间应当被扣除。

E. 执照应当保存显示出席和参与所申请的继续教育活动的记录，如小册子、授课期间收到的出席证明、注册收据、课程公告、主持人或者工作内容的简要总结。这些记录可以在合理的工作时间内被办事处要求检查和核实。将由主管或者主管指定人员书面通知被审核的执照持证人，并要求其提供书面文件，证明在两年期间顺利完成三十个学时的继续教育。

F. 继续教育学分按照以下方式计算：

1. 研究和写作出版——每两小时的记录性研究，获得一个学分。可接受的研究项目包括与针灸和东方医学的知识和/或实践有关的项目。在一段续期内，本类别可以用于满足继续教育要求的学分不超过十分。每篇与针灸和东方医学相关的文章可以获得十个学分；出版一本与针灸和东方医学相关的书籍或者主要作品，可以获得十五学分。出版学分包括任何在权威期刊上发表的与针灸和东方医学知识或者针灸实践有关的书籍，或者文章、研究、报告等。在一段续期之内，本类别可用于满足继续教育要求的学分不得超过十分，但用于与针灸和东方医学有关的书籍或者已出版的主要作品可获得十五个学分。

2. 教学——每小时教学获得一个学分。教学系指持续负责针灸师的理论和/或实践教育。在一段续期内，本类别可以用于满足继续教育要求的学分不超过十分。首次授课的教师将获得授课学分。这种情况不适用于指导医师。

3. 继续教育——每小时的继续教育可获得一个学分。继续教育包括直接提高针灸师在针灸和东方医学方面的知识和/或实践的项目或课程。在每段续期中，应当在此类别中获得至少十五个学分。

4. 远程学习课程——远程学习课程可获得继续教育学分。此类课程应当经主管审查。

资格要求包括：

a. 课程接受 NCCAOM 继续教育学时，或者

b. 课程符合以下标准：

(1) 经认证的讲师。

(2) 在完成课程作业前提交书面的课程大纲和完成目标供审批。

(3) 课程包括由讲师纠正或者审查的材料。

(4) 课程形式包括由讲师按照课程大纲提供的录音、录像带或其他媒体。

(5) 课程学时是根据讲师提供的媒体教学实际小时数来计算的。

(6) 学生保留所有课程作业和相关教学材料的记录。

G. 继续教育课程应当与针灸和东方医学院校在针灸和东方医学培训期间提供的课程相当，或者与由主管指导的针灸和东方医学的实践有关。

H. 修选东方医学理论和技术(如按摩、营养学和草药学)或西方科学(如解剖学、生理学、病理学、生物化学、微生物学、心理学、营养学、医学术语和医学伦理学)的课程，均获得学分。

3.3 继续教育项目审批

A. 如果一项教育活动具有重要的知识性和实用性内容，旨在提高针灸师专业能力且该活动包括课堂式教学、临床和实践教学，或举办无论是由演讲者、讲师或者小组成员在认可的环境中进行的具有大量书面材料的教育研讨会，则该教育活动应当符合本条款的继续教育要求。研讨会、课程和其他学习经历应当围绕有据可查的课程计划，以便有资格获得继续教育学分。

B. 活动可以在提交申请表后由办事处批准。活动的名称、要求的学分数以及导师和赞助人的姓名应当在表格上清楚注明。主办机构、团体或者任何参加者均可以提出申请。提前批准申请应当在教育活动开始前九十日提出。所有审批申请应当在活动结束后三十日内提交。

C. 办事处应当为每项获批的活动设定最高学时数。

D. 办事处可以拒绝批准任何不符合本款第(A)项或者第(B)项规定认证资格的活动，或发现该组织团体或者个人赞助的活动缺乏能力或者意愿来提供高质量的持续教育活动以提高或保持针灸师的专业能力。或委员会认为没有以充分有组织的方式或在其他适当的情况下实现本规定的目标，办事处可拒绝批准举办该活动。

E. 当该办事处批准了某项活动时，主办方可以说明并列出该活动已获批准的学分数。

3.4 不符合继续教育要求

未遵守继续教育要求的执照持证人可能被要求在执照续期之前的九十日内弥补制定并完成一项具体的计划。办事处将在九十日的补救期内延长执照，但如果执照持证人未能完成计划和相关课程，则不予续期执照。

3.5 恢复执照

如果执照因未及时续期而过期，申请人符合续期要求，并支付当前续期费用和滞纳金，执照即可续期。

如果执照失效超过三年，申请人应当使用办事处提供的表格申请恢复执照，并向主管证明其在专业上有资格获得执照。

3.6　变更名称或者地址

执业针灸师如更改姓名、通信地址或者营业地址时，有责任立即通知办事处。可以接受的姓名变更文件包括经公证的结婚证副本、经法院检验的姓名变更文书或其他法院命令。可以接受的姓名变更文件还包括原姓名和现姓名的当前身份证明的公证副本，如驾照或者社会保险卡。主管可以酌情要求其提供额外的文件。

3.7　申诉程序

主管可提供一套接受、调查和处理违反职业道德行为申诉的流程。该流程的副本可以向办事处索取。

3.8　执业针灸师公开声明

每位执业针灸师应当在第一次治疗前向每位客户公开以下信息，并以容易阅读的形式打印：

A. 执业针灸师的专业资格和经验，包括：(1) 参加过的所有相关正规教育课程和曾获得的所有学位和证书，包括授予机构的法定名称；(2) 完成的所有相关培训课程和授予的所有证书，包括授予机构的法定名称；(3) 对任何特殊资格和执业领域的简要描述。

B. 一份违反职业道德的行为的法定定义(V.S.A.第 26－3401－3411 条)。

C. 向主管提出投诉或者向消费者咨询的流程信息。信息卡样本可以向办事处索取。

信息公开要求：发布信息并告知客户信息在何处发布，或者将信息打印出来，将打印出来的信息展示在显而易见的位置，并告知客户信息展示位置，或者将信息打印出来并直接将副本交给客户。

执业针灸师应当最晚在患者第三次就诊时，向客户出示文件并签字，声明已公开上述第A项、第B项和第C项中要求公开的信息。针灸师也应当签署此文件，并保留原件。如果到第三次就诊时，无法向客户公开信息或拒绝签署文件，针灸师应当出具一份书面声明进行解释，并保留该书面声明副本。

当患者在理解所公开的信息有困难时，如失去自理能力的人、未成年人或监护人监督下的成年人，应向合适的患者家属或者监护人公开信息。

主管可以审核执业针灸师的信息披露记录。可以随机选取被审核人。

第 20－4－4：4 条　耳穴戒毒技师认证

4.1　“耳穴戒毒技师”(ADT)和“认证耳穴戒毒技师”(CADT)的头衔只能由根据本法和本规则获得认证的从事耳穴戒毒治疗的人员使用。获得 ADT 认证不可使用“针灸师”或者“执业针灸师”的头衔。

4.2　在本规则中，“耳穴针灸”系指根据国家针灸戒毒协会(NADA)的协议，在外耳表面的指定点的组合处插入一次性针灸针，以促进药物滥用者的戒毒治疗和康复。

4.3　耳穴戒毒技师只能将一次性的针灸针扎入耳郭。在任何情况下，任何针都不能重复使用。本规则禁止重复使用经过重新消毒的针头。技师取针穴位具体限于 NADA 或者其他经办事处主管(“主管”)批准的具体所描述的神门、肺、肝、肾、交感等穴位。

4.4　经认证的针灸戒毒技师(ADT)只能在州、联邦或者主管批准的场所提供耳穴戒毒的针灸服务。在本规则中，州或者联邦的“批准场所”系指接受联邦或者州资助的治疗酗酒、毒品或者化学依赖治疗场所。耳穴戒毒技师只能在本章规定的、且由 NADA 认证的针灸师的监督下进行耳穴戒毒治疗。

4.5 获得 ADT 认证的耳穴戒毒技师应当保存患者病历,至少应当包括治疗日期、治疗目的、患者姓名、所取穴位以及证书持有者的姓名、签名和职称。

4.6 接受联邦或者州政府资助的酗酒、药物滥用或者化学品依赖项目,或者经佛蒙特州卫生部批准用于治疗酗酒、药物滥用或者化学品依赖的项目,或者与上述任何项目合作的项目,其项目所在的治疗场所将被主管认定为可以进行针灸治疗的场所。

4.7 监督

(a) 除在下列针灸师的监督下,任何耳穴戒毒技师不得从事针灸戒毒治疗:

(1) 根据第 26 卷第 75 节获得执照并具有良好信誉。

(2) NADA 认证。

(b) 监督。主管可以批准佛蒙特州执业针灸师监督经认证的 ADT,如果该针灸师:

(1) 已取得针灸执照至少两年。

(2) 已获得 NADA 的认证。

(3) 向主管提交一份完整的官方监督协议表。

4.8 对耳穴戒毒技师的监督

(a) 监督耳穴戒毒技师的执业针灸师应当在正常工作时间内通过亲自到场、电话联络或邮件方式提供服务,并应当酌情与持证人现场会面,以评估对这些法律和规则的遵守情况。

(b) 执业针灸师应在专业判断后确保其可以安全有效地监督的技师人数时,随时提供高质量的治疗服务。

(c) 进行监督的执业针灸师应当对在本规则允许的针灸环境中工作,并对执行针灸程序的技术人员的专业行为负责。

4.9 限制

耳穴戒毒技师不得履行的职责或者职能包括但不限于:

(A) 解释针灸服务的转诊或者处方。

(B) 评价程序。

(C) 针灸治疗程序的制定、规划、调整或者修改。

(D) 代表针灸师处理任何与患者直接护理相关的需要判断或者决策的事项。

(E) 为任何目的而独立进行的任何针灸服务,或者在没有执照针灸师监督的情况下为治疗酗酒、药物滥用或者化学药物依赖而进行的戒毒治疗。

4.10 耳穴戒毒技师证书申请

(a) 为了获得耳穴戒毒技师的资格,申请人应当在综合成瘾治疗项目中工作,或与之合作,并成功完成 NADA 针灸方案或者达到或者超过 NADA 的培训标准。

(b) 为获成为耳穴戒毒技师的认证,需要在酗酒、药物滥用或者药物依赖项目中提供耳穴戒毒治疗,申请人应当向主管提交申请材料,申请材料应当包括:

(1) 申请书,应当填写由主管提供的表格。

(2) 一份监督协议,表格由主管提供,协议包含监督申请人的执业针灸师的姓名、地址、电话号码和佛蒙特州执照号码，由监督针灸师签字，表示接受本规定和针灸法规第 26 卷第 75 节规定的监督条款。

（3）第 3 卷第 125（b）款规定的适当申请费。

（4）成功完成主管获批的耳穴戒毒治疗酗酒、药物滥用或化学依赖培训项目的证明文件，该培训项目应达到或超过 NADA 制定的培训标准。

4.11　拒绝认证

如果主管拒绝了耳穴戒毒技师认证的申请，主管将以书面形式给出具体的理由，并告知申请人有权向行政法官员上诉。在给予申请人陈述申请和任何补充信息的机会后，行政法官员将确认、撤销或者修改主管的初步决定。对行政法官员的决定可向华盛顿州高等法院提出上诉。

4.12　证书

（a）证明书应当张贴在公众容易看见的位置。

（b）如果机构名称或者耳穴戒毒技师的名称、地址或者电话号码发生任何变化，证书持证人应当事先通知办事处。

（c）如果有任何地址变更的计划，持证人应当在变更生效日期前至少三十日以书面形式通知办事处。

（d）每个持有耳穴戒毒证书的人都应当将地址或者任何其他信息变更（包括但不限于就业变更）的信息通知办事处，以便根据本法案和规则进行认证。

（e）在主管批准耳穴戒毒技师的监督人员和项目之前，任何根据本规则获得认证的人不得从事耳穴戒毒治疗。

4.13　治疗前信息公开

（a）根据本节规定作为耳穴戒毒技师执业的个人，应当确保以书面形式通知任何接受此类治疗的患者：

（1）提供戒毒治疗人员的资格，或者

（2）向办事处提出投诉的程序。

（b）耳穴戒毒师应当确保在患者的记录中保留一份通知副本。

（c）接受耳穴（耳朵）戒毒的个人应当在接受治疗前书面说明其已被告知以下事项：

（1）耳穴戒毒技师在佛蒙特州没有行医针灸的执照。

（2）耳穴戒毒技师在佛蒙特州没有针灸执业许可。

（3）耳穴戒毒技师不能对被诊断人的疾病或者医疗状况作出诊断。

（d）耳穴戒毒技师严格限于对药物滥用、药物依赖或者两者兼有的患者进行五个耳部穴位的戒毒治疗。

（e）获得针灸或者耳穴戒毒执照的人应当为每个接受治疗的人使用主管批准的标准化的“信息公开”表格。执业者和患者双方应当在提供服务前签字并注明日期。

4.14　禁止未经授权擅自从事针灸和耳穴戒毒治疗。豁免情况如下

（a）任何人不得：

（1）在佛蒙特州无执照进行针灸治疗或在没有根据第 26 卷第 75 节规定颁发证书的情

况下从事耳穴戒毒治疗;或者

(2) 在没有根据该法案获得认证的情况下,自称其成为耳穴戒毒技师。

(b) 在佛蒙特州,下列人员可免于取得针灸或者耳穴戒毒治疗的执业执照:

(1) 在任何其他司法管辖区获得针灸治疗执照或者认证的人员,且该类人员在佛蒙特州进行针灸时,是在经主管批准的针灸教育项目或针灸专业组织的教育研讨会上进行正规教学;但在第二种情况下,针灸治疗必须由根据本法案获得针灸执业执照的人员直接监督。

4.15 生物危害材料的处置以及清洁针头库存记录和废弃针头库存记录

(a) 所有耳穴戒毒治疗均应当使用一次性针灸针。一次性针灸针被视为是生物危害废物,应当按照所有适用的联邦和州的法律、法规及规章制度进行处理。为进一步确保佛蒙特州公民的公共健康和安全,根据本规则获得认证的人员应当保存准确的医疗和诊室记录,并反映以下详细信息:

(1) 记录所有针头的处置情况和方法。

(2) 耳穴戒毒技师应当确保一次性用针的安全储存和处理符合州和联邦法律。

4.16 每两年续期一次认证

执业证书持有人按照固定的两年一次的时间表续期:偶数年的1月31日。在续期日期90日内发出的初始证书将不需要续期和支付续期费用。该证书将在下一个完整的执照周期内颁发。申请人在续期截止日期前90日以上获得初始证书,须续期并支付续期费。在到期日期前,办事处会邮寄续期申请及续期通知书。如果在到期日期前,未将续期申请和费用提交办事处,证书将自动失效。

4.17 违反职业道德行为和投诉

(a) 根据本条获得认证的人员不得从事第V.S.A.第26-3410条和第V.S.A.第3-129a条中定义的违反职业道德的行为,或者通过其他专业许可、认证或者注册适用于佛蒙特州法规中其他地方定义的违反职业道德的行为。

(b) 办事处会调查任何针对针灸师或者督导执业针灸师的投诉。

4.18 其他资源和建议

除了熟悉作为耳穴戒毒技师培训一部分的"暴露控制程序"外,从业人员还应当参考疾病控制中心的《血液接触:每个卫生保健工作者需要知道的事》,可以在 http://www.cdc.gov/ncidod/hip/Blood/Exp to Blood.pdf 中可以找到关于暴露程序的最新信息。注:如果信息与 NADA 协议中包含的信息不同,请遵循以上指南。

卫生部建议:当可以合理预计员工的手可能会接触到血液及其他潜在的传染性物质、黏膜和非接触性皮肤发生手部接触时,应当戴上手套。

康涅狄格州

康涅狄格州针灸法[①]

第 20－206aa 条　定义

下列定义适用于本条以及第 20－206bb 条和第 20－206cc 条：

（1）“委员”系指公共卫生委员。

（2）“部门”系指公共卫生部。

（3）“针灸治疗”系指通过经典和现代东方医学原理和方法，对疾病、身体功能障碍、损伤、疼痛等其他病症进行评估、治疗和预防，从而恢复和维持健康。“针灸服务”包括：

（A）根据针灸和东方医学理论，评估身体功能、制定综合治疗计划、评估治疗结果。

（B）通过插入针头刺激特定穴位，包括激痛点、皮下和干针，以及符合针灸和东方医学专业公认标准的其他方法，调节和恢复身体能量和器官系统以及生化、代谢和循环功能之间的正常功能。

（C）根据东方医学理论，通过推荐东方饮食原则，包括使用草药和其他补充剂、锻炼和其他自我治疗技术，促进并且维持身体能量和器官系统的正常功能以及生化、代谢和循环功能。

（D）符合针灸和东方医学专业公认标准并被国家针灸与东方医学认证委员会（NCCAOM）认可的其他疗法。

（4）“公认的区域认证机构”指下列区域认证机构之一：新英格兰学校和学院协会；中部各州学院和学校协会；北方中央学院和学校协会；西北学校和学院协会；南方学院和学校协会；西方学校和学院协会。

第 20－206bb 条　执照；费用；资质；续证；豁免；头衔

（a）没有根据本条颁发的针灸执照，任何人不得从事针灸实践。

（b）每位申请针灸师执照的人都应当提交本部门规定的表格申请，支付二百美元的申请费，并且向本部门提交符合要求的申请材料，证明申请人应当：（1）在高等教育机构完成

① 根据《康涅狄格州议会法》注释版第 20 卷第 384C 章“针灸师”译出。

了六十个学时或者相当于六十个学时的高等教育学习,如果在美国或者其领土内,该高等教育机构应当经过公认的地区认证机构认证,如果在美国或者其领土外,应获得所在国家授予的高等教育学位;(2) 顺利完成了针灸课程的学习,并且该课程在毕业时,在美国教育部认可的认证机构处于候选地位或者获得认证,并且应当:(A) 对于在 2012 年 10 月 1 日之前完成该课程的人,至少接受了一千三百五十个学时的教学和临床培训。其中五百学时是临床学时,或者(B) 对于在 2012 年 10 月 1 日或者之后完成此类课程学习的,至少接受了一千零五个学时的教学和临床培训,其中六百六十个学时是临床学时;(3) 通过了 NCCAOM 考试的所有部分,这些考试是针灸认证或者该部门规定的考试所必需的;(4) 顺利完成本部门规定的洁针技术课程;(5) 在提供直接护理患者服务之前,获得职业责任保险或者其他职业事故责任赔偿。任何人以英语以外的语言完成该课程的教育、考试或者培训要求,应当被视为满足该语言所需要的要求。对于因职业过失造成的伤害或者死亡索赔,每个人应投保的保险或者赔偿金额不得少于二十五万美元,总计不得少于一百万美元。

(c) 通过背书方式申请针灸执照的申请人应提交符合委员要求的证据,证明其在另一个州或者司法管辖区持有针灸执照或认证,或以不同的名称提供类似服务,该州或者司法管辖区以这种身份执业的要求应当等于或者高于本州的要求,并且没有受到纪律处分或者待解决的投诉。任何人以英语之外的语言完成本条要求的,应视为已满足本条的要求。

(d) 尽管本条第(b)款另有规定,在 2005 年 9 月 1 日之前,向本部门提供符合要求的证据证明满足以下要求的申请人可获发执照:(1) 在申请人毕业时,从高等教育委员会或者高等教育办公室认可的高等教育机构中,已经获得或者顺利完成了针灸硕士学位的要求,该项目至少包括一千三百五十个学时的教学和临床培训,其中五百个学时为临床培训。(2) 通过了 NCCAOM 考试的所有部分,包括针灸综合笔试中的针灸部分、针灸综合笔试中的洁针技术部分和穴位定位技能实践考试。(3) 顺利完成了 NCCAOM 提供的洁针技术课程。

(e) 根据第 19a - 88(e)条的规定,执照应当每两年续期一次。续期费是二百五十五美元。

(1) 除本款另有规定外,对于 2014 年 10 月 1 日起及之后的注册时期,申请执照续期的持证人应当(A) 持有 NCCAOM 认证,或者(B) 在之前的二十四个月内,获得不少于三十个学时的 NCCAOM 批准的继续教育。自 2015 年 10 月 1 日起的注册时期内,提供直接治疗患者服务并申请执照续期的持证人应当投保专业责任保险或者其他专业医疗事故赔偿责任,以应对职业过失责任。

(2) 除首次申请执照续期的持证人以外,每名申请执照续期的持证人,应当根据第 19a - 88 条的规定在部门提供的表格上签署一份声明,证明其已经符合了本款第(1)项所述的有关认证或者继续教育的要求。每位持证人都应当保留出勤记录或者结业证书,以证明其符合本款第(1)项所述的继续教育和认证资格,保留期为继续教育完成之日或证书续期之日后的五年。每名持证人应当在本部门要求查阅该记录后的四十五日内,将该记录提交本部门查阅。

(3) 在涉及医疗伤残或者疾病的个案中,委员可以向任何持执照人豁免继续教育或者认证要求,或者符合本条规定要求的时间,但持证人应当以委员订明的表格向本部门提交豁免或者延长时间的申请,以及由执业医师或者执业医师助理或者执业高级职业注册护士就伤残或者疾病所作的证明及本部门可能要求的其他文件。委员可以批准豁免或者延期,期限不超过一个注册期,但是,如果医疗伤残或疾病在豁免或续期期限后继续存在,并且持证人再次提出豁免或续期申请,委员可以作出额外的豁免或续期。

(4) 根据第 19a－88 条,若持证人执照已失效,如向公共卫生部申请恢复该执照,应当提交 NCCAOM 的有效针灸认证,或者在申请恢复执照前一年内顺利完成十五个学时的继续教育。

(f) 根据本条规定,不得向任何正在接受纪律处分的,或者在美国其他州或者本州存在未解决投诉的申请人颁发执照。

(g) 第 20－206aa 条或者第 20－206cc 条或者本条的规定,不得被解释为阻止第 20－1 条中定义的具有执照的医疗技术从业者、理疗师或者牙医,提供符合其各自专业公认标准的治疗或者服务。

(h) 尽管本条第(a)款另有规定,任何获得国家针灸戒毒协会认证的人都可以实施指定为认证计划一部分的五点耳穴戒毒疗法,作为治疗酒精和药物滥用的辅助疗法以及该疗法所指的其他行为干预。前提是这项治疗是在第 372 章规定的执业医师、第 370 章规定的执业医师助理、第 378 章规定的高级职业注册护士,或者在第 384c3 章规定的执业针灸师的监督下进行的,并且是在:(1) 在一家公共卫生部许可的非附属性的、为药物滥用或药物依赖人员提供医疗保健服务的私人机构内;(2) 由心理健康和成瘾服务部经营的场所;(3) 针对药物滥用或者行为健康,提供适当辅助疗法的任何其他场所。公共卫生委员可根据第 54 章的规定通过的制度,执行本条的规定。

(i) 尽管本条第(a)款另有规定,在下列情形下从事针灸实践不需要执照:(1) 在针灸学院或者课程中注册的学生,如果(A) 该学院或者课程得到了针灸及东方医学教育审核委员会(ACAOM)的认可;或者得到了高等教育委员会或者高等教育办公室批准。(B) 其他需要执照的实践行为,是在持证讲师的安排、指派和监督下进行的;(2) 提供必要的教学和临床培训的教职员工,以在委员会认可的学院或课程,或由高等教育委员会或高等教育办公室许可或认可的学院或课程中满足 ACAOM 的认证标准。为本款之目的,"持证讲师"系指教职员工根据本条获得了执照,或者另外被授权在本州从事针灸实践。

(j) 任何人不得使用"针灸师"的头衔,或者使用与其姓名相关的任何字母、词汇或者标志,以表明或者暗示此人是执业针灸师或者作为针灸师宣传针灸服务,除非此人持有根据本条颁发的针灸执照。除非根据本条第(h)款获得认证,否则任何人不得声称自己被认证为通过耳穴戒毒疗法治疗酒精和药物滥用,或者在其姓名中使用"针灸戒毒专家"一词,或者字母"A.D.S."或者任何表明或暗示此人被认证为通过耳穴戒毒疗法治疗酒精和药物滥用的字母、词汇或者标志。本款中的任何内容不得解释为阻止任何人在其执照范围内或者本条授权的范围内提供治疗、表演或广告服务。

第 20－206cc 条　惩戒措施

如果根据第 20－206bb 条的规定颁发执照的人不符合针灸师职业的公认标准,公共卫生部可以采取第 19a－17 条规定的任何措施,包括但不限于以下内容:重罪定罪;针灸服务中的欺诈或者欺骗;非法行为;专业活动中的疏忽、不称职或者错误行为;情绪障碍或者精神疾病;身体疾病,包括但不限于衰老过程中的恶化;滥用或者过度使用药物,包括酒精、麻醉品或者化学品;任意伪造与针灸相关的任何患者记录;在获得或者恢复针灸执照时虚报或者隐瞒重要事实;未能按照第 20 - 206bb 条的要求,维持职业责任保险或者其他针对职业过失责任的赔偿;或者违反第 19a - 14(c)条的规定。鉴于持证人与执业安全相关的身体或者精神状况存在问题,委员可以命令持证人接受合理的身体或者精神检查。委员可向哈特福德司法区高级法院申请强制执行该命令或者根据第 19a - 17 条采取的任何行动。应当根据第 54 章的规定,通知上述条款下的任何预期诉讼、诉讼原因和诉讼听证日期,并提供听证机会。

第 20 - 206dd 条至第 20 - 206ii 条　保留供将来使用

罗 得 岛 州

罗得岛州针灸法[①]

第 5 - 37.2 - 1 条　立法声明——针灸与中医

针灸和中医医疗技术实践以及针灸和中医的任何分支，众所周知是一种涉及公共安全、社会福利、公众利益的学术性行业，且受到国家保护和监管。

第 5 - 37.2 - 1.1 条　针灸和中医委员会

(a) 有关部门的主管应当委任一个针灸中医委员会。委员会由五名成员组成，所有成员均为本州居民，其中四名成员应当由部门许可的针灸中医医生，并在任命前在本州从事至少五年的针灸中医实践，并且应当包括一名公众成员。成员的任期为三年，每名成员最多可连任两次。针灸和中医委员会成员出席委员会会议，均不得领取报酬。

(b) 卫生主管可以因任何成员不履行法律所规定的职责，或者因任何不称职、不专业或者不端的行为而将其从委员会中除名免职。因卫生主管自愿辞职或者免职而产生的空缺，应当以原委任的方式填补，至剩余任期结束。

第 5 - 37.2 - 2 条　定义

除文意另有所指外，本章中使用的词语、短语和派生词含义如下：

(1) “针灸”系指将针灸针插入人体以达到调节生理功能的目的。

(2) “针灸和中医”系指以中国古典和现代中医概念和理论为基础，运用中医脉诊、舌诊、触诊、望诊等中医诊断方法，以及基于新的科学模型的诊断技术的一种医疗模式。“针灸和中医”包括针灸和辅助疗法，以促进、维持或者恢复健康，以及任何疾病的治疗或者预防。“针灸和中医”的技术和模式包括针灸、电针、激光针灸、艾灸（热疗）、火罐、TDP 和红外线灯、手法疗法如刮痧、拔火罐和推拿，功法疗法如气功、中草药疗法、膳食疗法、呼吸功法以及改变生活方式的咨询。

(3) “耳穴针灸戒毒”，也称为“5 针疗法”“5NP”，或者“NADA 疗法”，系指标准化耳穴针灸疗法，包括五个穴位：交感神经、神门、肝、肾、肺，由国家针灸戒毒协会（NADA）作为辅

① 根据《罗得岛州一般法》注释版第 5 卷 37.2 章“针灸和中医服务”译出。

助治疗成瘾、药物使用障碍、精神和行为健康、灾后创伤和缓解。

(4)“耳穴针灸技师(AAT)”系指本条定义的合格人员,根据 NADA 制定的计划接受过耳穴针灸技师培训,并由 NADA 或同等机构交付的合格人员。

(5)“中草药”系指来自中草药文献的药材、颗粒剂的传统组合;通过添加、删除、替换或改变成分的剂量,对这些传统组合进行改良,或开具新的配方以解决个体症状表现;以及将这些中药制剂(包括丸剂、片剂、胶囊剂或液体形式)分配给患者。

(6)“部门”系指罗得岛州卫生部。

(7)“针灸医生”系指根据本章规定从事针灸和中医实践的人员。

(8)“针灸和中医医生”系指根据本章规定获得针灸和中医执照而从事针灸和中医实践,并具有额外培训经历、经验或者中医药执业(开具中药处方)证明的人员。

(9)“整体监督”系指但不限于在营业时间内通过电话或者其他电子方式进行监督行为。

(10)“国家针灸戒毒协会”或者“NADA”系指提供针灸戒毒培训证书的非营利性组织。

(11)“有资质的人员”系指经过耳穴针灸戒毒培训和认证的执业护士、临床社会工作者、心理健康顾问、经认证的同伴康复专家或者经认证的酒精或者药物依赖专业人员。根据本章,有资质的人员应当在执业针灸师的监督下工作。

第 5-37.2-2.1 至 5-37.2-6 条　废除

第 15-37.2-7 条　部门的权力

为履行本章职责的目的,部门应当:

(1)聘请在针灸或中医学方面有声誉和知名度的人士担任该部门的顾问;指定罗得岛州针灸协会和任何其他针灸或中医学专业协会作为相关机构,为部门推荐顾问并提供其他协助。

(2)在本州设立办事处,执行本章规定。

(3)颁布与本章规定相一致的规章制度。这些规章制度可包括规范持证人职业行为的道德准则。

(4)通过传唤和强制证人出庭和出示证据,并主持宣誓过程。

第 5-37.2-8 条　废除

第 5-37.2-8.1 条　执照要求

(a)除了根据本章获得针灸医师执照,或者根据本章规定可以免于获取执照的情况外,任何人不得以有偿或者无偿的方式从事针灸中医实践活动。

(b)本章不得将参与联邦或者州监管的研究机构主持下的研究活动视为非法。

第 5-37.2-9 条　特别许可

(a)凡在 1980 年 7 月 1 日之前向部门提出申请,并在相关部门认可的国内、国外学院或大学担任针灸和中医讲师职务满两年的人员,以及至少有十年工作经验的医师,由部门授予针灸中医医生执照,无需参加考试。

(b)在其他司法管辖区持有执照从事针灸实践且信誉良好的针灸师,可在罗得岛州教学或者演示或者提供与教学或者参加教育研讨会有关的针灸时进行演示,提供针灸服务。

(c)一名有资格并接受过 5NP 培训的耳穴针灸技师,如果该人获得的培训证书符合或者超过国家针灸戒毒协会培训的标准,可以在该医师现行的执业范围内进行该操作流程。

(d) 耳穴针灸技师可以与操作规范的医疗保健机构或者本州批准的其他项目或者机构合作,实施针灸戒毒治疗。

(e) 任何对耳穴针灸技师提出的有关执行 5NP 程序的投诉,都应当由执照颁发委员会或者部门,按照该医师的医疗保健执照或者认证的要求进行处理。

(f) 任何操作 5NP 的个人不得使用"针灸师""针灸医生"或"针灸中医医生"的头衔,或者可以代表自己为针灸专业人员的头衔,不得进行耳穴针灸戒毒程序范围之外的针灸。

(g) 本章内容并不旨在限制、干扰或者阻止经认证的耳穴针灸技师在其认证范围内执业。

第 5－37.2－10 条　申请执照和费用

报考针灸和中医执照或者针灸和中医分支的申请人应当:

(1) 用部门提供的表格向部门提交申请。

(2) 提交年满二十一周岁以及符合适当教育要求的证明。

(3) 支付本章第 23－1－54 条规定的费用。

(4) 为使申请人能够参加考试,申请人应当支付部门为调查申请人或者为提供翻译服务(如有需要)所需的费用。

第 5－37.2－11 条　废除

第 5－37.2－12 条　颁发针灸执照

如果申请人符合本章第 5－37.2－12.1 条,部门应当颁发针灸和中医执照,但是豁免的情形除外。

第 5－37.2－12.1 条　考试要求和执照的颁发

(a) 除了经国家针灸与东方医学认证委员会(NCCAOM)或者在其指定机构考核合格的,任何人不得获得针灸医生或针灸和中医医生资格。

(b) 申请人在符合资格领取执照前,应当提供足够的证明,证明他或者她:

(1) 是美国公民或者拥有合法身份的外籍人士。

(2) 精通英语。

(3) 年满二十一周岁。

(4) 具有良好品德。

(5) 已完成至少一千九百〇五个学时培训,并根据本章规定获得了针灸和中医院校认证委员会批准的机构颁发的证书或者文凭。然而,本款规定不适用于根据第 37 章获得执照、有资格参加并通过 NCCAOM 考试的个人。

(6) 完成 NCCAOM 或者任何符合专业认证项目标准的认证机构所指定的适当的临床实习培训。

(7) 有两份来自亲属以外的知名人士的推荐信,其中一份来自注册针灸师,或者针灸和中医医生。

(c) 中医药执业的附加认证。

(1) 执业针灸师应当证明执照申请人具有培训资质、工作经验或者中医药执业资格。

部门应当通过规则,明确规定针灸师获得认证所需的培训。

(2) 持证人在 2022 年 1 月 1 日之前获得许可从事中药疗法,包括开具草药配方;并提交被部门认可的中草药培训材料,证明其实质等同或者超过了针灸及东方医学审核委员会有关中草药的课程要求,则可以继续使用中药疗法,并获得部门授予针灸和中医医生执照。

(3) 在 2022 年 1 月 1 日或者之后,完成了 ACAOM 认证或者候选的东方医学或传统中医项目的持证人;或者持证人完成了经部门认可的一个中药项目,证明其实质等同或者超过了 ACAOM 有关中草药的项目要求;或者持证人通过了由 NCCAOM 或者认证机构批准的中草药考试,如果持证人获得了部门批准从事中药治疗,其可在治疗过程中继续使用中草药疗法,并被部门授予针灸和中医医生执业执照。

(d) 本章的所有持证人应当遵守使用一次性、无菌针头的操作程序,妥善处理和弃置针头,并遵循通用预防措施的规定。

第 5 - 37.2 - 12.2 条　互惠许可要求

如果满足以下条件,部门可酌情决定向已在任何州或者地区获得针灸师执照、认证或者正式法律认可的针灸医生颁发免试执照:

(1) 申请人满足获得针灸医师执照、认证或者注册的州或地区的执业要求。

(2) 申请人所获得执照、认证或者注册为针灸师的州或地区的执业要求至少与本州的要求同样严格。

第 5 - 37.2 - 12.3 条　接受针灸和中医继续教育

部门应当制定规范,对在本州获得针灸和中医医生执照的人,提出法定的继续教育要求,包括但不限于以下内容:

(1) 每个根据本章获得执照的人,无论是否居住在本州,都应当在每个两年一次的续期内完成四十学时的继续教育,首次年度的续期期间除外。

(2) 凡是参与由国家认可的针灸和中医组织或者其地方分会或者由任何认证的针灸和中医学校提出、接受或者批准的课程,部门将接受其继续教育学时。

(3) 在执照续期期间,每名持证人应当证明已符合本条的规定。课程说明、出勤证明或者其他结业证明将由持证人保留至少三年,并由部门随机审核。未按部门要求提供充分的结业文件的,将构成根据本章规定采取纪律处分的理由。

(4) 未达到规定继续教育学时者,应当在部门要求时,补足不足的继续教育学时数,支付所有未付费用,除本次续期的继续教育要求外,其他学时在下一个续期内补足。如果从事针灸的中医没有补足学时并完成续期手续,或者没有补足应付费用,则在其支付所欠费用,并完成所有规定学时,并向部门提供文件证明之前,其执照不予续期更新。

第 5 - 37.2 - 12.4 条　曾获得过执照的执业针灸师

(a) 任何根据本州先前法律所获得的有效执照、认证或者注册的针灸医生应被视为根据本章的规定获得执照的针灸执业医生。

(b) 根据本条款获得执照的针灸医生不得接受或者履行持证人没有资格履行的专业职责,持证人应知道其没有通过培训、经验或者认证而获得资格,不得违规执业行医。违反本条规定,持证人将被撤销或者吊销其执照。有关部门将制定有关这些要求的规定,并根据具体情况授予先前获得执照、认证或者注册的针灸执照。

第 5 - 37.2 - 13 条　2015 年 6 月 26 日,根据 P.L.2015 年第 140 章第 3 条废除

第 8 条　2015 年 6 月 30 日,根据 P.L.2015 第 141 章第 20 条生效

第 3 条　2015 年 7 月 20 日,根据 P.L.2015 第 150 章生效

第 5 - 37.2 - 14 条　执照登记和展示;年注册费;对未能支付费用的罚款

(a) 持有本州颁发的针灸中医执照的人,应当向其办公、住所所在地的市、镇政府备案。每一个持证人变更住所或者办公室,应当以相同的方式在他或者她所变更的市政府中记录其证书。

(b) 每份执照应当在持证人的办公室、营业地点或者工作地点展示。

(c) 每个持证人应当在每年 2 月 1 日或者之前,按照部门规章制度向部门缴纳年度注册费。未缴纳注册费的将被吊销执照。在 2 月 1 日之后的九十日内支付所需的费用,执照可以恢复。

(d) 根据第(c)款的规定被暂停超过三个月的执照,可由管理局在通知持证人三十日后吊销。

第 5 - 37.2 - 15 条　吊销、撤销或者拒发执照的理由

由于下列任一种或者多种原因,部门可以拒绝颁发、吊销或者撤销任何执照:

(1) 如法院记录的核证副本所示,被定为重罪以及涉及道德败坏的任何犯罪,或者违反第 21 - 28 - 1.02 条中规定的任何受管制药物的持有、分销或者使用的任何州或者联邦法律所定的罪名。

(2) 通过欺诈性陈述,获得或者试图获得执照,或者为了金钱或任何其他利益从事该职业。

(3) 严重渎职。

(4) 进行虚假的、欺骗性的宣传。

(5) 以他人名义宣传、执业或者企图执业的。

(6) 使用习惯性醉酒或者习惯性沉迷于第 21 - 28 - 1.02 条定义的受管制药物。

(7) 使用虚假、欺诈性、伪造的声明或者文件,或者从事任何与本章规定的许可要求有关的欺诈、欺骗、不诚实、不道德的行为。

(8) 因身体或者精神残疾而无法继续执业。

(9) 从事任何不端、不道德或者违反职业道德的行为,可能欺骗、欺诈或者损害公众,或者未根据本章规定许可而获得执照的人。

(10) 使用任何与针灸或者针灸分支有关的虚假或者欺诈性的陈述。

(11) 违反或者企图违反、协助或者教唆违反或者合谋违反本章任何规定。

(12) 被裁定为无行为能力人或者精神失常的。

(13) 以违反职业道德的方式发布广告的。

(14) 利用虚假的诊断、治疗、治疗手段为任何人谋取费用或者经济利益的。

(15) 故意泄露秘密通信。

(16) 持证人没有以“针灸和中医医生”一词指定其执业学校专业使用该名称。

(17) 故意违反有关公众健康、安全或者福利的法律或者国家卫生局颁布的规章制度。

(18) 管理、配药或者处方涉及 21－28－1.02 条中定义的任何管制药物,但为预防、减轻或者治疗疾病或者减轻痛苦的除外。

(19) 执行、协助或者建议向人体注射任何液态硅胶物质。

第 5－37.2－16 条　吊销、撤销或者拒发执照——通知和听证

部门不得因第 5－37.2－15 条中列举的任何原因拒绝颁发、拒绝续期、吊销或撤销任何执照,除非已提前至少二十日书面通知被告,告知其将受到的指控及部门将举行的听证。

第 5－37.2－17 条　本章的适用

本章不禁止以下情形:

(1) 药剂师或者其他人士在紧急情况下提供的免费服务。

(2) 家庭救济的国内管理。

(3) 任何人不得协助任何人从事根据本章获得执照进行的治疗行为,除非该人不采取实施针灸疗法。

第 5－37.2－18 条　报告关键统计数据

从事针灸和中医实践的医生应当遵守和服从州或者市有关报告所有与公共卫生有关出生和死亡的事项的规定。

第 5－37.2－19 条　不符合部门禁止性规范的研讨会——处罚有效期: 2021 年 6 月 25 日

(a) 除非按照部门规定举办教育研讨会之外,不得举办其他有关针灸和中医的研讨会。

(b) 任何违反本条第(a)款者,均构成轻罪。

第 5－37.2－20 条　无证执业——轻罪

任何人在本州未持有部门颁发的有效执照,却以针灸和中医,或者其分支业务执业者的身份,或者从事针灸和中医,或者其分支实践,即构成轻罪。

第 5－37.2－21 条　禁令救济

(a) 部门可以向任何有管辖权的法院提出诉讼,要求对没有执照的从事针灸中医实践人士,或者从事针灸和中医的任何分支实践的人士发出禁令。

(b) 此种禁令:

(1) 可以在没有证明任何人遭受实际损害的情况下颁发,并视为一种预防措施和一种惩罚性措施。

(2) 不得免除无证执业的刑事责任。

第 5－37.2－22 条　医生从事针灸的除外

本章不应当解释为禁止医生按照本州一般法注释版第 5－37－20 条的规定实施针灸实践。

第 5－37.2－23 条　收入

依照本章规定收取的费用,应当作为财政收入。

第 5－37.2－24 条　现行法律中术语的含义(新增)

在任何法律、决议、文件、记录、文书、程序或者其他地方出现本章采用的“东方医学”一词时,其应当解释为“中医”。

罗得岛州针灸行政法[①]

第 40－05－8.1 条　权限和目的

关于针灸和东方医学执照医生的规章制度是根据《罗得岛州一般法》注释版第 5－37.2－7(3)条授予的权力颁布，旨在对于本州的针灸和东方医学医生的许可提供最基础的标准。

第 40－05－8.2 条　定义

A. “ACAOM”系指针灸及东方医学教育审核委员会。

B. “ACT”系指《罗得岛州一般法》第 5－37.2 章，题为“针灸和东方医学的医疗技术”。

C. “针灸”系指通过刺穿人体的皮肤，将针插入人体，为控制和调节体内能量和血液的流动之目的。

D. “部门”系指罗得岛州的卫生部。

E. “主管”系指罗得岛州卫生部主管。

F. “DAOM”系指针灸和东方医学医生。

G. “针灸与东方医学医生”系指已完成美国国家针灸及东方医学认证委员会认证的针灸与东方医学课程，并根据《罗得岛州一般法》注释版第 5－37.2 章的规定获得执照的人。

H. “NCCAOM”系指美国国家针灸与东方医学认证委员会。

第 40－05－8.3 条　获得执照的资格

8.3.1　一般要求

A. 在罗得岛州，如果没有根据《罗得岛州一般法》第 5－37.2 章以及本章的要求获得针灸和东方医学医生的有效执照的人，不得从事针灸和东方医学或者针灸和东方医学的任何分支实践。

除非根据该法案，个人获得了针灸和东方医学执照，或者根据该法案的要求获得豁免执照，否则任何人不得有偿或免费从事针灸实践。

B. 根据《罗得岛州一般法》第 5－37－20 条，经授权从事针灸和东方医学实践的医生，可免除本部分的要求。

C. 所有根据法案和本章获得执照的针灸和东方医学医生，以及根据《罗得岛州一般法》第 5－37.2－12.4 条和本章第 8.4.3 条规定的针灸医生，应当遵守国家针灸及东方医学认证委员会的职业道德准则。

8.3.2　针灸和东方医学医生

A. 任何申请人在获得执照前，应当足以证明以下条件：

1. 是美国公民或者拥有合法身份的外籍人士。

2. 通过国家针灸及东方医学认证委员会认证的东方医学考试。

3. 顺利完成国家针灸及东方医学认证委员会的英语考试或者完成托福考试，证明熟练

① 根据《罗得岛州行政法典》第 216 卷第 40 编第 5 章第 8 节“合法针灸和东方医生的许可”译出。

掌握英语。

4. 至少年满二十一周岁。

5. 符合《罗得岛州一般法》第 5 – 37.2 – 12.1(5)条中有关完成认证项目的要求。

6. 符合 NCCAOM 指定的临床实习培训。

7. 有三份来自亲属以外的知名人士的推荐信,其中至少有两封来自执业或者注册针灸师。

8.3.3　批准使用草药疗法

A. 针灸及东方医学执照的申请人,可以在其最初申请或者其后的任何时候申请使用中草药疗法的执照,包括成药或者生草药:

1. 完成 ACAOM 认证或者候选地位的东方医学项目的时长至少三十六个月,且临床/教学培训至少二千五百个学时,其中中草药的培训至少占六百六十个学时,针灸和中草药的临床培训至少二百一十个学时。

2. 已经通过了 NCCAOM 的中草药考试。

第 40 – 05 – 8.4 条　申请执照及费用

8.4.1　文件

A. 为了申请针灸及东方医学执照,申请人应当填写部门提供的表格:

1. 申请内容中,包括但不限于姓名、地址、出生日期、社会保险号码、电话号码和电子邮件地址。

2. 有关部门提供的执照、实验室和管理服务收费结构的申请费(本卷第 10 – 5 – 2 节)。该费用将不予退还。

3. 三份来自亲属以外的知名人士的推荐信,其中至少两份应来自执业或注册针灸师或者针灸师。

4. 出生证明的核证副本;如果无法取得出生证明的证明副本、移民证件或者外籍居留证,则需提供本部门可接受的其他出生证明文件。

5. 由 NCCAOM 直接提交给本部门的国家针灸及东方医学认证委员会考试结果,确认申请人符合 NCCAOM 考试的资格,并通过了以下各项 NCCAOM 考试:

a. 东方医学基础。

b. 生物医学。

c. 针灸穴位。

8.4.2　互惠许可

A. 如果满足《罗得岛州一般法》第 5 – 37.2 – 12.2 条规定的条件,部门可酌情决定,未经考试可向已在任何州或者地区获得执照、认证或者正式法律认可的针灸师颁发执照。

1. 申请人若以互惠方式申请针灸及东方医学执照,应当按本部门提供的表格提交以下表格:

a. 申请内容中,包括但不限于姓名、地址、出生日期、社会保险号码、电话号码和电子邮件地址。

b. 有关卫生部提供的许可、实验室和管理服务收费结构的申请费(本卷第 10 – 5 – 2

节)。该费用不予退还。

c. 证明申请人在所有目前或曾经拥有针灸和东方医学执照的州或其他地区获得针灸和东方医学医生执照且信誉良好。

8.4.3　已获得执照的针灸医生

A. 任何根据罗得岛州先前的法律获得有效执照、认证或者注册的针灸医生,都将被视为根据《罗得岛州一般法》第 5－37.2 章的要求获得执照。以前有执照、认证或者注册的针灸师只允许履行与其专业教育、培训和/或者经验相符的专业职责。

B. 所有根据《罗得岛州一般法》第 5－37.2－12.4 条获得执照的针灸医生,不能接受或者履行持证人知悉或者有理由知悉自己不具备培训、经验或者认证资格的专业责任。违反前述条文的,持证人将被撤销或者吊销其执照。

第 40－05－8.5 条　颁发执照

对于符合《罗得岛州一般法》和本章有关执照要求的申请人,可以获得针灸和东方医学执照。

第 40－05－8.6 条　继续教育

A. 在本州注册的针灸和东方医学医生的强制性继续教育要求,应当包括但不限于以下内容:

1. 每个根据罗得岛州针灸法案获得许可的人,无论是否居住在罗得岛州,都应当在每两年的续期内完成四十学时的继续教育,但首次年度续期期间除外。

2. 部门接受的继续教育学时应由国家认可的针灸组织或者其当地分会,或者任何经认可的针灸和东方医学学院提交、接纳或者认可。

3. 在执照续期时,每个持证人将被要求证明是否符合本章的第 8.6(A)(1)条和第 8.6(A)(2)条的继续教育要求。课程描述、考勤证明或者其他文件将由持证人保留至少三年,并由部门进行随机审核。

a. 未能按照部门要求提供充分资料,可以采取条例处罚手段。

4. 如果持证人没有完成规定的继续教育学时,除目前对续期期间的继续教育要求外,还应当在下一个续期期间补足继续教育学时。未能弥补的,不得续期执照,直到完成所有教育学时并向部门出具证明。

第 40－05－8.7 条　执照续期

A. 有效期。根据本州针灸法案和本章的要求获得的执照,于每年的 2 月 1 日到期。

B. 续期。每一位有执照且有意继续进行针灸和东方医学实践的医生,应当提交续费申请,并同时提交卫生部门颁发的执照、实验室许可,按照行政服务的收费标准(本卷第 10－5－2 节)缴费。申请及续期费用须于每年1月31日或之前递交。执照的续期将于当年2月1日生效。

C. 续期失败:

1. 如果持证人未能在每年的 1 月 31 日或者之前按照本章的要求续期其执照,则该执照将过期失效。

2. 过期的执照可通过完成续期申请和支付所需的费用来续期。

第 40－05－8.8 条　执照记录和执照展示

A. 根据罗得岛州一般法第 5－37.2－14 条,每位持有罗得岛州针灸和东方医学执照者,都应当在其办公室和住所所在的城市或者城镇的市政厅或者市政厅登记其执照。

1. 每个变更住所或者办公室的持证人应当在其迁入地的市政当局登记其执照。

B. 每个持证人应当在其办公室、营业地点或者工作场所展示其当前执照。

第 40-05-8.9 条　拒绝、撤销或者吊销执照的理由

A. 根据罗得岛州一般法第 5-37.2-15 条,部门可以拒绝颁发或者吊销或者撤销任何执照。

B. 根据罗得岛州一般法第 5-37.2-16 条,经部门颁发的执照,若违反罗得岛州针灸法案的规定,可以撤销或者吊销执照。除非提前二十日发出书面通知说明对被告的指控,否则不得采取上述措施。被指控一方将有合理的机会提供证据和证词,并由律师代表出席听证会或者听证会。

C. 根据罗得岛州一般法第 5-37.2 章的规定,所有听证会和审查的实施,应当根据《罗得岛州针灸法案》、部门颁布的《罗得岛州卫生部有关实践和程序的规章制度[R42-35-PP]》和《罗得岛州卫生部有关访问公共记录的规章制度[R38-2-APRA]》进行。

马萨诸塞州

马萨诸塞州针灸法[①]

第2条　注册医师;外籍申请人;考试;续期;职业医疗事故责任保险要求;费用;关于认知障碍患者的诊断、治疗、护理的继续教育

注册申请执业医师应由申请人签字并宣誓,应当在医学注册委员会(在此后第3到9A条中,称之为委员会)提供的空白材料上完成。每个申请人应当向委员会提供充分证据,证明申请人已满十八周岁、品德良好,在大学或者学院已经完成了两年的医学预科学习,已经在合规的医学院学习了四年,且每年不少于三十二个学周的课程。或者委员会认定的匹配课程,并且申请人已在美国、波多黎各自治邦或者加拿大有授权医学学位的合法特许医学院取得过医学博士学位或者同等学位,申请人应当在支付由部门专员根据第7章第3B条的规定的年费用后接受考试,如果委员会判定合格,则能够注册其为注册医师,并且有权获得由主席和秘书签署的证明。委员会应当要求申请人熟练掌握计算机化医嘱输入、电子处方、电子健康记录和其他要求的医疗信息技术作为获得执照的标准。如本条所述,熟练程度系指申请人至少应当符合《美国联邦法规汇编》第45卷第170编中描述的"有意义的使用"要求的技能。在美国、波多黎各自治邦或者加拿大以外的主权国家合法特许的医学院校毕业获得医学博士学位或者同等学力的申请人,应当向委员会提交所规定的教育程度相当于美国医学院毕业生的书面证明,以及委员会所规定的其他有关行医资格的证据。除非委员会予以豁免,否则应当出示外国医学毕业生教育委员会考试后颁发的标准证书;但是如果申请人已经向委员会证明已满十八周岁、品德良好,并且其已经在美国或者加拿大的学院或者大学完成了两年的医学预科研究,则无需要求其提供外国医学毕业生教育委员会的证书。如果申请人有以下情况,则应当认为申请人有资格参加执照考试:(1)在世界卫生组织认可的在美国境外的医学院,顺利完成了除了实习或者社会服务的与医学博士学位相对应的所有正式要求;(2)完成了由美国或者加拿大认可医学院认可的一学年临床监督培训;(3)在美国医学研究生教育联络委员会认可的一个项目中完成了一年的医学研究生学习。如果委员

---

① 根据《马萨诸塞州一般法》注释版第1卷第16编第112章"特定职业注册"整理后译出。

会对申请人的教育程度和其资格的审查通过,委员会应当在申请人支付根据上述规定要求的费用后,准许其参加执照考试。

未通过委员会审查的申请人,有权在两年内在委员会召开的专审会议上进行两次复审,每次复审均需要支付根据上述规定要求的额外费用;但是,两次复审将用尽申请人原申请下的特权。

委员会可以免考向医学院的以下情况的毕业生颁发注册医师执照:(1) 在其申请时,需向委员会提供充分证据,证明他们具备本州所要求的资格,使他们有资格接受审查,如果已在另一个州通过书面考试并获得执照,委员会认可该州的标准;(2) 获得美国医学协会或者美国骨科学会认可的专科委员会医生。但是,任何曾经在本州注册未成功的人,应当根据本款的规定,由委员会酌情决定进行注册方式。免审颁发执照的申请人的注册费,应当依照上述规定缴费。

本章虽规定委员会可以免审,但申请人仍需在申请中提供充分证据,才能颁发合格医师注册执照,需证明他是:(1) 加拿大医学院或在美国或者波多黎各自治邦以外的主权国家的合法特许的医学院的毕业生,并且由加拿大医学委员会和省级发证机构颁发执照的申请人;(2) 在美国各州医疗委员会联合会的联邦执照考试中获得 75 分或者更高的成绩后,并且在波多黎各自治邦或者加拿大萨斯喀彻温省获得执照。根据本条规定获得注册执照的任何人应当支付根据上述第 7 章规定的费用。

本章虽另有规定,如果申请人毕业于美国、波多黎各自治邦或者加拿大以外的主权国家,若该申请人向委员会提供充分证据,委员会可以免审向该申请人颁发合格医师注册执照:(1) 申请人在该州合法特许的医学院担任全职医生;(2) 在医学或者外科领域具有资格和能力;(3) 已经获得了执照或者注册,在该州或者国家进行医疗服务,并且在该州或者国家合法特许的医学院担任教职人员。根据本节规定,申请注册为资格医师,应当由申请人签署委员会所提供的空白表格并且宣誓。如果委员会认为申请人的资格合格,并且申请人已经支付了费用,委员会可以向申请人颁发合格医师注册执照。该执照应当限于申请人学术任职的专业,并且只有在其任职期间有效。除了第 2 条规定的注册执照续期之外,根据本条注册的医生应当向委员会提供符合要求的续期申请证据,证明其可以继续担任本条要求的教职聘任。委员会可以通过、修订及撤销其认为有必要执行本条规定的规章和条款。

委员会应当要求所有在本州注册的医生每两年向委员会续期其注册执照。自 1987 年起,凡在本州注册的医生,应当在 1987 年生日当天或者之前,以及此后的每隔一年,向委员会续期其注册执照;但是,如果在本条例项下注册的医生生日是在首次注册后的三个月内,则该医生无需在上述生日之后的第二年生日之前续期其注册。2 月 29 日出生者的生日视为 2 月 28 日。续期申请应缴纳上述规定的费用,并应包括医生的姓名、执照号码、家庭住址、办公地址、专业、执业地点,以及申请人是否为在职医生。

委员会有权发布细则,要求医生购买专业医疗事故责任保险、职业保证金或者其他补偿,金额由委员会决定。委员会应当提供有关医生信息的国家数据报告系统。

委员会应当规定,授予或者续期合格医师注册执照的申请人应当具备以下条件,即如果医生同意根据《社会保障法》第 18 卷为健康保险受益人提供治疗,同时医生也应当同意,不向受益人收取超出美国卫生与公众服务部确定的合理服务费用以外的金额。委员会还应当要求医生根据《社会保障法》第118E章和第19篇的规定，申请参加由卫生部管理的医疗援助计划，以及与该医院援助计划有关的任何联邦示范或者豁免，以用于订购和转诊该计划所涵盖的有限服务，此种有限参与规定的条款是根据上述第118E章确定的。选择作为服务提供者参与该医疗援助计划的医生，应当被视为满足了此要求。

委员会应当在续期日期前六十日向每位注册医生邮寄续期申请表。任何未提续期申请与费用的医生自动撤销其注册申请，但可在续期程序完成后恢复。医学注册与纪律委员会的费用和补偿应当由社保支付，但是上述费用和补偿不得超过联邦根据本条获得的续期执照或者任何注册费用。

委员会应当规定医生续期注册所需的进修教育要求，包括一次性完成关于诊断、治疗和护理认知障碍的患者（包括但不限于阿尔茨海默病和痴呆症）的培训和教育课程。但是，此课程要求仅适用于为成年人提供服务的医生。

第148条　适用于第149条至162条的定义

适用于第149条至第162条包括本章、第156A章第1条、第175章第47D条、第231章第60B条，除上下文另有要求，下列词语应当具有以下含义：

“针灸”系指基于传统中医理论基础的医学服务。主要是在身体的某些部位通过皮肤刺入金属针头，可采用是否通电流，以及是否对针头或者皮肤加热，以试图减轻疼痛或者改善身体功能。电针无论是在皮肤表面使用电极，还是为插入的针头上施加电流，均被认为属于针灸实践。

“委员会”系指根据第13章第10条的规定设立的医学注册委员会。

“针灸理事会”系指根据第149条的规定设立的医学注册委员会的针灸理事会。

“针灸师”系指根据第149条至第162条（含）的规定获得针灸执照的人。

“针灸实习生”系指在理事会批准的针灸实习项目中，从事包括人体针灸在内的接受服务训练的针灸学生。

第149条　针灸理事会

医学注册委员会应当组建针灸委员会。委员会成员应当由委员会委任，并具备以下资格：一名成员应当是委员会的注册医师，一名成员应当是至少有两年积极从事针灸服务经验的注册医师，一名成员应当来自公众并且不得从事或者有偿提供卫生服务，四名成员应当是从马萨诸塞州针灸协会、新英格兰针灸学院、针灸医师学会、传统中医协会以及其他根据第75D章规定的从事针灸教学的针灸专业组织或者机构，提交的推荐名单中选出的针灸从业者。

委员会应当任命四名委员会初始成员，成员任期为三年，其中三名初始成员任期为两年。此后，所有被任命者的任期均应当为三年。空缺应由委员会中具备被任命者资格的原成员填补。那些被任命为委员会初始成员的人不需要获得针灸执照。在初始成员后被任命的成员，应当根据第149条至第162条（含）的规定获得执照。

第152条　针灸师；注册和执照

要获得委员会颁发的针灸师注册执照，申请人应当：

(a) 至少已满十八周岁。

(b) 具有良好品德。

(c) 证明具备充分的英语能力,以便申请人可以沟通,并被患者和医师理解,或配备一名翻译以便与患者和医生沟通。

(d) 满足以下标准之一:

(1) 申请人已在委员会所认可的大学或者学院顺利完成相当于两学年的课程,课程包括解剖学、生理学和生物学课程,或者已学习过教育部批准开设的此类课程,并且顺利完成理事会要求的不少于两学年的针灸培训课程,以及一学年委员会批准的针灸实习,针灸实习可以与两学年的针灸理论学习同步进行;并且顺利地通过由理事会举办的考试,以确定其是否适合从事针灸实践;或者

(2) 申请人可以持有其他州或者国家颁发的当期有效的针灸执照或者证书,其要求与本条款中第(a)款、第(b)款以及第(d)款相当,或者申请人具有委员会确定的具有同等效力的教育培训经验,并且通过了第(d)款中由委员会举办的考试。

(3) 自 1983 年 1 月 1 日起,申请人持续将针灸实践作为主业,并且在申请之日前的十二个月内已在本州或其他州合法地进行针灸实践;申请人在委员会首次接受针灸执照许可证申请后六十日内提交申请;或者

(4) 申请人在 1986 年 1 月 1 日是本州或其他州合法的执业针灸师,且申请人在委员会首次接受针灸执照申请起六十日内提交申请;并且通过了第(d)款中由委员会举办的考试。如果从事针灸实践者未能通过第一次公布的考试,申请人可以在医学注册委员会所界定的注册医师的监督下继续从事针灸实践,直至申请人参加第二次公布的考试为止。如果从事针灸实践者没有通过第一次以及第二次公布的考试,那么他们应当停止针灸实践,并且及时通知申请人不予通过的结果。

第 153 条　针灸师;互惠许可

委员会可以与美国其他州和地区、哥伦比亚特区和波多黎各的医学或者针灸考试委员会签订协议,前提是这些地区在准入资格和行业标准上至少等同或者高于本州的规定。委员会可以规定在本州内对持有其他州或者地区,并且通过书面考试的申请者授予的有效执照,以及按照第 151 节的规定对已申请和已汇款的人员进行互惠许可,无需通过进一步考试。

第 154 条　针灸师;考试

从 1987 年开始,委员会应当至少每年在理事会所确定的地点对申请针灸执照的人进行考试。考试应当测试申请人在针灸理论和服务、医学伦理、医学术语方面的能力和知识,以及解剖学和生理学方面的知识储备,以便可以安全地实施针灸实践。考试的类型应当由委员会决定。任何未能通过此类考试的申请人可以在支付额外申请费后参加第二次考试,申请费由行政和财务专员根据第 7 章第 3B 条的规定每年确定,申请人应当在下一次预定考试时参加复试。如果申请人在第二次考试中仍不合格,委员会可以要求申请人完成理事会指定的额外课程,在此情况下,他应当在参加另一次考试前,向理事会提交已完成所要求的额外课程的证明,并应当缴付上述的重考费用。

第 157 条　针灸师;实习计划

在委员会认可的针灸学校完成不少于一年学习的针灸学生可以进行针灸实践,但只能在委员会认可的实习项目中进行。所述实习计划应当由导师对实习生进行监督;所述导师应当是在本州境内注册并持有执照的执业针灸师,以及委员会认可的针灸学校正式任命的教员。所述实习生在治疗过程中,应当被认定为针灸实习生。

第 158 条　针灸师;撤销、吊销或者注销执照;申诉人的责任

在根据第 30A 章进行听证后,理事会可以撤销、吊销或者注销针灸的执照,或者申斥和谴责针灸师,前提是理事会有证据认为该针灸师存在以下行为:

(a) 以欺诈手段获取针灸执照。

(b) 违反任何与医学和针灸执业有关的法律规定,或者根据该等法律规定通过的规章制度。

(c) 在针灸实践中有存在不端行为。例如:欺诈性地进行针灸实践、超出其授权范围、严重不称职行为、在特定情况下有重大过失或者多次疏忽。

(d) 在酒精、药物、身体残疾或者精神不稳定而导致服务能力受损的情况下进行针灸实践。

(e) 习惯性酗酒,对麻醉品、巴比妥类药物、安非他命、致幻剂或者其他具有类似作用的药物上瘾、依赖或者习惯性使用。

(f) 故意允许、帮助或者教唆无证照人员从事需要执照的活动,以达到欺诈、欺骗或者谋取私利的目的。

(g) 曾被判有刑事犯罪行为,并有理由质疑其从事针灸的能力。

(h) 违反委员会的任何规则或者条例。

(i) 根据针灸专业的道德标准,以违反职业道德的方式行事。

任何根据本条提出投诉或者报告信息的人员,或者应委员会的要求,以任何方式协助委员会履行其职责和职能的人,均不对因接收此类信息而产生的任何诉讼承担责任,前提是提供申诉或者举报人或者提供此类信息或者协助的行为是善意且无恶意的。

第 159 条　针灸师;强制执行;处罚;禁令

未根据第 150 条至第 157 条(含)颁发执照的情况下在本州境内从事针灸实践,应当处以不少于一百美元不高于一千美元的罚款,或不超过三个月的监禁,或同时处以罚款和监禁。

委员会可以向任何有管辖权的法院提出申请,要求对未经许可从事针灸实践或者开设分支机构的人发出禁令。此类禁令可以在没有证据证明任何人遭受损害的情况下发布。该禁令不得免除该人无照执业的刑事诉讼。

第 160 条　针灸师;对非法陈述或者实践的处罚

根据第 149 条至第 162 条(含)的规定,未持有有效执照和针灸师注册证书的人员,不得以任何方式自称为针灸师,也不得在其姓名中使用“针灸师”“执业针灸师”“针灸医生”“针灸治疗师”“L.Ac.”“R.Ac.”或者任何其他表示或者暗示其为针灸师的字母、词汇、缩写或者标志。任何人,未经合法授权在本州境内从事针灸实践并根据第 155 条进行注册,自称为针灸医生或者进行或者试图从事针灸实践;任何人使用虚假或者假名或者注册名称以外的名称从事针灸实践;任何人冒充真正的医生;任何人进行或者试图进行与申请有关的任何欺诈;任何人以假名或者化名或者其他姓名提出申请;任何人在考试期间假冒或者企图假冒另一名申请人进行登记,应处以一百美元以上一千美元以下的罚款或者一个月以上一年以下的有期徒刑,或两者并罚。违反本条规定提供针灸服务的,不得追偿。

第 162 条　联邦政府雇佣的针灸师;理疗师的治疗

第 149 条至第 162 条中的规定,均不得禁止联邦政府机构雇用的针灸师基于履行其职责时从事针灸实践。本条规定,均不得阻止理疗师进行经皮神经刺激,为诊断或者康复之目的刺激肌肉收缩,或者在标准西医程序的背景下使用其他技术,既不被定义也不被认为是针灸。本条规定,均不得阻止执业针灸师进行针灸。

第 267 条　自然疗法保健实践

(a) 自然疗法保健实践,应当包括但不限于:

(i) 通过教育、饮食或者营养建议以及推广健康的生活方式,预防和治疗人类疾病、损伤或者病症。

(ii) 使用非侵入性身体检查,并从有执照的诊所或者实验室开具临床和实验室检查,以评估人体的伤害、疾病和状况。

(iii) 配药、服用、订购和开处方的含有矿物、动物或者植物来源的天然药物,包括食品或者提取物、维生素、矿物质、酶、助消化剂、天然激素、植物物质、顺势疗法制剂、天然抗生素、局部用药和非处方药、治疗设备和避孕药,以预防或者治疗人体的疾病、损伤和病症。

(iv) 根据自然疗法原理,对身体结构或者组织进行人工机械操作。

(v) 使用自然疗法、物理疗法来维持或者恢复人体的正常生理功能。

(vi) 强制跟踪和记录十八周岁以下患者的免疫状况,并在有证据表明该人未接受免疫接种的情况下,要求将该患者转介给初级保健或者合作保健医生。

(b) 自然疗法保健不应当包括:

(i) 进行手术或者侵入性程序或者检查、堕胎或者使用辐射、放射性物质或者局部、全身或者脊髓麻醉。

(ii) 开具处方、配药或者服用根据第 94C 章归类为管制药物或者处方药的药物。

(iii) 针灸及中医实践。

(iv) 从事急救医疗,但在紧急情况下提供免费服务或者护理轻伤者除外。

(c) 第 266 条至第 274 条的规定,均不得禁止或者限制:

(i) 根据任何其他法律获发执照、证书或者注册从事某一专业或者职业的人,不得从事该人获发执照以外的专业或者职业的合法执业范围外的活动。

(ii) 美国政府雇用的人员在履行雇员职责时从事自然疗法保健的做法。

(iii) 在认可的自然疗法医学院就读的学生进行的自然疗法保健;除非,这些服务的履行应当在根据本章获得自然疗法医生执照的讲师或者该专业人员提供指导的领域的持证专业人员的指导或者任务过程中和监督下进行。

(iv) 基于宗教或者健康信仰进行自我治疗或者治疗直系亲属的人。

(v) 出售维生素和草药的人提供关于这些产品的信息。

(vi) 未获得自然疗法医生执照的个人或者从业者推荐阿育吠陀医学、草药疗法、营养建议、顺势疗法或者自然疗法保健服务范围内的其他疗法;除非,该人或者从业者不得代表或者假扮从事自然疗法保健的人的特征或者外貌,或者以其他方式使用表明或者暗示该人有执照从事自然疗法保健的姓名、头衔或者其他称号。

(d) 在公共卫生法律、可报告的疾病和状况、传染病控制和预防、生命统计记录、健康和体检以及地方卫生管理委员会方面,获得执照的自然疗法医生应当拥有与获得执照的医生相同的权力和责任,但获得执照的自然疗法医生在这些问题上的权力应当限于本章授权的执业范围。自然疗法医生应当按照医生和护士要求进行报告。

马萨诸塞州针灸行政法[①]

第 5.01 条　介绍性规定

(1) 目的。第 243 CMR 4.00 章,即本章是医学注册委员会及其针灸理事会关于针灸执业的制度设计,其目的是制定管理针灸实践的实质性标准,以促进公众健康、安全和福利,并告知委员会和理事会的期望和要求。注册委员会和针灸理事会假定,本州的每一位针灸师都已知晓本章规定的通知要求,并遵照执行。

(2) 定义。根据《马萨诸塞州法规汇编》第 243 卷第 4.00 章(简称为 243 CMR 4.00,下同)和第 5.00 章,以下术语具有以下含义:

AACRAO:美国大学注册和招生管理协会。

ACAOM:针灸及东方医学教育认证委员会。

针灸助理:受雇于执业针灸师,并根据本法第 5.09(5)条的规定在委员会注册的人。

针灸条例:该条例包括在第 243 CMR 4.00 章和第 243 CMR 5.00 章中。

针灸学校:任何授予针灸文凭、证书或者研究生学位的任何合法特许学校,或者任何授予针灸文凭、证书或者研究生学位的学院或者大学内的系和专业。

针灸法规:M.G.L.(《马萨诸塞州一般法》注释版,下同)第 112 章第 148 条至第 162 条。

针灸学生:在合法特许的针灸学校注册的学生。

针灸师:根据 M.G.L.第 112 章第 149 条至第 162 条的规定获得执照从事针灸实践的人。

针灸实习生:在理事会批准的针灸实习项目中,从事包括人体穴位进针在内实际训练的针灸学生。

CCAOM:针灸和东方医学学院委员会。

CNT 课程:由针灸和东方医学院委员会管理的洁针技术课程。

继续针灸教育:与针灸研究或者服务相关的正式课程或者项目,直接有助于获得执照

① 根据《马萨诸塞州法规汇编》第 243 卷第 5 章“针灸服务”译出。

的专业能力。

纪律处分:同时符合本法第5.01(2)条第(a)项、第(b)项和第(c)项的描述,并限于本法第5.01(2)条第(d)项和第(e)项所述,对针灸师产生不利影响的行为如下:

(a) 实体行为,包括但不限于政府当局、卫生保健机构、雇主或者专业针灸协会(国际、国家或者地方)。

(b) 纪律处分包括:

1. 正式或者非正式形式。

2. 口头或者书面形式。

(c) 下列任何行为或者其实质内容,无论是自愿的或者非自愿的:

1. 撤销一项权利或者特权。

2. 中止一项权利或者特权。

3. 谴责。

4. 书面谴责或者警告。

5. 限制一种权利或者特权。

6. 不续期一种权利或者特权。

7. 罚款。

8. 按需进行公共服务。

9. 教育、培训、咨询或者监督的课程,但仅限于因被客户投诉或者提出任何其他正式指控而引起的课程,特指对持证人的针灸执业能力的投诉或指控。

10. 剥夺一项权利或者特权。

11. 辞职。

12. 休假。

13. 撤回申请。

14. 终止或者不与针灸师续签合同。

(d) 本法第5.01(2)(c)10条至第5.01(2)(c)14条规定的是,只有在直接或者间接涉及以下情况时才会采取"纪律处分":

1. 针灸执照持证人的针灸实践能力;或者

2. 任何违反法律或者法规(包括但不限于,委员会和理事会的规定)或者医疗机构、药物滥用门诊服务项目、团体服务,或者专业针灸协会章程的控诉或者指控,无论该项控诉或者指控是否明确指出违反了特定的法律、法规或者章程。

(e) 如果基于未能及时完成针灸记录或者未能执行次要行政职能,第一次或者第二次书面谴责或者警告,或者第一次或者第二次暂停或者限制权利或者特权(如果在任何月少于十个工作日),不属于强制向委员会报告的"纪律处分"的范畴。

实习项目:提供临床培训的针灸服务课程或项目。

执照:理事会根据M.G.L.第112章第148条至162条的要求,颁发给个人的针灸执照和针灸条例,将被授权从事针灸工作。

执照考试:理事会根据M.G.L.第112章第154条的规定进行考试。自2009年1月1日起,执照考试将正式更名为国家针灸与东方医学认证委员会(NCCAOM)考试。

NCCAOM:国家针灸与东方医学认证委员会。

针灸实践:以东方传统医学理论为基础的医学实践;主要是在身体的某些部位插入金属针,无论是否使用草药,是否施加电流,以及无论是否对针、皮肤或者两者进行加热,以试图缓解疼痛或者改善身体功能。电针,无论是利用皮肤表面的电极,还是应用于插入针的电流,以及激光针,都被认为是针灸疗法。

(a) 针灸治疗应当包括但不限于:

1. 耳穴、手、鼻子、面部、脚或者头皮的针灸治疗。

2. 使用以下任何一种方法刺激穴位和经络:

a. 针灸、艾灸、拔罐、热疗法、磁石,刮痧技术,针灸,草药药膏,离子线电针设备,冷热敷包,TDP(电磁波疗法)和激光。

b. 手动刺激,包括不刺穿皮肤的仪器或者机械装置的刺激、按摩、穴位按压、反射疗法、指压按摩和推拿。

c. 电刺激包括电针、经皮和经皮神经电刺激。

(b) 针灸诊断技术应包括但不限于望诊、听诊、闻诊、问诊、触诊、脉诊、舌诊、面诊、五行对应、良导络、德国电针、克里安影像和热影像技术。

(c) 针灸用针应为固体丝状器械,应包括但不限于:皮肤针,梅花针,压针,三棱针和一次性采血针。禁止在针灸服务中使用订书针。

(d) 辅助疗法应当包括但不限于:

1. 东方营养咨询,草药学,并推荐符合食品和药品监督管理局标签要求的非处方药物作为膳食补充剂,以促进健康。

2. 推荐使用呼吸技巧和治疗性练习。

3. 生活方式、行为性、支持性、教育和压力方面的相关咨询。

TOEFL:托福考试,对非英语国家留学生的英语考试,由美国教育考试服务中心管理。

TOEIC:托业考试,国际传播英语考试,由美国教育考试服务中心管理。

TSE:英语口语考试,由美国教育考试服务中心管理。

(3) 提交论文。委员会的官方邮寄地址是:医学注册委员会-针灸理事会-哈佛米尔广场200号-330室,韦克菲尔德,MA 01880。除非委员会另有通知,否则希望向委员会提交文件的申请人,可以将这些文件邮寄或者亲手送交至上述地址。

(4) 常规命令。委员会可以根据CMR第243卷第5.00章和CMR第801卷第1.00章发布命令:即《标准裁决惯例和程序规则》。

(5) 更改地址。当持证人在更改其通信地址、家庭住址或者主要营业地址时,应在变更后30日内按委员会规定的表格,通知委员会更新地址。

(6) 出庭通知。代表被告出庭的通知应被视为被告与被告方代理律师出庭的人之间的协议,即该人应当代表被告接受送达的文件。

第5.02条　执照规定

(1) 执照类型。委员会颁发两种执照:正式执照和临时执照。根据M.G.L.第112章第

148条至162条和CMR第243卷第4.00章和第5.00章的规定,正式执照持证人可以在马萨诸塞州从事针灸工作。

(2)临时执照。临时执照只能在以下过程中对个人或者患者进行针灸治疗:

(a)在委员会批准的实习项目中指导实习生;或者

(b)将针灸技术作为针灸教育研讨会或项目的一部分来展示针灸技术;或者

(c)参加研究生临床培训计划;或者

(d)参加包括针灸在内的继续教育课程。

(e)当临时执照持证人参加研究生临床培训计划或者针灸继续教育计划时,应当由正式执照持证人对其进行监督。在颁发临时执照之前,监督者必须获得委员会或执行小组委员会的批准。

(3)每位申请人所要求的资格证书。每位申请全面和临时执照的申请人,应当具备M.G.L.第112章第152(a)条、第152(b)条和第152(c)条中列出的下列条件:

(a)申请人至少年满十八周岁。

(b)申请人应当具有良好的道德品格。

(c)申请人应当证明其有足够的英语能力,以便与患者、医生、委员会和理事会人员沟通,申请人需通过向委员会提交托福考试成绩的证明,或者证明其将自费提供雇用翻译的服务。

(d)申请人应当符合M.G.L.第112章第152(d)条规定的标准之一。自2010年12月31日起,学徒计划将不再是满足正规教育要求的替代方式。

(e)具有NCCAOM出具的资质证书。自2009年1月1日起,初始执照申请人应当获得针灸、东方医学或者中国草药学的国家委员会认证,或者在马萨诸塞州有互惠许可协议的州或在他国获得执业执照。

(4)马萨诸塞州的执照考试。

(a)执照考试包括以下组成部分:

1. NCCAOM考试中的针灸部分。

2. NCCAOM考试中的东方医学部分。

3. NCCAOM考试中的穴位定位部分。

4. 截至2007年1月1日的NCCAOM考试中的生物医学部分。

5. 经NCCAOM批准的洁针技术课程。

6. 委员会可以酌情要求申请人进行的任何马萨诸塞州口试或者实践考试,直到申请人在NCCAOM设置的口试或者实践考试中达到委员会的认可。

(b)在每个日历年的第一次委员会会议上,委员会应当以多数投票决定是否在特定日历年举行马萨诸塞州的口试或者实践考试,该决定对在该日历年内参加执照考试的所有申请人具有约束力。委员会可以决定各项有关国家考试的规则。当需要举行马萨诸塞州考试时,委员会应当将考试结果书面通知申请人。

(c)申请人应当通过每个考试才算通过执照考试。考试部分的合格成绩由考试单位确定,考试前不得告知合格分数。申请初始执照的申请人应当以英语参加所有考试。

(d)只有通过NCCAOM考试以及完成洁针技术课程才能够参加委员会可能要求的任

何马萨诸塞州口头或者实操考试。

（5）评估应用程序的理事会程序。

（a）如经考试提出的正式执照申请已完成并按时提交，委员会将对申请人的资格证书进行初步评估，并决定是否允许申请人参加考试。委员会可在执照考试日期前三十日通知申请人结果。

（b）通过执照考试本身并不意味着申请人有资格获得执照。在收到申请人的合格分数后，委员会应审查申请人的申请，并应通知申请人将颁发执照的决定。

（c）在审查申请期间的任何阶段，委员会或者其许可小组委员会可以要求申请人提供补充资料，或者当面回答委员会、许可小组委员会或者其指定代表与申请有关的问题。

（d）理事会可以酌情要求申请人聘请经委员会批准的资格证书评估机构，以对申请人的资历进行评估。申请人应当支付评估费用。

（6）委员会拒绝申请。委员会将以书面形式通知申请人其被拒绝的理由。如委员会因申请人未通过执照考试以外的理由而拒绝该申请，申请人可在拒绝该申请由委员会重新审议之日起六十日内提交书面申请，说明委员会应撤销其决定的理由。申请人只能提出一次复议请求，除非申请人陈述了申请人在第一次提出复议请求时不了解与委员会决定有关的其他事实或者情况。

（7）执照考试补考。

（a）申请人如未通过执照考试的任何组成部分，可重新申请参加未通过的考试部分。申请人应当在考试日期前九十日提交复试申请、申请费、考试费用。

（b）理事会可以要求两次或者两次以上未通过执照考试或者考试的任何一部分的申请人接受进一步的教育或者培训，而委员会认为这样可以弥补其不足的方面。

（8）考试结果认可。

（a）委员会应当认可 NCCAOM 考试或者洁针技术课程的结果，但之前的考试部分的形式或者难度水平与当前的考试部分基本相同，并规定之前的考试部分不会影响该次考试的完整性。

（b）考试结果已获委员会认可的申请人，应当符合通过考试获得执照的所有其他要求，才能在马萨诸塞州获得执照。

（9）在其他州获得执照。在其他州或者外国持有针灸执照的正式执照的申请人，不得免除 M.G.L.第 112 章和第 243 CMR 4.00 章和第 5.00 章规定的申请条件，除非委员会与该州签订了互惠许可协议，或者除非理事会明确豁免了该申请人的某一特定要求。

（10）临时执照。

（a）下列人员应当持有正式执照或者临时的针灸执照：

1. 由委员会批准的学校提供的经理事会批准的实习项目的讲师。

2. 参加针灸教育研讨会或者项目的讲师，向患者展示针灸技术。

3. 参加研究生临床培训项目的人；或者

4. 参加了委员会批准的继续针灸教育课程，其中包括针灸实践操作，在这种情况下，临时执照的有效期为三个月。

(b) 要在委员会批准的实习项目中获得临时教师执照,申请人应当在委员会批准的针灸学院中任命临时教师,并应当具备以下条件:

1. 相当于获得正式执照所需的证书;或者

2. 根据委员会的判断,足以胜任提供实习项目的培训和经验。

(c) 要获得针灸教育研讨会或者项目的临时讲师执照,申请人应当具备以下条件:

1. 相当于获得正式执照所需的证书;或者

2. 根据委员会的判断,针灸技术的讲师的培训能力和从业经验足以指导教育研讨会或者项目。

(d) 有资格获得临床培训课程的临时执照针灸研究生,申请人必须是委员会批准的针灸学校毕业生,已被研究生临床培训项目录取的学生,并应当满足第 243 CMR 5.10(1)条规定的本科教育要求。

(e) 为获得临时执照参加继续针灸教育课程的申请人应为经委员会批准的针灸学校的毕业生,应当被委员会批准的继续针灸教育课程录取,应当具有第 243 CMR 5.03(1)条规定的本科教育要求,并应当接受委员会有良好信誉的执业针灸师的监督。

(f) 临时执照的申请应通过申请表提出,该表由通过聘用临时执照持有者的针灸学校的院长办公室、针灸教育研讨会,或课程的主办机构、研究生临床培训课程的主办机构提供。临时执照有效期为一年,每年可最多续期两年,但根据本法第 5.02(2)(d)条授予的临时执照除外,该执照有效期为三个月,可最多续期一年。完成的申请应当在实习项目、教育研讨会或者项目或者研究生临床培训项目开始前六十日提交。

第 5.03 条　正式执照的教育要求

(1) 本科教育。

(a) 正式执照的申请人应当在本科期间完成两个完整学年的学习(至少总计六十个经认可的学期学时或者九十个经认可的学期学时,或者同等学时):

1. 经认可的学院或者大学。

2. 由马萨诸塞州教育部批准的机构;或者

3. 委员会认为等同于经认可的学院或者大学的外国大学或者学院。

(b) 申请人的本科或者其他高等教育应当包括以下内容:

1. 三个学期的普通生物学课程。

2. 三个学期的人体解剖学课程。

3. 三个学期的人体生理学课程。

4. 对于在 2009 年 6 月 30 日以后进入针灸学校的申请人,在第 243 CMR 5.03(1)(b)条中,至少有一门科学课程应当有实验室课程的要求。

5. 在特殊情况下,委员会可以确定某一特定课程符合第 243 CMR 5.03(1)(b)1 条中一项或者多项要求的同等资格。申请人应当申请委员会作出等同认定。申请人应当向理事会提供所有必要文件,以评估该课程是否符合同等资格。

(c) 高等教育应当完成:

1. 经认可的学院或者大学。

2. 经教育部批准的学校;或者

3. 委员会认为相当于经认可的学院或者大学的外国大学或者学院。

(d) 接受过针灸培训和大学教育的外国申请人应当至少完成五个完整学年的学习,其中三个完整学年必须是在委员会批准的学校进行针灸培训。

(2) 针灸的教育要求。在一所或者多所针灸学校成功完成培训而申请执照的申请人,应当具备:

(a) 毕业于一个委员会认可的针灸学校。

(b) 应接受至少一千九百〇五个学时的针灸相关课程的临床教学指导,其中至少一百个学时应当是由申请人单独负责的监督诊断和治疗患者。解剖学、生理学和其他基础科学的课程不计入一千九百〇五个学时的要求。

(c) 自 2009 年 1 月 1 日起,针灸相关课程的最低临床/教学小时数为针灸及东方医学审核委员会规定的最低学时数,但是在针灸相关课程中,最低工作时间不得少于一千九百〇五个学时的临床/教学指导。委员会可以自行决定,对在其他州获得执业针灸师的申请人酌情豁免这一要求。委员会规定的针灸相关课程的最低临床/教学学时数应在针灸及东方医学教育审核委员会(ACAOM)提高最低标准之日起自动上调。

(d) 接受过针灸培训与大学教育相结合的高等教育的外国申请人,应当至少完成五个完整学年的学习,其中三个完整学年应当包括在委员会批准的学校进行针灸培训。

(e) 申请执照的申请人应当从委员会批准的学校或者委员会批准的课程中接受至少三十个学时的中草药培训。

(f) 在 1995 年 9 月 1 日之前获得执照并使用中草药疗法的针灸师,包括专利或者原料药材,并在 1998 年 1 月 1 日前完成一百五十个学时中草药培训的证据,只要满足中草药疗法的继续教育要求,可以继续使用中草药疗法。

(g) 在 1995 年 9 月 1 日或者之后获得执照的执业针灸师,如果完成 ACAOM 或者获得候选资格的东方医学项目或者中草药项目,委员会认定基本相当或者超过 ACAOM 中草药课程要求的持证人,并经 2009 年 1 月 1 日之前获得委员会批准,可在治疗过程中继续使用中草药疗法,包括专利或者原料药材,只要持证人符合中草药疗法的继续教育要求。

(h) 批准使用中草药疗法。在 2009 年 1 月 1 日或者之后获得许可的持证人,可以通过提交以下情况之一的证据,获得委员会批准使用中草药疗法,包括中成药或者原料药材:

1. 完成 ACAOM 认可或者获得候选资格的东方医学项目,接受至少一千九百〇五个学时的临床/教学培训,其中至少六百六十个学时为中草药培训学时,至少二百一十个学时是针灸和中草药的临床培训小时数。

2. 获得了 NCCAOM 颁发的中草药学证书。

(i) 继续教育的要求。所有经委员会批准在针灸实践中使用中草药疗法的持证人,应当接受至少十个学时与中草药学直接相关的培训,作为其三十个学时继续教育学分的一部分。此外,持证人应当有至少十五个学时的与针灸直接相关的继续针灸教育学分。在各种情况下,申请人均不得在其针灸实践中使用中草药疗法,除非申请人每两年接受一次至少三十个学时的继续针灸教育,其中五小时可能与针灸或者中草药学间接相关。

第 5.04 条　针灸学校和临床项目的理事会的批准

根据 M.G.L.第 112 章第 152 条的规定,申请人应当从委员会批准的针灸学术培训课程毕业,并完成委员会批准的针灸实习,才有资格获得执照。

(1) 委员会批准的针灸学校。

(a) 委员会可以批准一个针灸学校,如果学校:

1. 经 ACAOM 认证,或者经联邦批准的认证机构认证,该机构被委员会认为是认证针灸研究生院的许可机构。

2. 具有 ACAOM 候选资格,或者与联邦批准的认证机构,该机构被委员会认为是授予针灸研究生院候选资格的许可机构。

3. 针灸学校应当在申请人毕业前成为委员会批准的学校(即该学校应当具有 ACAOM 认证或者候选资格)。如有正当理由,委员会可以根据申请免除这一要求。

(b) 尽管有本法第 5.04(1)(a)2 条的规定,但如果委员会确定具有候选资格的人员并不能保证其学校达到委员会的教育标准,委员会仍可将认证作为批准学校的唯一标准。

(c) 位于美国、波多黎各、哥伦比亚特区或者美国境内的针灸学校必须根据第 243 CMR 5.04(1)(a)条获得认证或者具有候选资格,否则委员会不予批准。

(d) 根据第 243 CMR 5.04(1)(a)条批准的学校,应当在学校收到关于其认证或候选资格发生变化的通知后十四日内,通知委员会,并应当在每个认证期结束时验证重新认证。根据本法第 5.04(1)(a)条批准的学校,在公布时应当发送新的目录、公告和申请材料,并应当立即对委员会的信息要求作出回应。鉴于学校未能向委员会提供该学校毕业生申请执照的有关信息,委员会可以撤回根据本法第 5.04(1)(a)条对该学校的批准。

(2) 自 2009 年 1 月 1 日起,美国、波多黎各、哥伦比亚特区和美国境外的针灸学校,委员会将根据美国大学注册办公室和招生办公室(ACCRAO)制定的标准逐一审批。执照申请人应直接向 AACRAO 提交外国教育审查申请,以及 AACRAO 要求的所有教育文件。申请人应当收到 AACRAO 的证书审查报告,表明学校得到外国政府机构的认可,申请人所参加的课程符合针灸及东方医学审核委员会的课程要求。申请人应向理事会提交完整的美国大学注册机构和招生官员协会证书审查报告,理事会将根据该报告决定是否批准该针灸学校,以及它认为必要的任何其他附加信息。

(3) 委员会批准的实习项目。

(a) 委员会应批准被认可针灸学校的实习项目。要获得委员会批准,实习项目应当按照本法第 5.04(3)条的规定,提供至少六百个学时的针灸临床培训,并应当满足本法第 5.04(3)(c)条和第 5.04(4)(a)条中列举的实习项目要求。

(b) 针灸临床培训的定义为:

1. 针灸诊断和治疗患者的观察与探讨。

2. 在导师的直接监督下进行针灸等针灸技术的独立实践以及临床中无菌技术的实践。

3. 在学校的临床教员的直接指导下对患者进行诊断和治疗,每个学生对患者进行完整的评估,设计治疗计划,并由学生全权负责患者护理工作。

(c) 以下是委员会批准实习项目的要求:

1. 在所需的六百个学时的临床培训中，每个学生应当至少安排一百个学时是在监督下诊断和治疗患者，并由该学生全权负责。

2. 临床指导教师应在同一时间指导的学生不超过十名，这些学生必须达到符合第 243 CMR 5.04(3)1.00(c)1 的一百个学时的要求。

3. 在学生完成 243 CMR 5.04(3)(c)1 的一百个小时期间，治疗室不得超过一名学生。除非短期观察主管认为有必要。

4. 隶属于针灸学校的诊所应至少有一名学校指定的兼职教员直接监督实习生。

5. 学校附属的诊所应按照学校制定的一套书面标准供临床教学使用，学校应定期对临床教师和学生进行评估，以确保实习项目按照标准进行，并与针灸学校提供的其他实习项目保持一致。

(d) 如果委员会认为其资料不足或者无法根据书面材料给予批准，委员会可以根据批准的实习计划进行现场访问。

(e) 如果委员会发现实习项目中不再满足本法第 5.04(3)条和第 5.04(4)条规定的条件，委员会可以定期重新批准项目。经委员会撤回实习项目的，应当书面通知学校。学校可在撤销批准之日起六十日内提出书面请求，要求委员会重新考虑其决定，并说明理由。提供经批准的实习项目的针灸学校应每年通知委员会有关项目的变化，如所涵盖的要求或者内容的变化。

(4) 对位于马萨诸塞州的实习项目的附加要求。

(a) 除了在 243 CMR 5.04(3)(c)中列出的对实习项目的要求外，位于马萨诸塞州的实习项目还应当满足以下要求：

1. 临床讲师为针灸学校的教员，持有正式或者临时执照，并直接对实习生的行为负责。

2. 参加 243 CMR 5.04(3)(b)3 定义的监督临床培训的实习生应目前注册并在委员会批准的针灸学校完成完整一年的学习。

3. 实习生应当接受教师的直接指导。

4. 实习生应向患者表明身份，患者应当书面同意由实习生治疗。

5. 在临床试验中，本法第 5.08 条规定的有关安全操作的法规和其他适用的法规和准则。

(b) 在马萨诸塞州参加实习计划的实习生，如果参加不在委员会批准的学校附属诊所的实习项目，应当由实习生就读的学校向委员会提请注册手续。

(c) 如果委员会确定实习项目的运作违反了适用的法规和准则，委员会应当告知实习项目所属的针灸学校违反行为的性质和必须纠正违规行为的时间。如果违规行为没有得到纠正，委员会可以下令停止该项目。如果委员会认为公众的健康、安全或者福利受到威胁，委员会可以命令停止该项目，直到委员会确信任何违规行为已得到纠正为止。

(5) 研究生临床培训项目。

(a) 委员会可以批准在马萨诸塞州由委员会批准的针灸学校、医院认证联合委员会认证的医院，以及委员会认为适合在马萨诸塞州批准的针灸研究生临床培训项目的其他组织。

(b) 参加研究生临床培训的个人应当：

1. 在马萨诸塞州拥有针灸执业的临时执照。

2. 毕业于委员会批准的针灸学校。

3. 口头告知患者,并在名牌上注明其为研究生临床学员。

告知患者有权拒绝研究生临床学员的治疗。

(c) 提供研究生临床培训的机构,应当:

1. 遵守所有适用的管理针灸服务的法规和准则。

2. 向委员会提供关于培训计划的详细书面描述,并将在培训计划中发生的任何变化通知委员会。

3. 作为执业针灸师,其证书足以指导和监督研究生临床学员,并直接负责监督研究生临床实习生治疗的每位患者的诊断、治疗和评估。

(d) 委员会可以进行现场考察,以决定是否批准研究生培训计划,并确定该机构是否符合本法第5.04(4)(b)条和第5.04(4)(c)条的规定。确定不符合规定的,委员会可以撤回对该项目的批准。

(5) 互惠审批协议。委员会可以与其他州签订互惠协议,以促进学校和临床项目的审批。

第5.05条　执照申请

(1) 正式执照申请表的内容。委员会的正式执照申请表将要求提供以下资料:

(a) 申请人姓名、出生日期、出生地点、家庭住址、邮寄地址、主要营业地址。

(b) 申请人的社会保险号码。

(c) 申请人的照片,足以确认其身份。

(d) 声明申请人具有良好品德的书面声明。该声明应当由与申请人无关且熟悉申请人至少3年的人签署,最好是持有马萨诸塞州执业执照的针灸师。

(e) 申请人参与与针灸实践有关的民事诉讼和任何刑事诉讼的声明。

(f) 对申请人采取纪律处分的声明。

(g) 申请人已获得针灸执业许可的其他司法管辖区的声明,包括执照编号和签发日期。

(h) 申请人已参加的任何针灸执照考试的成绩单。

(i) 申请人身心健康状况的说明,包括其作为针灸学生或者执业者存在功能障碍的解释。

(j) 申请人的临床针灸培训和经验描述。

(k) 申请人的针灸工作经验描述,以及相关证明文件。

(l) 从申请人的本科学院或者大学直接发送的正式成绩单。

(m) 从申请人的针灸学校直接寄来的正式成绩单。

(n) 如适用,应提供英语能力证明或者申请人签署的使用译员的证明,以及译员的证书、姓名和地址。口译员应经委员会批准。

(2) 补考申请表的内容。马萨诸塞州的补考申请表由委员会提供的表格续期的原始申请组成。

(3) 执照续期申请表的内容。委员会的续期申请表格将要求提供下列资料:

(a) 申请人的姓名、出生日期、家庭住址、邮寄地址和主要营业地址。

（b）申请人的针灸培训以及任何医院或者诊所机构的声明。

（c）自持证人上次提出续期申请或者首次提出执照申请以来对申请人采取的任何纪律处分的声明。

（d）自持证人最后一次提交续期申请或者首次执照申请以来，与针灸服务有关的任何民事诉讼，或者针对申请人提起的任何刑事诉讼的声明。

（e）申请人获得执业许可的其他司法管辖区的声明。

（f）申请人自上次提交续期申请或者首次执照申请以来所修的继续针灸教育课程的说明，以及已注册该课程的证据，如被注销的支票。

（4）临时执照申请表的内容。委员会的临时执照申请表将要求提供下列资料：

（a）申请人的姓名、出生日期、家庭住址、邮寄地址。

（b）说明申请人的培训、工作经验和教学经验的陈述，以及直接从授予机构发送的申请人证书原件。

（c）如果适用，应当提供申请人的学徒计划说明和证明文件。

（d）申请人即将教授或者参加的临床课程的说明，或者申请人即将主持或者参加的针灸教育研讨会或者项目的说明。

（e）如适用，应当由聘请申请人的针灸学校院长签名及学校印章。

（f）如适用，应当由监督申请人的执业针灸师的签名。

（g）申请人的社会保险号码。

（h）足以识别申请人身份的照片。

（i）申请人参与与针灸实践有关的民事诉讼和各个刑事诉讼的陈述。

（j）对申请人采取的各项纪律处分的声明。

（k）申请人已获得针灸执业许可的其他司法管辖区的声明，包括执照编号和签发日期。

（l）申请人的身心健康状况说明，包括对其作为针灸医生的任何功能障碍的解释说明。

（5）更改姓名的执照或续期申请人。每名申请执照或续期的申请人，如果其姓名与其申请时使用的姓名不同，应当填写委员会用于核实姓名变更的姓名变更表格，并将填好的表格与所需的文件一并提交。

（6）翻译要求。所有以英文以外的语言提交的文件，应附上一份由委员会批准的翻译服务机构准备的英文翻译，费用由申请人自行承担。作伪证的，翻译人员应当证明翻译的准确性。

（7）递交原件。各位申请人应当有直接从签发机构发出的文件原件。在适当的情况下，委员会可以酌情决定允许个人提交原件及复印件或者宣誓书来代替原始文件。

（8）已完成的申请表。

（a）在符合下列要求的情形下，委员会认为申请已经完成：

1. 机打或者手写清晰。

2. 按规定提供数据、信息和签名。

3. 已提交适当的费用。

4. 申请人已提交了委员会所要求的任何附加材料。

（b）委员会将把不完整的申请退还申请人，或者将不足之处告知申请人。申请人有责任在申请齐全后重新提交申请。

（c）申请人在委员会首次收到申请后十二个月内未完成的任何申请应视为失效。在这种情况下，申请人应当提交新的申请，包括重缴适当的费用，以获得执照。

第 5.06 条　费用

（1）支付费用。所有的考试费用应当以美国认证的支票或者汇票的形式支付，按照 M.G.L.第 7 章第 3B 节规定的金额支付给马萨诸塞州。其他费用可以用个人支票支付。

（2）费用不予退还的情况。

（a）申请人提出申请的，由委员会进行处理，申请人撤回申请的，申请人的申请和考试费用将不予退还。

（b）如申请人被拒绝参加执照考试，将不予退还申请费。

（c）如果申请人提交的申请被认为是失效的，申请人的申请和考试费用将不予退还。

第 5.07 条　执照续期

（1）续期正式执照的要求。

（a）根据 M.G.L.c.第 112 章第 156 条标准，正式执照持证人应当每两年续期一次执照。续期日期是执照颁发日。第一次续期日期是在授予正式执照的年份之后的第二年，除非该日期是在执照最初授予之日起的十五个月内，在这种情况下，第一次续期日期是在授予执照当年之后的第三年。

（b）以下是续期正式执照的要求：

1. 持证人应当在续期日期前向委员会提交一份正式的续期申请表格及适当的费用。

2. 持证人应当满足 CMR 第 243 卷第 5.10 条规定的继续针灸教育要求，或者根据 CMR 第 243 卷第 5.10(4)条获得委员会的豁免或者延期。

（2）时间期限和延长的最后期限。委员会应当在续期日期前九十日，向持证人邮寄续期申请。如委员会未能及时邮寄续期申请，持证人应在该申请发出之日起九十日内提出续期申请。

（3）对非执业状态的要求。

（a）正式执照持证人可以随时请求非执业状态。持证人应当向委员会提出书面要求，并证明其不会在马萨诸塞州从事针灸实践。非执业状态的持证人不受本法第 5.10 条规定的继续针灸教育要求的约束，但是应当接受 CMR 第 243 卷第 4.00 章和第 5.00 章其他规定的约束。

（b）非执业状态的持证人，可以随时书面要求理事会允许其恢复执业状态。委员会应当批准该项请求，附加条件是持证人：

1. 执照在非执业状态期间失效的，应当续期执照。

2. 满足委员会认为适当的继续针灸教育要求。

（4）执照失效。

（a）如果针灸师未能续期其正式执照，根据 M.G.L.第 112 章第 156 条和 243 CMR 第 4.00 章和第 5.00 章自动失效。持证人可能以各种方式未能续期第 243 CMR 5.07 章意义上的执照,包括但不限于提交不完整的申请。未续期的执照,应当在执照续期之日下午 11 时 59 分失效。执照已失效的针灸师,在完成续期要求之前,不得从事针灸实践。委员会可以酌情决定,允许针灸师在完成续期要求之前针灸执业。未经委员会的书面许可,在针灸失效后继续进行针灸治疗,应当根据第 243 CMR 4.00 章的规定予以纪律处分。

(b) 执照已失效的针灸师,在提交已失效的执照申请和支付所需的费用后,可以请求委员会恢复其执照。如果理事会有理由相信申请人违反了法律或者委员会的规定,或者偏离良好和可接受的服务标准,或者对其从事针灸服务的能力提出关注,委员会可以进行审查。如有必要,可以对该等事务进行摘要记载和调查。委员会可以在调查完成前或者收到正式的已失效的执照申请后的一百八十日内(以较短者为准),对针灸师提出指控,等待委员会完成裁决程序。在该针灸师无法联络或者不与委员会合作的期间内,允许调查的一百八十日期限应当相应延长。

(c) 执照失效两年以上的针灸师,应当提交正式执照的原始申请。如果执照已失效超过十年,作为重新许可的条件,委员会可以酌情要求持证人完成已累积的全部或者部分继续针灸教育内容,或者要求其重新参加执照考试。

第 5.08 条　安全服务

(1) 一般规定。本法第 5.08 条包含了委员会对针灸师、针灸实习生和针灸助理,有关针灸的安全服务。委员会可以自主发布针灸师、实习生和助理应当遵守的额外要求或者准则。

(2) 消毒灭菌。

(a) 所有非一次性针头,接触到患者血液或者体液或者穿透皮肤的针灸设备,处理或者储存与患者血液或者体液接触或者穿透皮肤的针头或者其他针灸设备,每次使用后应当进行消毒灭菌。所有要消毒灭菌的设备,在使用消毒剂或者清洗液进行消毒之前,都应进行彻底清洗。一次性针头每次使用后不需要消毒灭菌,但每次使用后应当妥善丢弃。

(b) 消毒设备应当严格按照设备制造商的指导使用和维护。需要使用下列灭菌方法之一:

1. 用加压蒸汽进行高压灭菌。

2. 干热灭菌法;或者

3. 环氧乙烷气体灭菌法。

(c) 不可以使用以下消毒方法:煮沸针灸设备,将针灸设备浸泡在酒精或者其他消毒溶液中,或者使用玻璃珠消毒器。

(d) 应当按照制造商的指南定期监测消毒设备,以确定设备是否正常工作。

(e) 消毒后的针灸设备应当明确标记,以区别于未消毒的设备。含有消毒设备的密封包装应注明有效期。任何从灭菌包中取出而当日未使用的设备必须在使用前重新消毒灭菌。

(f) 所有非一次性针头在处理前均应当进行消毒。消毒后,针应当放置在刚性、防穿刺的密封容器中处理。处置容器应当贴上标签,并带有"污染内容物-使用注意事项"警告。如果血液或者其他体液洒在外面,应当用适当的消毒剂擦拭处理容器。处理容器应当妥善处置。

(g) 在插针或者任何破坏皮肤的手术之前,需要治疗的患者的身体部位应当使用酒精或者消毒剂。

(3) 一次性针头的使用。

(a) 在开始对新患者进行第一次治疗之前,通常使用非一次性针的针灸师应告知患者,如果患者选择,患者有权自费使用一次性针灸针进行针灸。

(b) 如果在对患者的治疗过程中,针灸师得知该患者患有艾滋病、肝炎或者其他血液传播的高传染性疾病,或者 HTLV-Ⅲ病毒检测呈阳性,则持证人应使用一次性针头治疗该患者。

(4) 激光的使用。在针灸的服务中,激光和其他调节装置应当按照 F.D.A.的规章和其他有关法律、法规的标准使用。研究设备应当专门用于研究环境和研究目的。

第 5.09 条　其他规定

(1) 广告和专业通知。

(a) 公共利益。正式执照持证人可以通过符合公众利益的方式为患者做广告。不符合公众利益的广告包括:

1. 虚假、欺骗或者误导的广告。

2. 具有恐吓或者施加不适当压力效果的广告。

3. 保证治愈疾病的广告。

4. 针灸师无法证实自己的专业优势的广告。

(b) 广告的内容。正式持证针灸师可在广告中公布某项常规专业服务的固定价格或者规定的价格范围,但该广告应当明确说明在个别情况下可能需要的相关服务是否会产生额外费用。持证人应当在其姓名旁使用"执业针灸师"的称谓,正式持证人应在与针灸实践有关的广告或者其他公众可见的材料上使用该称谓。正式执照持证人应当在广告或者专业通知中注明其姓名、营业地址和职称。"执业针灸师"可以缩写为"L.Ac."或者"Lic.Ac."。

(c) 广告记录。正式执照持证人应当在三年的时间内,对各个广告的音频和视频内容保持完整、准确以及保存可复制的版本。持证人应当在委员会要求时,向委员会提供此广告的完整副本。该广告文案的维护和提供费用由持证人承担。

(d) 其他学位。持证人不能代表他/她拥有针灸和/或者东方医学领域的博士、医学博士、硕士或者其他博士或者硕士学位,除非授予学位的教育项目是:

1. 经 ACAOM 或者其他委员会批准的授予博士或者硕士学位的国家认证机构批准,并经委员会认为适当的州委员会或者其他高等教育权威机构批准授予该学位;或者

2. 由外国教育部批准授予博士学位或者硕士学位,并由委员会确定该学位与 ACAOM 或者其他委员会批准的国家认证机构批准的具有同等效力的学位。

(e) 拥有针灸或者东方医学以外领域的博士或者硕士学位的持证人,可以在任何广告或者其他与持证人的针灸业务有关的公众可见的材料中展示该学位证明,但应当说明获得该学位的领域而不使用缩写(例如,音乐学博士)。

(f) 在针灸或者东方医学以外领域拥有博士学位的持证人,在任何情况下都不得在各个公众可见的与持证人的针灸实践有关的广告或者其他材料中使用"医生"的头衔。

(g) 持证人不得声称自己持有针灸学校的学位,除非持有的额外学位也已按委员会的要求予以核实,否则持证人在其执照申请书上已注明并已按委员会的要求予以核实验证的

学位除外。

（2）患者病历。

（a）持证人应当为其治疗的每名患者保存完整和准确的针灸病历。该病历应当包括：患者的姓名和地址，持证人对患者的评价，所进行的治疗，包括针刺的穴位，以及所收取的治疗费用。持证人应当从最后一次针灸治疗之日起保存至少七年的患者针灸病历。

（b）根据患者的要求，持证人应当向患者或者其他特别授权的人提供下列资料：

1. 患者病历的摘要，包括患者或者特别授权的人认为必要的所有资料。

2. 整个针灸病历的副本；或者

3. 以前完成的任何第三方报销所需的报告的副本。

（c）持证人可以收取合理的费用，以支付提供本法第 243 5.09(2)(b)条所列材料的费用；但是，持证人不得要求将先前提供的针灸治疗费用作为提供该材料的条件。

（d）迁离马萨诸塞州或者进入非执业状态的持证人应当：

1. 根据本法第 5.09(2)条保留患者病历，并通知理事会七年内的地址变化情况；或者

2. 移交给继任者或者商业伙伴的患者记录，继任者或者商业伙伴同意按照本法第 5.09(2)条的规定保留。

（e）持证人为了寻求第三方的补偿，可以使用西医术语提及患者的诊断，或者再次确认马萨诸塞州执业医师的诊断，或者根据患者的症状表明一般的临床症状。

（3）对委员会作出回应的要求。除非委员会另有要求，否则持证人应当在三十日内对委员会指定人员的书面通信作出回应，并应当向委员会提供关于持证人职业行为的调查或者投诉的各个相关记录或者其他材料。三十日的期限从委员会通过挂号或者核证邮件并要求回执寄到持证人的最后已知地址之日起开始。

（4）执照的展示。持证人应当在其办公室醒目位置展示其执照证书。经委员会批准在其针灸实践中使用草药的持证人，应当在醒目位置展示其执照证书，表明其目前已被批准在其服务中使用草药疗法。

（5）针灸助理。

（a）持证人可以按照以下要求雇用未获发执照的助理提供服务：

1. 持证人对助理的表现负责。

2. 持证人在任何时候都可以监督不超过两名助理。

3. 持证人应当将其雇用的各个助理的姓名告知理事会，并应当向理事会转交该助理已按照本法第 5.09(5)条接受培训的证明。

4. 助理应当至少年满十八周岁。

5. 母语为非英语的助理可能需要通过委员会选择的考试来证明其英语水平。

6. 助理不得做任何涉及患者的以下程序：诊断、穴位定位、插针、操作、电刺激、向患者提供建议，或者进行各个其他需要类似程度判断或者技能的程序。

7. 助理只能做以下涉及患者的程序：拔罐、艾灸、拔针、刮痧、按摩穴位。

8. 助理应当佩戴名牌，向患者表明自己是针灸助手的身份。

9. 助理应当在开始担任助理之前，成功完成理事会批准的消毒程序和技术方面的课程

或者其他培训。

(b) 在确定某助理或者持证人未遵守本法第5.09(5)(a)条的规定,或者该助理犯有M.G.L.第112章第158条或者本法第4.03(5)(a)条列举犯罪的情形下,委员会可以采取以下措施:

1. 撤销该助理的针灸助理工作许可。

2. 撤销该持证人雇用针灸助理的许可。

3. 根据第243 CMR 4.00章和M.G.L.第112章第158条对持证人进行纪律处分。

(6) 退休。

(a) 持证人应当将其计划退休的日期通知委员会。如果没有针对该持证人的未决投诉,则该持证人可以在该日期退休。退休的持证人在其退休日期后仍可以根据第243 CMR 4.00章受到纪律处分。

(b) 退休的持证人,其继任者或者其遗留材料,应当保留患者病历至少七年,并且应当按照本法第5.09(2)条的规定,向以前的患者和其他个人提供这些病历。

(7) 禁止歧视接受公共援助的人。

(a) 持证人不得仅仅因为寻求针灸服务的人是公共援助的接受者而对其进行歧视。本法第5.09(7)条禁止持证人以任何实质性的方式对接受公共援助的人采取不同的行动,并要求持证人以相同的质量和方式,向接受公共援助的人提供针灸服务,如同其向其他处于类似情况的非接受公共援助的人提供针灸服务。

(b) 本法第5.09(7)条并不妨碍持证人将其执业范围限制在治疗某些类型的身体问题或者使用某些程序,只要对持证人的执业限制是公开的。本规则也不妨碍持证人在提供针灸服务前寻求合理的证据,证明某人有能力支付这些服务。

第5.10条　强制性针灸继续教育

(1) 续期条件。正式执照持证人应当在每个续期完成三十个学时的针灸继续教育,作为其执照续期的条件。续期为每两年一次,从理事会颁发或者续期执照的日期开始,到下一个续期日期结束。续期时,每个持证人都应当提交一份由理事会提供的表格,经公证的签名声明,证明已完成本条规定的继续教育要求。如果不遵守本条,将导致执照不能续期。

(a) 草药疗法的区别。寻求理事会批准采用草药疗法作为其针灸实践的一部分的持证人,应当在每个续期周期完成三十个学时的继续教育,而这三十个学时中至少有十个学时应当与中草药学直接相关。根据本条的规定,持证人还应当有至少十五个学时与针灸直接相关的继续教育学分,以及至少五个学时与针灸或者中草药学直接或者间接相关。

(b) 对于理事会认证的在针灸服务中运用中草药的持证人,如果未能遵守本条(1)(a)关于草药研究的继续教育要求,将导致其运用中草药作为执照的针灸实践的一部分的认证不被续期。如果申请人未能达到草药学继续教育的要求,其针灸执照仍然可以续期,前提是该持证人在其他方面遵守了本法第5.07条和第5.10条的所有其他规定。但是,所颁发的执照将不再包含草药学的类别。

(2) 教育质量。委员会希望持证人在选择高质量的教育项目来满足继续教育的要求时,能保持行业的高标准。所有的继续教育项目或者课程应当是与针灸研究或者实践相关的正规学习项目,直接有助于提高持证人的专业能力。继续教育课程可以包括西医的某些课程。但是,在三十个学时的针灸继续教育中,应当至少有十五个学时用于与针灸直接相关的课程。

(a) 委员会可以批准满足针灸继续教育要求的课程和项目。一个继续教育课程或者项目应当满足以下所有要求:

1. 该课程或者项目符合委员会制定和认可的标准。

2. 教师应当具有委员会确定的教授该主题的充分资格。

3. 课程或者项目的主办方要有完整的出勤记录存档。

4. 该课程或者项目的内容与本法第5.00条定义的针灸实践有关。

5. 该课程或者项目有明确的教育或者专业目标,并能切实完成。

6. 各个自学的课程、项目或者活动都应当要求学生通过测试,证明其充分掌握了该主题,才能获得结业证书。

7. 一个学时的时长应当至少连续五十分钟。

8. 应当有书面的大纲、教学大纲、文本、书目或者其他书面材料,这些材料至少每四年由主办方或者赞助单位续期一次。

9. 如果该课程包括临床部分,教师应当是拥有适当证书的持证人,以提供教学。

10. 在连续的执照/续期期间,持证人不得因参加同一教师或者单位主办的同一课程或者项目而获得学时,除非该课程已被大幅修订或者续期。

(b) 主办单位可以要求委员会批准其继续教育课程或者计划。任何此类请求都应当以书面形式向委员会提出,并向委员会提供授课人的简历、课程大纲、教学大纲、参考书目和其他介绍课程或者项目的材料。主办方应当确保每节课的出勤率,并根据要求向委员会提供出勤证明,包括出勤时数。继续教育项目的主办方应当在其记录中保留所有参加继续教育的人员姓名以及参加每个项目的学时数。

(3) 核实和记录。

(a) 持证人应当在每个续期周期保持其三十个学时的针灸继续教育记录,至少有两个续期周期。委员会可以在任何时候要求持证人提供其针灸继续教育学分的证明。理事会的调查时间不得超过前两个续期周期。委员会可以随机审核持证人的继续教育学分。

(b) 如果申请人提交的两年期执照续期的继续教育声明未被批准,应当通知申请人,并可由理事会给予申请人一定的时间来纠正所指出的不足。

(c) 持证人应当保留课程主办方为每个针灸继续教育课程或者项目出具的出席证书或者证明信。对于获得的每个学分,持证人应当能够记录以下信息:

1. 该课程的名称。

2. 在该课程中花费的学时数。

3. 该课程的主办方和/或者教师的名字。

4. 该课程的实施日期。

(4) 延长完成针灸继续教育要求的时间。

(a) 持证人可以向委员会申请延长时间,以完成他/她无法满足的针灸继续教育要求的部分。持证人应当在执照续期日期前六十日内向理事会提交申请。申请书应当在作伪证的惩罚下签署，并应当包含以下信息：

1. 对持证人未能完成其针灸继续教育要求的解释。

2. 一份该持证人已完成的针灸继续教育课程和学时的清单。

3. 持证人满足其针灸继续教育要求的计划。

（b）委员会可以自行决定批准豁免或者延长针灸继续教育要求。豁免或者延长的理由包括，但不限于：

1. 持证人长期患病；或者

2. 无法参与或者无法完成针灸继续教育课程。

（c）获得委员会批予延期的持证人将获给予额外时间，以完成委员会的针灸继续教育要求。要求弥补针灸继续教育学分不足的持证人，只能将这些学分应用于出现不足的时间段内。

缅 因 州

缅因州针灸法[1]

第 12551 条　执照要求；持证人头衔；执业范围；限制

1. 执照要求。除非委员会根据本节许可，否则任何人不应当提供或者声称有权提供耳穴戒毒实践，或者对公众声明该人为针灸戒毒专家。

2. 头衔。根据本节获得执照的人可以使用"执业针灸戒毒专家"头衔，并且命名为"A.D.S."和"L.A.D.S."不得向公众声称自身为一名针灸师。

3. 执业范围。耳穴戒毒系指根据国家针灸戒毒协会（NADA）的规定，在外耳指定的双侧部位皮下插入一次性无菌耳针，用于治疗物质使用性疾患和共发性疾病。此治疗仅限于外耳。

4. 限制。针灸戒毒专家：

A. 不得在耳穴戒毒执业范围之外进行针灸。

B. 应当在信誉良好的执业针灸师的常规监督下，才能够提供耳穴戒毒疗法。针灸导师应当在工作时间通过电话或者其他电子方式与针灸戒毒专家进行至少两次的私人访问，或者通过视频通话的方式访问针灸戒毒专家。

C. 可以在毒品依赖以及并发性疾病项目或者其他国家批准项目中提供耳穴戒毒疗法，或者与之合作。针灸戒毒专家应当向项目管理者提供文件材料，证明其完成了 NADA 的耳穴戒毒培训或者其他委员会批准的耳穴戒毒培训。

第 12552 条　针灸戒毒专家的执照资格

1. 资格。为获得本节规定的针灸戒毒专家执照，申请人应当持有作为以下有效并且不受限制的缅因执照：

A. 酒精与药物咨询师认证或者酒精与药物咨询师。

B. 医师或者医师助理。

C. 护士或者执业护士。

D. 专业咨询师或者临床专业咨询师。

---

① 根据《缅因州议会法》注释版第 32 卷第 113－B 章第 5 节"耳针戒毒执照要求和执业范围"译出。

E. 心理学家。

F. 执业社会工作者,附限制条件的执业社会工作者,执业临床社会工作者或者附限制条件的执业首席社会工作者。

2. 获得执照的条件。为了申请本节的执照,申请人应当向委员会提供以下内容:

A. 完成 NADA 或者其他委员会批准的耳穴戒毒培训的证明。

B. 根据第 12551 条第 4 款第 B 项监督申请人的执业针灸师的确认。

C. 缴纳第 12554 条规定的所需要的费用。

第 12552 – A 条　通过背书方式获得执照

尽管本节存在相反规定,委员会仍然应当根据第十卷第 80003 – H 条的规定以及根据该条采用的规则,建立根据本节委员会认为通过授权执照的适当程序,以便委员会确定通过认可的方式颁发执照是具有适当性。申请人可以通过本条规定的程序或者任何本节授权的程序提交申请。

第 12553 条　规则制定

委员会可以采取必要的规则来实施本节的规定,并且为针灸戒毒专家制定标准。根据本条通过的规则是第五篇第三百七十五章第 2 – A 节的常规技术规则。

第 12554 条　费用与续期

1. 费用。专业或者职业规制办公室主任可以按照本节授权的细则,确定根据各自目的必要并且合理的数额,但初始和执照续期的费用,每年不应当超过六百七十五美元。根据本条通过的规则是第五篇第三百七十五章第 2 – A 节的常规技术规则。

2. 续期。根据本节颁发的执照在委员确定的规定日期到期。为了保持执照的有效性,在执照到期之前,执照持证人应当根据第 12551 条第 4 款 B 项申请续期,支付所需费用并且确定针灸导师。

3. 延迟续期。在执照到期之日的九十日内可以延迟续期,除了需要支付根据本条第一款规定的续期费用以外,还需要支付滞纳金。在执照到期超过九十日提交续期申请的人,需要遵守本节规定的关于新申请人的所有条件。除非自到期日起的两年内,委员会在收到延迟续期申请以及续期费和滞纳金后,在考虑对公众保护的情况下,可以酌情放弃此类要求。

缅因州针灸行政法[①]

第 1 节　定　义

第 2 – 502 – 1 – 1 条　删除

第 2 – 502 – 1 – 1 – A 条　ACAOM

“ACAOM”系指针灸及东方医学教育审核委员会。

① 根据《缅因州法规汇编》第 2 卷第 502 章“补充医疗保健提供者委员会(前针灸许可委员会)”译出。

第 2－502－1－2 条　删除

第 2－502－1－3 条　删除

第 2－502－1－4 条　删除

第 2－502－1－5 条　删除

第 2－502－1－5－A 条　ACNM

“ACNM”系指美国助产士护士学院。

第 2－502－1－6 条　学士学位

“学士学位”系指经认可的高等教育机构在相当于四年本科学习后颁发的传统学位，如文学学士、理学学士。

第 2－502－1－7 条　删除

第 2－502－1－8 条　经委员会批准的针灸项目

为《缅因州议会法》注释版第 32 卷第 12511(1)条之目的，“委员会批准的实习项目”系指在独立开展针灸服务所需的基本技能和知识方面的结构化临床学习经验，这是经 ACAOM 批准的或者经委员会批准的教育项目的一部分。

第 2－502－1－9 条　删除

第 2－502－1－9－A 条　CNME

“CNME”系指自然疗法医学教育委员会或者其继受机构。

第 2－502－1－9－13 条　MANA

“MANA”系指北美的助产士联盟。

第 2－502－1－10 条　删除

第 2－502－1－11 条　删除

第 2－502－1－11－A 条　NABNE

“NABNE”系指北美自然疗法检查委员会或者其继受机构。

第 2－502－1－12 条　删除

第 2－502－1－13 条　删除

第 2－502－1－14 条　删除

第 2－502－1－15 条　删除

第 2－502－1－16 条　删除

第 2－502－1－17 条　删除

第 2－502－1－18 条　删除

第 2－502－1－19 条　删除

第 2－502－1－20 条　NCCAOM

“NCCAOM”系指国家针灸与东方医学认证委员会。

第 2－502－1－20－A 条　未被管控的药物

对于《缅因州议会法》注释版第 32 卷第 12522(4)(B)条的目的，“未被管控的药物”系指药物：

(1) 根据《美国法典》第 21 卷第 353(b)(4)(A)条的规定，至少须带有“Rx Only”的合法标志,以表明该药物只能在执业医师的处方下配药。

(2) 并非《缅因州议会法》注释版第 32 卷第 12522(5)条定义的受控物质。

第 2－502－1－21 条 NPLEX

“NPLEX”系指由北美自然疗法检查委员会管理的自然疗法医师执照考试或后续考试。

第 2－502－1－21－A 条 办公室

“办公室”系指专业和金融监管部内设的专业和职业办公室。

第 2－502－1－22 条 删除

第 2－502－1－23 条 删除

第 2－502－1－24 条 删除

第 2－502－1－25 条 删除

第 2－502－1－26 条 删除

第 2－502－1－27 条 删除

第2节 咨询细则

第 2－502－2－1 条 建议性裁决

1. 权威与范围。委员会可以酌情决定,就其所管理的任何规约或者规则是否适用于现有的事实情况作出建议性裁决。每一项要求进行建议性裁决的请求都将被审查,以确定该裁决是否适当。当问题是假设性的、有足够的经验来作为裁决依据,或者基于委员会认为适当的其他理由时,委员会可以拒绝作出建议性裁决。

2. 提交请求。应当以书面形式提交建议性裁决的请求,并且应当详细说明与问题有关的所有事实。委员会可能需要提供必要的额外资料,以确定其裁决的事实背景。

3. 确认。对于建议性裁决的请求,委员会将在收到后十五日内确认。在确认后的六十日内,委员会将声明是否会作出裁决。或者,委员会可以要求提供更多的资料,以确定建议性裁决是否适当。

4. 裁决。建议性裁决都将以书面形式发布,并将包括对裁决所依据的事实或者假设,或者两者的陈述。该声明应足够详细,以便能够在不参考其他文件的基础上理解该意见。裁决结果将由委员会主席签署,并将以适当的方式按顺序编号。

5. 处置。每份完整的建议性裁决都将邮寄给请求方,委员会将在专门的文件或者活页夹中保存一份副本。所有建议性裁决均为公开文件。此外,委员会可在其认为适当的情况下发布或者转发任何建议性裁决。

第3节 获得针灸执照的要求

第 2－502－3－1 条 删除

第 2－502－3－1－A 条 获得执照的资格

申请人只要符合《缅因州议会法》注释版第 32 卷第 12512 条规定的条件,就有资格获得针灸执照。为《缅因州议会法》注释版第 32 卷第 12512(1)(B)(1)条(学士学位的要求)之目的,一个“被认可的高等教育机构”系指位于美国并已获得美国教育部认可的认证机构认证的学院或者大学,或位于外国并已获得其本国司法管辖区类似水平认可的学院或者大学。

第 2－502－3－1－B 条　执照申请

申请人通过提交委员会规定的申请表格来申请执照,提交根据本节第 4 条所要求的文件,根据第 10 节以及专业和职业办公室规则第 5(12)条题为“执照费的设立”规定的相应费用,以及委员会可能需要的额外信息。申请人应当在委员会收到申请之日起九十日内完成申请程序。如果申请程序没有在该时间内完成,则申请和所有证明材料都将失效,申请人应当重新提交申请、证明文件和所需的费用,重新启动申请程序。

第 2－502－3－2 条　删除

第 3－502－3－2 条　删除

第 2－502－3－4 条　所需文件

1. 一般性文件

申请人应当根据《缅因州议会法》注释版第 32 卷第 12512 条提交本条所述的文件,以确定获得执照的资格。所有文件都应当以英文提交。申请人在美国境外的教育机构获得学位或者完成课堂学时或者临床经验,应当向被委员会核准的世界教育服务公司、教育备案中心或者其他分析服务机构提交成绩单,以备评估。

2. 一千学时针灸及相关学科课堂教学的验证报告

委员会为了验证课堂教学,将收取由 ACAOM 认证或者由委员会批准的针灸学校的正式成绩单,以验证课堂教学的学时数。

3. 三百学时针灸临床经验的验证报告

委员会为了验证临床经验,将收取经 ACAOM 认可或者经委员会批准的针灸学校的正式成绩单,以验证临床经验的学时数,或者由委员会自行决定的其他证明方式。

4. NCCAOM 证书的验证

为了验证申请人的 NCCAOM 证书的有效性,委员会将收取一份申请人的 NCCAOM 考试结果状态报告的正式副本。

5. 学士学位的验证

委员会将收取一份成绩单原件或者文凭的副本。

6. 注册专业护士执照的验证

为了验证缅因州注册专业护士执照,委员会将收取该州护理委员会关于申请人的执照状况的纸质或者在线验证报告。

7. 医师助理的培训计划和考核完成情况的验证

为了验证医师助理的培训计划完成情况和缅因州医学执照委员会所要求的所有资格考试情况,该委员会将收取以下文件:

A. 通过由国家医师助理认证委员会或者其继受机构管理的医师助理国家认证考试的证书。

B. 一份显示完成了由美国医学协会联合健康教育和认证委员会,或者联合健康教育项目认证委员会,或者其继受机构认证的针对内科医生助理或者外科医生助理的教育项目的官方成绩单等项目的文凭副本。

8. 通过 NCCAOM 考试的验证

NCCAOM 考试,是目前唯一由委员会批准和接受的针灸考试。申请人应安排从 NCCAOM 处直接核实考试结果。

9. 在其他司法管辖区执照的验证

申请人应当对其所持有的所有管辖区内的执照,或者持有的卫生保健服务相关的执照进行验证。

第 2-502-3-5 条　删除

第 2-502-3-6 条　针灸实习

1. 一般性文件

符合《缅因州议会法》注释版第 32 卷第 12512(1)条的针灸学生,可以在缅因州委员会批准的实习项目中,在针灸师监督下练习针灸。

2. 针灸导师的良好信誉

在实习期间,针灸导师应当始终持有有效且无限制的执照,并完全遵守委员会的纪律处分。

3. 针灸导师的法律和道德责任

针灸导师对其所监督的实习生的专业活动负有法律和道德责任。

第 3-A 节　制定和分发定制的中草药配方认证

第 2-502-3-A-1 条　认证资格

根据委员会规则第 3 章获得执照的针灸师,如果符合下列一项或者多种标准,可以获得配制和分发定制中草药配方的认证:

A. NCCAOM 认证

针灸师通过 NCCAOM 东方医学或者中草药学认证。

B. 硕士学位或者同等学力

针灸师已完成东方医学硕士学位或者硕士级专业课程,且完成时符合以下条件为:

1. 获得 ACAOM 认证或者其候选机构认证。

2. 由获得 ACAOM 认证的机构或者其候选机构提供。

C. 中草药证书培训计划

针灸师已经完成了一个草药证书培训项目,包括至少四百五十个学时的草药联合教学和草药临床培训,且完成培训时符合以下条件:

1. ACAOM 认证或者其候选机构认证。

2. 由获得 ACAOM 认证的机构或者其候选机构提供。

D. 经验

在 2004 年 7 月 1 日之前,针灸师至少有八年的定制中草药配方执业经验,由两名执业医生,两名在另一个州拥有针灸许可或者认证的同事,或者三名患者的声明证明。

第 2-502-3-A-2 条　对经验丰富的缅因州草药从业者提供的过渡性认证

根据委员会规则第 3 章获得执照,在 2004 年 7 月 1 日之前从事定制中草药配方执业的针灸师可以继续采取此种方式。直到 2008 年 9 月 5 日,在收到两名被许可医师、两名在另一个州获得针灸许可或者认证的同事，或者三名患者的陈述后方可执业。针灸师只有在符合本节第1条所规定的资格标准后，才能在2008年9月5日之后使用定制的中草药配方。

第2-502-3-A-3条　在其他州获得执照或者认证的草药执业者的过渡性认证

根据委员会规则第3节获得执照的针灸师，同时获得另一州许可当局的定制中草药配方执照，可以在委员会初步认证后，最多可以以该模式在该州执业三年。在《缅因州议会法》注释版第32卷第12513-A(3)(C)条中规定的三年期满后，或者在满足本节第1条中包含的资格标准后，针灸师可以继续使用定制的中草药配方。

第2-502-3-A-4条　申请

A. 一般性文件

一名执业针灸师应填写委员会提供的表格申请认证，以从事中草药配方的定制和配药工作。本节第1条第(D)款所要求的持证人、同事或者患者的陈述应采用委员会提供的表格进行。申请时尚未获得缅因州针灸执照的申请人也应当同时根据委员会规则的第3章申请针灸执照。申请人应提交根据许可和注册办公室规则第10节第4(12)条规定的题为"执照费的设立"规定的认证费用，并应当提供委员会可能要求的额外信息。

B. 经验丰富的缅因州中草药从业者

缅因州针灸师申请过渡认证依照本节第2条的基础上定制的中草药配方的服务应当在2004年7月1日之前向本节第2条所要求的持证人、同事或者患者提交声明。

C. 在另一个州有执照的草药执业者

根据本节第3条申请认证的针灸师应当：

1. 在持证人在任何时候获得针灸或者东方医学执业执照的所有司法管辖区核查执照有效性，包括其纪律处分的历史记录。

2. 提供委员会可能要求的其他资料。

第2-502-3-A-5条　认证期限

根据本节颁发的认证与基础针灸许可相一致，但是受本节第2条和第3条限制的除外。

第4节　颁发自然疗法医师执照的要求

第2-502-4-1-A条　认证资格

申请人符合《缅因州议会法》注释版第32卷第12525(1)条规定的资格要求，可以获得自然疗法医师的执照。

第2-502-4-1条　执业申请

申请人通过提交委员会规定的申请，提交以下第3款要求的文件来申请执照，以及专业和职业条例办公室规则第10节第5(12)条题为"执照费的设立"规定相关费用，以及委员会可能需要的额外信息。申请人应当在委员会收到申请之日起九十日内完成申请程序。如果申请程序没有在该时间内完成，则申请和所有证明材料都将失效，申请人应当重新提交申请、证明文件和所需的费用，重新启动申请程序。

1-A. 一般性文件

申请人应当提交本节所述的文件，以确定根据《缅因州议会法》注释版第32卷第12525

(1)条获得执照的资格。所有文件都应当以英文提交。

1. 自然疗法医学院毕业的验证

申请人应当提交一份从 CNME 或者其继受机构认证的自然疗法医学院毕业的正式成绩单,或者该项目的文凭副本。

2. NPLEX 考试通过分数的验证

NPLEX 考试是目前唯一的由委员会批准的自然疗法医师考试。申请人应当在标准评分模式下通过生物医学部分的考试。可使用补偿性评分模式来评价核心临床医学部分的考试。申请人应当安排 NABNE 或者其继受机构,对 NPLEX 考试的生物医学和核心临床医学部分的通过成绩进行直接验证。

3. 删除

4. 在其他司法管辖区的执照的验证

申请人应当对其所持有的所有管辖区内的执照,或者持有的卫生保健服务相关的执照进行验证。

第 2 - 502 - 3 - 2 条　删除

第 2 - 502 - 4 - 3 条　自然疗法针灸专业的验证

1 - A. 专业认证资格的认证

自然疗法医师符合《缅因州议会法》注释版第 32 卷第 12525(3)条规定的资格条件,即可获得自然疗法针灸专业的认证。

1. 专业认证的申请

有执照的自然疗法医师申请专业认证提交委员会规定的申请表,本条第 2 款所需的文件,提交职业管理规则第 10 章第 5(12)条"执照费的设立"规定的费用,以及提供委员会等额外的信息可能需要的信息。申请人应当在委员会收到申请之日起九十日内完成申请程序。如果申请程序没有在该时间内完成,则申请和所有证明材料都将无效,申请人应当重新提交申请、证明文件和所需的费用,重新启动申请程序。

2. 所需文件

A. 一般文件。申请人应提交本节所述的文件,以确保获得根据《缅因州议会法》注释版第 32 卷第一千个(3)条进行专业认证的资格。所有文件都应当以英文提交。

B. 一千个学时针灸课堂培训的验证。为验证针灸课堂培训,委员会将收取由 ACAOM 或者由委员会批准的针灸学校的正式成绩单,以验证课堂教学的学时数。

C. 删除

D. 三百个学时的针灸临床经验的验证。为验证临床经验,委员会将收取经 ACAOM 认可或者经委员会批准的针灸学校的正式成绩单,以核实监督临床经验的小时数,或者由委员会自行决定的其他方式。

E. NCCAOM 考试及格成绩的验证。NCCAOM 考试,是目前唯一由委员会批准和接受的针灸考试。申请人应当安排从 NCCAOM 直接核实考试结果。

3. 认证期限

根据本节颁发的自然疗法针灸专业认证与作为自然疗法医师的基本执照相一致。

第4－A节　认证专业助产士执照的资格条件

第2－502－4－A－1条　执照资格条件

申请人符合《缅因州议会法》注释版第32卷第12533条规定的资格条件，有资格获得认证专业助产士执照。

第2－502－4－A－2条　执照申请

申请人通过提交委员会规定的申请，提交以下第3款要求的文件来申请执照，以及专业和职业条例办公室规则第10节第5(12)条题为"执照费的设立"规定相关费用，以及委员会可能需要的额外信息。申请人应当在委员会收到申请之日起九十日内完成申请程序。如果申请程序没有在该时间内完成，则申请和所有证明材料都将无效，申请人应当重新提交申请、证明文件和所需的费用，重新启动申请程序。

第2－502－4－A－3条　所需文件

1. 一般性文件

申请人应当提交本节所述的文件，以确保获得根据《缅因州议会法》注释版第32卷第12533条获得执照的资格。所有文件都应当以英文提交。

2. 在其他司法管辖区执照的验证

证明申请人在申请之日起持有或者曾经持有助产士执业执照的所有司法管辖区，以及执照编号、执照有效期，以及披露该司法管辖区曾经规定的纪律处分。

第4－B节　认证助产士执照获得条件

第2－502－4－A－1条　执照条件

申请人符合《缅因州议会法》注释版第32卷第12534条规定的条件，可以获得认证助产士执照。

第2－502－4－A－2条　执照申请

申请人通过提交委员会规定的申请，提交以下第3款要求的文件来申请执照，以及专业和职业条例办公室规则第10节第5(12)条题为"执照费的设立"规定相关费用，以及委员会可能需要的额外信息。申请人应当在委员会收到申请之日起九十日内完成申请程序。如果申请程序没有在该时间内完成，则申请和所有证明材料都将无效，申请人应当通过重新提交新的申请、证明文件和所需的费用来重新启动申请程序。

第2－502－4－B－3条　所需文件

1. 一般性文件

申请人应当提交本节所述的文件，以确定根据《缅因州议会法》注释版第32卷第12534条获得执照的资格。所有文件都应当以英文提交。

2. 在其他司法管辖区执照的验证

证明申请人在申请之日起持有或者曾经持有助产士执照的所有司法管辖区，以及执照编号、执照有效期，以及披露该司法管辖区曾经规定的纪律处分。

第2-502-5节　针灸师、自然疗法医师、认证专业助产士、认证助产士的继续教育要求

第2-502-5-1条　一般规定

1. 认证

所有持证人应当在执照拟续期时,证明其符合本章中规定的继续教育要求。持证人的认证应当根据专业和职业办公室规则第13章题为"继续教育要求审核的统一规则"进行审核。这一继续教育要求不适用于首次执照的首次续期。

2. 完成时间

所有的继续教育活动应当在指定的继续教育周期的执照有效期限内完成。超过执照期限所需时间的继续教育时间不得结转到以后的许可期限。

3. 困难延期;持续数小时

A. 持证人可因其健康原因、服兵役或者其他不可预见的真实困难情况,以书面形式要求委员会推迟继续专业教育。收到延期教育的持证人,应按照委员会确定的时间表完成延期教育的继续专业教育。

B. 在两年期继续教育期限内获得的继续专业教育时间,不得追溯适用,也不得延续到随后的执照续期期限,除非根据第1(3)(C)条另有规定。

C. 在宣布州或者联邦民事紧急状态期间,委员会可在不满足任何继续专业教育要求的情况下续期执照,并可进一步吊销、失效或者延续其他适用的继续教育要求。

4. 限制

尽管本章存在相反规定,下列教育活动不得授予继续教育学分:

A. 在很大程度上宣传特定公司、个人或者产品的继续教育活动。

B. 主要侧重经济效益的继续教育活动。

第2-502-5-2条　针灸师继续教育标准

1. 一般要求

针灸师应当在每两年执照续期时,确认已经在前两年完成三十学时的继续教育。继续教育周期从每个偶数年份的10月1日开始,到下一个偶数年份的9月30日结束。为了有资格获得学分,继续教育活动应当:

A. 与针灸或者东方医学知识或者临床治疗直接相关。

B. 根据下文第2款预先批准的组织主办或者提交,或者根据下文第3款的要求由委员会专门批准。

2. 由赞助组织自动批准的或者由预先批准的赞助商和提供者提供的继续教育活动。

如果资助机构以及教育机构过去所举办的继续教育活动,经委员会评审一直符合上文第2(1)(A)款的批准标准,则可以获得学分,无须提出申请。委员会应当在每个执照期限的开始公布预先批准的赞助者和提供者的最新名单,并可以在必要时在执照期限内更新该名单。委员会可以监察由预先核准的赞助机构及提供机构提供的继续教育活动,以确保其符合上文第2(1)(A)款的核准标准。

3. 继续教育活动专项批准

持证人可以要求委员会批准未经根据上文第2款自动批准的继续教育活动。请求应当包括下文第A项至第F项所述的资料。委员会将审查有关遵守上文第1(4)款和第2(1)(A)款的要求情况。

A. 项目的名称、主办单位的名称、展示方法和项目主题的大纲。

B. 主讲人的姓名、职称、专业学位、学历和资格证书。

C. 项目的日期、地点和每日安排,包括所有开始时间、结束时间和预定休息时间。

D. 删除。

E. 删除。

F. 一份宣传该项目的小册子或书面材料的副本。

第2-502-5-3条　自然疗法医师继续教育标准

1. 一般要求

自然疗法医师在执照续期时应当证明其在本节所述的上一个执照年度完成了二十五个学时的继续教育。二十五个学时中至少有七个学时的药理学。为了有资格获得学分,继续教育活动应当:

A. 与自然医学知识或者临床实践直接相关的。

B. 由下文第3款规定中列出的预先批准的组织主办或者提交,或者根据下文第4款规定的要求由委员会专门批准。

2. 为具有自然疗法针灸专业证书的人员提供额外的继续教育

具有自然疗法针灸专业认证的持证人应当在前一个执照期限内完成额外的针对该专业的十五个学时继续教育。额外的十五个学时应当符合上文第1(4)款和第2(1)(A)款规定的针灸继续教育活动的批准标准。

3. 由赞助组织自动批准的或者由预先批准的赞助商和提供者提供的继续教育活动

如果资助机构以及教育机构过去所举办的继续教育活动,经委员会评审一直符合上文第3(1)(A)款的批准标准,则可以获得学分,无须提出申请。委员会应当在每个执照期限开始时公布预先批准的赞助者和提供者的最新名单,并可以在必要时在执照期限内更新该名单。委员会可以监察由预先核准的赞助机构及提供机构提供的继续教育活动,以确保其符合上文第3(1)(A)款的核准标准。

4. 继续教育活动专项批准

持证人可以要求委员会批准未经根据上文第3款自动批准的继续教育活动。请求应当包括下文第A项至第D项所述的资料。委员会将审查有关遵守上文第1(4)款、第1(5)款和第3(1)(A)款的要求情况。

A. 项目的名称、主办单位的名称、展示方法和项目主题的大纲。

B. 主讲人的姓名、职称、专业学位、学历和资格证书。

C. 项目的日期、地点和每日安排,包括所有开始时间、结束时间和预定休息时间;以及

D. 项目宣传手册或者书面材料的副本(如有)。

第 2－502－5－4 条　认证专业助产士继续教育标准

1. 一般要求

A. 获发执照的认证专业助产士在执照续期时应当证明其在本节所述的前两年完成了二十个学时的继续教育。继续教育周期从每个偶数年份的 10 月 1 日开始,到下一个偶数年份的 9 月 30 日结束。

1）二十个学时中至少四学时活动内容为药理学。

2）二十个学时中,第二类学时活动不能超过五学时。

B. 为了有资格获得学分,继续教育活动应当:

1）与助产学的知识、技能或者临床治疗直接相关。

2）由下文第 2 款列出的预先批准的组织主办或者提交,或者根据下文第 3 款规定的请求由委员会专门批准。

C. 第一类学时活动:每讲授五十分钟课程可获得一学时,或者每讲授三学分的课程获得十学时。

D. 第二类学时活动:每讲授五十分钟课程可获得一学时;每讲授三学分的课程或者发表文章或者章节可获得五个学时;三小时及以上的课程教学至多可获得一学时。

E. 对于寻求第二类学时活动的教育者和演讲者,应当允许其获得不超过五个学时的一次性学分,用于准备首次课程或者报告。

F. 第二类学时活动包括下文所述与健康有关的继续教育活动

1）向卫生专业人员提供的展览或者报告,如海报报告、讲习班、讲座或者病例报告会。

2）在助产学、相关健康和医学期刊上发表的论文。

3）在专业教材中撰写出版的文章或者章节。

4）参与质量改进项目、同行评议、案例介绍、以临床为重点的会议或者助产/医疗审计。

5）指导参加助产学或者高级服务注册护理课程的助产学学生、医科学生、住院医师或者护士。

6）积极参与与健康相关的原创研究。

7）教授与助产学或者妇女健康相关的中学以上课程。

8）有记录的自学,例如阅读助产学、相关的健康和医学期刊;听录音或者录像;技能模拟;观看幻灯片;利用程序或者计算机辅助的教学。

2. 由赞助组织自动批准的或者由预先批准的赞助商和提供者提供的继续教育活动

委员会应当在每个执照期限的开始公布预先批准的赞助者和提供者的最新名单,并可以在必要时在执照期限内更新该名单。

3. 继续教育活动专项批准

持证人可以要求委员会批准未经根据上文第 2 款自动批准的继续教育活动。应当提供包括下文第 A 项至第 D 项所述的资料。委员会将审查有关遵守上文第 1(4)款的要求情况。

A. 项目的名称、主办单位的名称、展示方法和项目主题的大纲。

B. 主讲人的姓名、职称、专业学位、学历和资格证书。

C. 项目的日期、地点和每日安排,包括所有开始时间、结束时间和预定休息时间。

D. 如果有的话,一份宣传该项目的小册子或者任何书面材料的副本。

第 2-502-5-5 条　认证助产士继续教育标准

1. 一般要求

认证助产士在执照续期时应当证明其在本节规定的前两年完成以下继续教育。继续教育周期从每个偶数年份的 10 月 1 日开始,到下一个偶数年份的 9 月 30 日结束。

A. 七十五个学时的继续教育。

B. 七十五个学时中,至少有三十个学时应当属于第一类学时活动,第二类学时活动至多四十五个学时。

为了有资格获得学分,继续教育活动应当:

C. 与助产学知识或者临床治疗直接相关。

D. 由下文第 2 款规定中列出的预先批准的组织主办或者提交,或者根据下文第 3 款中规定的请求由委员会专门批准。

E. 第一类学时活动:每参与五十分钟课程教学可获得为一学时,或者每讲授三学分的课程可获得十学时。

F. 第二类学时活动:每讲授五十分钟课程可获得一学时;每讲授三学分的课程或者发表文章或者章节可获得十学时;三小时及以上的课程教学至多可获得一学时。

对于寻求第二类学时的教育者和演讲者,应当允许其获得不超过十学时的一次性学分,用于准备首次课程或者报告。

第二类学时活动包括由获发执照的人员开展的与健康有关的继续教育活动,例如:

1) 向卫生专业人员提供的展览或者报告,如海报报告、讲习班、讲座或者病例报告会。

2) 在助产学、相关健康和医学期刊上发表的论文。

3) 在专业教材中撰写出版的文章或者章节。

4) 参与质量改进项目、同行评议、案例介绍、以临床为重点的会议或者助产/医疗审计。

5) 指导参加助产学或者高级服务注册护理课程的助产学学生、医科学生、住院医师或者护士。

6) 积极参与与健康相关的原创研究。

7) 开设与助产学或者妇女健康相关的学分教学课程;或者

8) 有记录的自学,例如阅读助产学、相关的健康和医学期刊;听录音或者录像;技能模拟;观看幻灯片;利用程序或者计算机辅助的教学。

2. 由赞助组织自动批准的或者由预先批准的赞助商和提供者提供的继续教育活动

委员会应当在每个执照期限的开始公布预先批准的赞助者和提供者的最新名单,并可以在必要时在执照期限内更新该名单。

3. 继续教育活动专项批准

持证人可以要求委员会批准未经根据上文第 2 款自动批准的继续教育活动。应当提供包括下文第 A 项至第 D 项所述的资料。委员会将审查有关遵守上文第 1(4) 款的要求情况。

A. 项目的名称、主办单位的名称、展示方法和项目主题的大纲。

B. 主讲人的姓名、职称、专业学位、学历和资格证书。

C. 项目的日期、地点和每日安排,包括所有开始时间、结束时间和预定休息时间。

D. 项目宣传册或者书面材料的副本(如有)。

第6节 涉及法定权力与协作关系的标准

第2-502-6-1条 使用,规定,分发和命令的权力

自然疗法医师可以开非处方药,没有限制。获发执照的自然疗法医师可以使用、开处方、分发和订购某些矿物、动物和植物来源的药物,包括以下药物:

A. 从动物器官、组织、油、矿物和植物中提取的非处方药物,口服和局部给药。

B. 含防腐剂的非管制性处方局部药膏、面霜和乳液。

C. 非管制性处方局部麻醉药,适用于浅表结构,在小型局部外科手术中使用。

D. 非管制性处方维生素、矿物质、微量矿物质和全腺,包括甲状腺全腺。

E. 避孕器具,但宫内避孕器具除外。

F. 所有顺势疗法制剂。

G. 经美国食品药品监督管理局生物制剂局批准,并列入美国公共卫生服务免疫服务咨询委员会现行建议或者美国儿科学会出版的传染病委员会报告的免疫制剂。

H. 按照自然疗法医师的执业范围及培训进行维生素、矿物质和药物的肌内注射。

第2-502-6-2条 协作关系条款

A. 自然疗法医师有责任与获发执照的对抗疗法或者整骨疗法医生建立专业协作关系,以便对自然疗法医师的处方治疗进行回顾。自然疗法医师应当在一年的时间内每季度与医生(M.D.)或者骨科医生(D.O.)会面,以审查自然疗法医师的处方做法。

B. 自然疗法医师应当在一年的协作关系期间内保留所有处方的副本。这些处方应当与协作医生每季度审查一次。

C. 在执照有效期届满前大约四十五日,委员会应当在自然疗法医师第一年的执业期间向其发送一份协作关系报告表。每位自然疗法医师应当提交一份执照续期表格,这份表格由协作医生签署,说明已经满足协作关系的条件。

第2-502-6-3条 缅因州自然疗法的规定

根据《缅因州议会法》注释版第32卷第113-B章和规范制定:

A.《受控物质法》中规定的受控物质不能被开具处方。

B. 禁止开具精神类药物。

C. 除补液外,不得使用静脉药物。

D. 不属于下列类别的药物,列在本法规最后。

E. 可以开具的药物类别:

1. 氨基酸:(不包括氨基酸的静脉注射)所有氨基酸和氨基酸组合包括但不限于如下。

乙酰半胱氨酸	甘氨酸	赖氨酸	牛磺酸
丙氨酸	组氨酸	甲硫氨酸	苏氨酸

续 表

精氨酸	羟(基)脯氨酸	N-乙酰半胱氨酸	色氨酸
天(门)冬氨酸	异亮氨酸	苯基丙氨酸	酪氨酸
肉毒碱	亮氨酸	脯氨酸	缬氨酸
谷氨基酸	左卡尼汀	丝氨酸	

2. 止痛剂：局部止痛剂。

3. 麻醉剂：局部和表面麻醉剂。

4. 抗微生物药物：(不包括静脉注射)所有的天然抗生素系指自然发生的物质或者与这些自然发生的物质基本相同的人造物质的抗菌、抗真菌和抗原虫剂。外用药物系指外用镇痛药、麻醉药、防腐剂、杀疥螨药、抗真菌药、抗菌药等。

头孢菌素	四环素
大环内酯类抗生素	局部抗病毒剂
口服抗真菌药	局部杀菌剂
口服杀寄生虫药	外用和眼科抗菌药
青霉素类和西林类药	外用杀痂剂和修脚剂

5. 防腐剂：局部防腐剂。

6. 屏障避孕药。

7. 胆盐和胆酸：

鹅去氧胆酸	乌索脱氧胆酸
脱氢胆酸	熊去氧胆酸

8. 植物药物：(植物药物的静脉注射除外)所有植物提取物及其衍生物包括但不限于如下。

颠茄	苁蓉属
咖啡因	足叶草毒素
常青灌木丛	盾叶鬼臼树脂
雪叶莲	假麻黄
秋水仙碱	金鸡纳碱

续　表

麻黄属植物	水杨酸盐类
麦角生物碱类药	沙拉平类
酒石酸麦角胺	

9. 糖皮质激素：局部皮质激素治疗。

10. 诊断性生物制剂：皮内和外用制剂，包括但不限于如下。

过敏原	流行性腮腺炎
念珠菌属	结核菌素(OT,PPD)

11. 酶：口服和外用酶，包括清创剂，包括但不限于如下。

淀粉酶	透明质酸酶
盐酸甜菜碱	脂肪酶
菠萝蛋白酶	胰酶
糜蛋白酶	胰脂肪酶
多尔纳酶 α	木瓜蛋白酶
谷氨酸盐酸盐	胰蛋白酶

12. 液体：用于静脉补水和注射。

葡萄糖溶液	盐水溶液
葡萄糖和氯化钠	注射用无菌水
乳酸林格氏溶液	

13. 顺势疗法药物：所有处方药和非处方药。

14. 激素：(静脉注射除外)排除受控合成代谢类固醇和生长激素。

肾上腺激素	肾上腺皮质提取物
脱氢表雄酮	氢化可的松及其盐类，仅限外用和非处方药
糠酸莫米松，仅限外用药	孕烯醇酮

续 表

曲安奈德及其盐局部,只用降钙素	雌激素
共轭雌激素	双烯雌酚
酯化雌激素	雌二醇
雌酮	雌二醇
炔诺酮	二乙酸炔诺酮
美沙拉嗪	胰岛素制剂
口服避孕药	黄体酮和孕激素类
地索孕酮	醋酸甲羟孕酮
炔诺酮和盐类	肟炔诺酮
甲基炔诺酮	孕激素
孕酮	甲状腺激素

15. 免疫：所有免疫和相关的类毒素。

16. 矿物。(静脉注射矿物除外)所有处方和非处方矿物和微量矿物制剂及其衍生物应当包括但不限于如下。

醋硫葡金	钾化合物
金硫代葡萄糖	微量矿物化合物
钙化合物	硼
氟化物	铬
金硫丁二钠	钼
碘	硒
铁盐	硅
镁化合物	钒
锰化合物	锌
磷化合物	

17. 维生素。(静脉注射维生素除外)所有处方和非处方维生素制剂及其衍生物应当包括但不限于如下。

维生素 A	叶酸
β胡萝卜素和衍生品	生物素
硫胺素(维生素 B_1)	抗坏血酸(维生素 C)
核黄素(维生素 B_2)	维生素 D
烟酸(维生素 B_3)	骨化三醇
泛酸(维生素 B_5)	卡西菲迪醇
去氧肾上腺素,只在局部使用	钙化醇
吡哆醇(维生素 B_6)	维生素 E
氰钴胺(维生素 B_{12})	维生素 K
羟钴胺,含或者不含	氢化甲萘醌
无内在因素	辅酶 Q10(乌苯醌)

18. 特定药物:

乳酸铵	蒽林
咖啡因	消胆胺
克拉维酸(含化合物)	煤焦油
肾上腺素(用于治疗过敏反应)	重酒石酸肾上腺素(作为局麻药的成分)
愈创木酚甘油醚	尼古丁制剂
纯氧	假麻黄
硝酸银(外用止血剂)	硫糖铝
胸腺提取物	维甲酸

第6-A节　关于认证专业助产士获取和管理药物、医疗设备的权限和执业范围的标准

第2-502-6-A-1条　定义

1. 分娩前。“分娩前”系指从受孕开始到真正分娩开始结束的孕期。

2. 协作。“协作”系指一种咨询,客户、请求提供者和咨询师共同制定一个计划,请求提供者和咨询师共同提供护理。

3. 咨询。“咨询”系指具有特定专门知识的保健专业人员需要与另一位合格卫生保健服务提供者进行交流，目的是交换信息和获得指导。

4. 分娩期。“分娩期”系指从真正分娩开始到胎盘从子宫排出结束的一段时间。

5. 新生儿期。“新生儿期”系指婴儿从子宫出生开始到出生后二十八日时的生命周期。

6. 产后。“产后”系指胎盘从子宫排出后开始，到分娩后十二周时的时期。

7. 转诊。“转诊”系指一种会诊，目的是让咨询师看诊患者，评估和治疗转诊所针对的病症。

8. 护理终止。“护理终止”系指由于出现了超出认证专业助产士执业范围或者技能水平的情况，或者无法通过其他方式解决认证专业助产士冲突，完全终止了认证专业助产士与患者的关系。在终止护理的同时，应当将转移护理到另一名卫生保健专业人员，其中可以包括急救医疗技术人员或者急救服务提供者，或者转移到其他卫生保健机构。

9. 转移护理。“转移护理”系指由认证专业助产士将护理义务转交给保健专业人员或者医院服务部门；这并不排除助产士在患者需要时继续提供非临床支持。

10. 真实分娩。“真实分娩”系指子宫收缩导致宫颈发生变化。

第 2－502－6－A－2 条　认证专业助产士的处方

1. 认证专业助产士可以不受限制地推荐非处方药物，但仅限于助产士的专业知识和适用于助产士职业护理标准的限制。

2. 认证专业助产士有权获得、拥有和管理下列药物和设备：

A. 阿昔洛韦预防生殖器疱疹。

B. APNO 乳膏（万能乳头软膏）。

C. 维生素 B_6 肌内注射剂。

D. 设备包括但不限于吸奶器、紧身衣、孕妇带、避孕膜和宫颈帽。

E. 肾上腺素治疗产妇过敏反应。

F. 新生儿复苏用肾上腺素。

G. 静脉输液以及与管理有关的用品和装置。

H. 节育器。

I. 新生儿复苏用喉罩气道及给药相关用品及装置。

J. 伤口修复用局部麻醉剂或麻药。

K. 用于预防 B 组链球菌的抗生素。

L. 纳洛酮，仅供成人使用。

M. 新生儿眼部预防。

N. 硝苯地平，舌下含服，用于在送往卫生机构之前抑制收缩。

O. 一氧化二氮，混合 50%的氧气，用于分娩疼痛管理。

P. 恩丹西酮，口服或者舌下含服。

Q. 非处方草药和顺势疗法仅受助产士专业知识和助产士专业护理标准的限制。

R. 非处方维生素、矿物质、药物和器械。

S. 氧气和管理相关用品和设备。

T. 普拉克西尔加。

U. Rh 免疫球蛋白。

V. 皮内注射镇痛用无菌水。

W. 缝合材料。

X. 氨甲环酸(TXA),用于计划运往卫生设施的同时使用。

Y. 子宫舒缩,包括但不限于催产素、甲氧西林、米索前列醇等,专门用于控制产妇产后出血和复发。

Z. 疫苗,包括但不限于百白破、风疹、流感、人乳头瘤病毒和新生儿乙型肝炎疫苗。

AA.维生素 K 用于新生儿预防。

第 2-502-6-A-3 条　执业范围

1. 认证专业助产士。认证专业助产士只能提供其受过教育和临床培训方面的保健服务,并保持其胜任能力。认证专业助产士被授权履行助产士教育、培训义务,并在国家助产士认证委员会认证的助产士国家专业和标准制定组织规定的重点人群和执业范围内充分发挥助产士的能力。

2. 认证专业助产士主要在家庭、生育中心、诊所和办公室工作,也可能在医院和紧急护理环境中工作。认证专业助产士可以根据专业判断,为客户的健康或者安全提供咨询、转诊或者转诊给具有执照的对抗疗法或者整骨疗法医生或者其他具有执照的卫生专业人员。

3. 由认证专业助产士独立负责和负责的保健服务包括:

A. 整个生命周期的生殖保健,包括计划生育和健康评价,包括相关健康史。

B. 8 周以下新生儿的保健。

C. 12 周的产妇护理,包括孕前护理、妊娠、分娩和产后护理。

D. 为助产士客户个人的利益,订购和解释医学实验室测试,收集标本,进行化学发光免疫分析(CLIA)豁免测试,订购和解释超声扫描结果,以及为助产士的安全治疗获取设备和用品。

E. 执行或者下令缅因州疾病控制中心要求或者建议的任何新生儿检查,包括但不限于此:新生儿血斑筛检(NBS)、严重先天性心脏病(CCHD)和听力筛查。

4. 认证专业助产士有权在任何时候,包括在患者拒绝转移护理时启动紧急医疗服务,以保护患者、胎儿或者新生儿的健康和安全。

5. 认证专业助产士应当执行并记录定期评估,以确定以下情况,并根据第 5 款的规定提供护理:

A. 多胎妊娠。

B. 非临界点产位。

C. 先行剖宫产。

D. 其他对父母或者孩子有中度或者高度伤害风险的情况。

6. 在提供初级产妇护理时,根据本节规定获发执照的认证专业助产士应当:

A. 获得符合委员会根据《缅因州议会法》注释版第 32 卷第 12541 条批准的《护理知情同意书》。

B. 根据《缅因州议会法》注释版第 32 - 12539 条的要求和委员会的规定收集数据,并以委员会批准的格式向委员会报告。如果预期和实际出生地点是医院,则不适用这一规定。

第 2 - 502 - 6 - A - 4 条　终止治疗

1. 在影响服务提供的客户与认证专业助产士之间的冲突难以解决的情形下,应当终止助产士的服务。

2. 当存在如下情形时,认证专业助产士应当:

A. 立即通知患者需要终止护理的条件或者情况。

B. 在终止护理前至少三个工作日向患者提供书面通知,除非出现紧急情况。

C. 促进与另一位具有执照的保健提供者的护理协调。

D. 与后续提供者共享与病情相关的记录和相关信息。

E. 在患者的记录中记录终止护理。

第 2 - 502 - 6 - A - 5 条　对咨询、合作、转诊或者转移护理的要求

1. 当下列条件或者情况发生时,认证专业助产士应当启动相关的行动:咨询、合作、转诊或者转移护理。认证专业助产士根据专业判断,认为有必要采取此类行动时,即可采取。

A. 分娩前。在分娩前,在出现所列条件或者情况时,需要采取以下行动:

1) 咨询

a) 疑似子宫内生长受限。

b) 严重呕吐且对认证助产士的治疗无反应。

c) 与孕期常见不适无关的疼痛。

d) 尖锐湿疣的存在可能阻碍分娩。

e) 贫血,经认证专业助产士治疗无效,血红蛋白低于 10.0 g/dL。

f) 妊娠十四周后疑似或者证实胎儿死亡。

g) 疑似多个胎儿妊娠。

h) 确认染色体或者基因异常。

i) 丙型病毒性肝炎。

j) 三十六周后疑似胎儿畸形。

k) 妊娠二十八至三十四周完全性前置胎盘的超声诊断。

l) 其他经认证专业助产士认定需要会诊的情形。

2) 协作

a) 感染且认证助产士的治疗无效。

b) 不完全流产。

c) 阴道大出血。

d) 深静脉血栓形成或者肺栓塞的体征或者症状。

e) 稳定的甲状腺疾病。

f) 稳定的癫痫发作。

g) 慢性高血压需要与产科医生协作。

h) 手术治疗过的宫颈功能不全病史,需要与产科医生协作。

i）严重抑郁、情绪障碍加重或者对治疗有反应的精神疾病。

j）在三十七周或者之后确诊胎儿畸形。

k）经认证专业助产士认定需要配合的其他情形。

3）转诊

a）未经治疗的甲状腺疾病的体征或者症状。

b）需要药物治疗的妊娠期糖尿病。

c）疑似恶性肿瘤且与妊娠或者哺乳期无关的乳腺变化。

d）在没有子痫前期或者 HELLP 综合征的体征或者症状时，记录的血小板计数低于每立方毫米血液 80 000 个血小板。HELLP 表示溶血、肝酶升高和血小板降低。

e）确诊或者发展中的深静脉血栓形成或者肺栓塞。

f）已知 Rh 等免疫或者其他红细胞等免疫可以引起胎儿红素沉着症。

g）原发性生殖器疱疹。

h）子痫前期。

i）寡乳症水肿或者多乳症

j）怀孕超过四十一周；有不放心的胎儿评估。

k）根据认证专业助产士的判断需要转诊的各种其他情况。

4）转移护理

a）目前有药物使用障碍。

b）目前诊断为癌症。

c）证实有宫内生长受限。

d）妊娠四十三周之前没有开始分娩。

e）心脏科医生确定有可能影响或者受怀孕、分娩或者生产影响的心脏疾病。

f）妊娠三十四周后经超声诊断为完全或部分前置胎盘。

g）具有严重特征的先兆子痫；包括以下任何一项：

i. 卧床休息一段时间后，两次读数相隔至少四小时，收缩压大于一百六十毫米（汞柱）或者舒张压大于一百一十毫米（汞柱）。

ii. 有记录的血小板计数低于每立方毫米血液 100 000 血小板，或者存在其他凝血功能障碍。

iii. 肝功能受损。

iv. 渐进性肾功能不全。

v. 肺部水肿；或者

vi. 新发的脑部和视觉障碍。

h）子痫。

i）疑似胎盘早剥或者胎儿受损的迹象。

j）证实或者怀疑是宫外孕。

k）对治疗无反应的严重精神疾病。

l）胰岛素依赖型糖尿病。

m）妊娠二十周后有明显的阴道出血，与正常妊娠不一致，并且对患者或者婴儿构成持续风险。

n）助产士判断可能危及孕妇或者未出生婴儿的生命或者长期健康的各种其他情况。

o）人类免疫缺陷病毒（HIV）或者获得性免疫缺陷综合征（AIDS）。

B. 分娩期。在分娩期内，如果出现所列情况或者状态，需要采取以下行动：

1）咨询

a）根据认证专业助产士的判断，各种需要咨询的情况。

2）协作

a）根据认证专业助产士的判断，各种需要协作的情况。

3）转诊

根据认证专业助产士的判断，各种需要转诊的情况。

4）转移护理

a）可见的生殖器病变，怀疑是疱疹病毒感染，其位置在分娩过程中无法与新生儿隔离。

b）有子痫前期的体征或者症状。

c）过度呕吐、脱水、酸中毒或者疲惫，对认证专业助产士的治疗没有反应。

d）出血过多，与正常的出血表现不一致。

e）妊娠三十七周之前的进行性分娩，除非有已知的流产、确认的胎儿死亡或者已知的与生命不相容的先天性畸形。

f）有子宫破裂的迹象或者症状。

g）脐带脱垂，除非分娩在即。

h）临床上明显的腹痛，与正常分娩不一致。

i）产妇癫痫发作。

j）疑似绒毛膜羊膜炎。

k）胎儿心率显示胎儿不耐受，对助产士的治疗没有立即反应，除非出生在即。

l）羊水中的胎粪伴有异常的胎心率，或者其他已确定的新生儿抢救的危险因素，除非分娩在即。

m）第二阶段有效努力三小时后仍未下降。

n）具有即将发生的产妇休克的迹象，但对认证助产士的治疗没有反应。

o）滞留的胎盘或者滞留的胎盘部分没有通过临床处理解决。

p）产后出血未通过临床处理解决。

q）分娩时诊断为臀位或者其他畸形，除非分娩在即。

r）分娩时被诊断为多胎妊娠，除非分娩在即；或者

s）经认证专业助产士判断，如果不立即采取行动，将对孕妇或者胎儿的生命或者长期健康造成重大威胁的各种其他情况。

C. 产后。在产后期间内，如果出现所列条件或者情况，需要采取以下行动：

1）咨询

a）膀胱功能紊乱。

b) 持续的异常子宫出血;或者

c) 认证专业助产士判断需要咨询的各种其他情况。

2) 协作

a) 对认证专业助产士的治疗没有反应的感染症状或者表现。

b) 对认证专业助产士的治疗没有反应的乳房疾病的症状。

c) 产后抑郁症或者情绪紊乱加剧;或者

d) 认证专业助产士判断需要合作的各种其他情况。

3) 转诊

a) 任何与分娩有关的裂伤或者创伤超出了助产士的修复能力,包括:

• 三度或者四度会阴裂伤。

• 严重的阴道、尿道周围或者阴蒂裂伤。

• 子宫颈裂伤;或者

• 出现明显血肿的迹象或者症状。

b) 出现深静脉血栓或者肺栓塞的早期迹象或者症状。

c) 严重的抑郁症。

d) 不断发展的高血压或者出现子痫前期的任何迹象或者症状;或者

e) 认证专业助产士判断需要转诊的各种其他情况。

4) 转移护理

a) 对治疗无反应的严重精神疾病;或者

b) 认证专业助产士判断,如果不立即采取行动,可能使产后人员的生命或者长期健康面临重大风险的各种其他情况。

D. 新生儿。在新生儿期,在出现所列的条件或者情况时,需要采取以下行动:

1) 咨询

a) 喂养不良和/或体重增加不良;或者

b) 认证专业助产士判断需要咨询的各种其他情况。

2) 协作

a) 医院的新生儿听力筛查。

b) 轻微的先天性畸形;或者

c) 根据认证专业助产士的判断需要协作的各种情况。

3) 转诊

a) 明显的产伤。

b) 减少 15%或者更多的出生体重。

c) 不寻常的瘀伤或者出血、瘀斑或者病变。

d) 筛选或者测试结果异常。

e) 暗示有遗传诊断的畸形特征。

f) 大便带血或者呕吐物(不是来自乳头破裂)。

g) 早期发病或者黄疸过多。

h）出生后二十四小时内没有大便或者尿液排出。

i）腹胀或者呕吐。

j）胎龄评估小于三十七周的孕期。

k）吸吮或者喂养不足，对认证专业助产士的治疗没有反应；或者

l）认证专业助产士判断需要转诊的各种其他情况。

4）转移护理

a）需要及时干预的先天性畸形。

b）生命体征持续异常（温度、呼吸频率、心率、脉搏血氧仪读数）。

c）上呼吸道梗阻。

d）持续的呼吸窘迫。

e）持续的脸色苍白或者中央发绀。

f）十分钟时阿普加评分低于七分。

g）新生儿复苏计划（NRP）胸部按压后的复苏护理。

h）新生儿出血的迹象。

i）癫痫发作，或者类似癫痫发作的活动。

j）肌张力低下、张力亢进或者震颤；或者

k）经认证专业助产士判断，如果不立即采取行动，可能会对婴儿的生命或者长期健康造成重大风险的各种其他情况。

第6－B节　与认证助产士的处方权和执业范围有关的标准

第2－502－6－B－1条　开具处方，获取和管理权力

1. 认证助产士可以无限制地开具、管理或者推荐非处方药物，但只限于助产士的专业知识和适用于助产专业的护理标准。

2. 在首次申请时，申请人应当提交与药理学有关的现行教育证明。

A. 药理学内容应当包括：

1）适用的联邦和州法律。

2）处方书写。

3）药物选择、储存、剂量、途径和给药技术。

4）药物的相互作用、副作用和不良反应。

5）信息资源。

6）与助产士执业范围相关的药理学的临床应用。

B. 在美国另一个司法管辖区拥有处方权的认证助产士应当提交以下证明材料：

1）在过去两年内至少有二百小时的临床和处方治疗。

2）至少完成四十五个面授学时（或者三学分）的药理学课程，相当于第B（1）项的要求。

C. 如果申请人在过去两年内没有开过药，则申请人应当提供证据证明在其提交申请之日前的两年内圆满完成了十五个面授学时的药理学课程。

D. 如果申请人在过去五年内没有开过药，则申请人应当提供证据证明在其提交申请日

期之前的两年内圆满完成了四十五个面授学时(或者三学分)的药理学课程。

E. 委员会可以限制、拒绝、暂停或者撤销开具处方、获取和管理药物的,如果其违反《缅因州议会法》注释版第32卷第113-B章的规定或者有证据表明其滥用这种权力。

1) 滥用处方权构成贬低助产士标准的行为,被定义为开具、获取或者管理药物:

a) 用于超出认证助产士执业范围的情况,或者不符合当前公认的有实证依据的临床治疗。

b) 用于治疗或者预防以外的目的。

c) 对非认证助产士的客户或者患者或者不在助产士认证执业范围内的个人;或者

d) 以不安全的方式或者没有根据可以接受的和现行的服务标准对客户或者患者进行充分的指导。

第2-502-6-B-2条　授权处方的要求

1. 除了必要的客户和药物信息外,处方或者电子处方应当包括日期、打印的姓名、合法的签名形式、专业类别、营业地址和开具处方的认证助产士的电话号码。

2. 处方可以是医疗器具、设备,或者非处方药。

3. 配方中的药物可以根据公认的服务标准开具、管理或者混合分发。

4. 只要药品的通用名称或者类别在处方集中,则任何产品名药品都可以开具处方、管理或者分发。

5. 认证助产士在开具、管理和分发药物时应当遵守所有适用的法律和规则,包括遵守标签要求和缅因州药学委员会的所有其他适用要求。

6. 对于附表Ⅲ-Ⅴ所列受控物质的管理和分发,认证助产士应当遵守《联邦规制法典》第21章第Ⅱ节第1301条、第1304.03条和第1304.04条的规定。

第2-502-6-B-3条　认证助产士的处方

1. 认证助产士被授权开具、取得、持有和管理以下药品和器械:

A. 非处方药。

B. 医疗器具和设备。

C. 与助产士证书规定的执业范围有关的药物。

D. 根据常见的和既定的服务标准开具的无标签处方药物。

2. 开具处方药需要药品强制执行管理局的编号。

第2-502-6-B-4条　药物样本分发

1. 认证助产士可能会收到预先包装的免费药物样品,包括在处方编写的处方中,并可能将这些样品分发给客户。

2. 药品样品的分发应当符合美国药品强制执行管理局的法律、法规和指导方针。

第2-502-6-B-5条　执业范围

1. 认证助产士。认证助产士只能提供其受过教育和临床培训方面的保健服务,并保持其胜任能力。认证助产士被授权履行助产士教育、培训义务,并在国家助产士认证委员会认证的助产士国家专业和标准制定组织规定的重点人群和执业范围内充分发挥助产士的能力。

2. 认证助产士主要在医院、诊所和办公室、分娩中心、家庭和紧急护理环境中工作。根据专业判断,如果对客户的健康或者安全有必要,认证助产士可以咨询、转诊或者转诊给具有执照的对抗疗法或者整骨疗法医生或者其他具有执照的卫生专业人员。

3. 由持证助产士独立负责和负责的保健服务包括:

A. 为青春期至绝经后的妇女提供初级保健服务。

B. 二十八天以下新生儿的初级保健;初级产妇护理,包括孕前护理、妊娠、分娩期间的护理,包括担任剖宫产和产后的第一助理。

C. 订购、执行和解释医学实验室和放射学测试,并为助产士的安全服务获取设备和用品。

D. 提供妇科和计划生育服务,治疗客户及其性接触者的性传播感染。

第6-C节　剖宫产后顺产(VBAC)标准

第2-502-6-C-1条　客户资格

1. 只有在符合以下所有条件的情况下,认证专业助产士或者认证助产士才可以在家庭或者独立分娩中心为曾经进行过剖宫产手术的客户提供分娩服务:

A. 客户本次怀孕的预产期在其上次剖宫产后至少十八个月。

B. 客户之前有过不超过一次的剖宫产。

C. 客户的单次剖宫产是通过低位子宫横切口进行的,客户没有其他子宫切口。以前的宫颈手术并不排除在剖宫产后试产(TOLAC),以便在剖宫产后进行阴道分娩。

第2-502-6-C-2条　认证专业助产士或者认证助产士的记录和职责

1. 在家庭或者独立分娩中心提供分娩服务之前,认证专业助产士或者认证助产士应当获得客户先前剖宫产的手术报告和书面记录,并分析先前剖宫产的指征。

如果不能获得先前的手术报告和书面记录,认证专业助产士或者认证助产士不得在家庭或独立分娩中心提供分娩服务,除非可以通过其他方法确定子宫瘢痕的位置。

2. 有记录或者报告显示以前的经典子宫/垂直切口或者以前各种需要切入子宫的子宫手术是在家里或者独立分娩中心进行 VBAC 的禁忌证。

3. 认证专业助产士或者认证助产士应当记录客户血型和当前怀孕期间的类型。

4. 认证专业助产士或者认证助产士应当要求在第二个月或者第三个月进行产前超声检查以确定胎盘位置。

5. 认证专业助产士或者认证助产士不得为剖宫产后顺产(VBAC)客户提供或者使用任何植物或者药物诱导手段。

6. 胎心音的监测和记录在活跃的分娩中应当每十五分钟一次,在第二产程中每五分钟一次。

7. 应当监测客户是否有可能出现子宫破裂的迹象,包括但不限于:生命体征的变化;腹痛;分娩时的阴道出血;胎位的丧失;胎儿顶点的丧失;无法听出胎心音;以及无法触摸到子宫底。这种监测应当记录在客户的记录中。

8. 应当监测和记录活跃产程和第二产程的产程进展情况。认证专业助产士或者认证助产士应当评估是否有足够的产程进展。

9. 在主动分娩和剖宫产后顺产(VBAC)分娩期间,应当有一名合法助产士和至少一名在识别和处理产科紧急情况方面接受过培训,并持有现行新生儿复苏计划证书和基本生命支持证书的服务者在场。

10. 认证专业助产士或者认证助产士应当在本规则生效后的一年内,每季度向委员会提供一份关于每个计划的院外 VBAC 的书面简要结果报告,包括分娩时的孕周、是否需要转院、是否在院外完成分娩、婴儿的体重和阿普加新生儿评分,以及是否发生各种产妇或者新生儿发病或者死亡的情况。

此后,应当根据《缅因州议会法》注释版第 32 卷第 12539(J)条的规定,应当每年报告一次数据,并按照要求进行数据收集和报告。

第 2－502－6－C－3 条　知情同意

认证专业助产士或者认证助产士应当向客户提供委员会规定的书面《知情同意书》,该《知情同意书》应当记录在客户的助产记录中。《知情同意书》应当包括,但不限于以下所有内容:

1. 说明认证专业助产士或者认证助产士在 VBAC 方面的临床经验和历史水平,以及在 VBAC 临床管理方面的任何高级培训或者教育。

2. 比较 VBAC 与计划中的剖宫产的安全性的最新数据资源。该数据应当包括但不限于计划内家庭分娩的 TOLAC 与计划内医院分娩的 TOLAC。

3. 签署的 VBAC《知情同意书》副本。

4. 医院运输计划的副本。

第 2－502－6－C－4 条　表格

剖宫产后院外阴道分娩的《知情同意书》

客户姓名____________________助产士姓名____________________

计划在认证专业助产士或者认证助产士的帮助下进行剖宫产后顺产(VBAC)的父母将在认证专业助产士或者认证助产士的见证下完成以下《知情同意书》。客户有责任说出关于他们选择院外 VBAC 的所有问题和担忧;助产士有责任解决他们的问题,并提供关于选择院外 VBAC 的风险的最新数据和研究。

客户姓名首字母

□ 我已经阅读了我的助产士对院外 VBAC 的知情同意书,深入讨论了这个话题,并解决了我所有的问题和担忧。

□ 我知道计划中的剖宫产后阴道分娩的相关风险,包括子宫破裂的风险。我明白,如果我的子宫在分娩时破裂,可能会对我和我的宝宝造成严重的伤害,而且我的宝宝死亡的风险可能也会增加。

□ 我明白,离急救中心更远可能会增加我和我的宝宝的风险。我已经和我的助产士讨论过我打算生产的地方离医院的距离。

□ 我明白我可以选择在医院尝试 VBAC,或者计划在医院再次进行剖宫产。

□ 我同意,如果我的认证专业助产士或者认证助产士建议转院,我将遵从他们的建议。

根据法律规定,缅因州合法认证专业助产士和认证助产士应当确认有关您怀孕的以下信息;请确认:

□ 我以前只做过一次剖宫产,瘢痕在我的子宫下部。

□ 我以前的一次剖宫产发生在我本次怀孕的预产期前十八个月或者更早。

□ 我将允许向我的助产士展示我以前的剖宫产手术记录。

□ 我同意在本次怀孕的第二个月或者第三个月进行至少一次产前超声检查,以确定我的胎盘位置。

□ 我同意在本次怀孕期间进行实验室检查,以确定我的血型和类型。

□ 我明白我的助产士不会用任何植物或者药物手段来诱导或者加速我的分娩。

□ 我明白我的助产士会经常监测我的宝宝的心音,在分娩时至少每十五分钟监测一次,在用力时每五分钟监测一次。

□ 我明白,我的助产士将监测我的生命体征,并在我的分娩过程中评估子宫破裂的迹象,以及监测正常的分娩进展。

□ 我同意在我的分娩过程中,有一个额外的服务提供者协助我的助产士。

□ 我明白,我必须同意上述所有规定,才能在认证专业助产士或者认证助产士的帮助下进行院外 VBAC 计划。

申明

我理解这些措施是为了提高我的护理安全。鉴于计划在院外进行 VBAC 的风险增加,我同意如果我的助产士建议转移护理或者在分娩时进行紧急运送,我将立即遵从这一建议。在获得了充分的信息和资源,并解决了我的问题后,我表示我理解风险,并希望在以下情况下开始护理——

认证专业助产士或者认证助产士的姓名(打印清晰)

____

认证专业助产士或者认证助产士的签名

____

(日期)________________________

客户的姓名(打印清晰)

____

客户的签名

____

(日期)__________________________

披露声明。本表由缅因州医疗服务提供者委员会规定,并于 2021 年 8 月 18 日根据委员会规则第 6－C 节的规定通过。禁止对本表的内容进行任何篡改、修改或者变更。例外情况:如有需要,持证人可以将此表全部插入其商业抬头。

第 7 节　纪律处分依据

第 2－502－7－1 条　删除

第 2－502－7－2 条　纪律处分依据

《缅因州议会法》注释版第 10 卷第 8003(5－A)(A)条和第 32 卷第 12503－A 条规定了纪律处分依据。

第2-502-7-3条　关于纪律处分依据的例子

《缅因州议会法》注释版第10卷第8003(5-A)(A)条规定的纪律处分依据,包括但不限于下述的行为:

1. 欺诈、欺骗或者虚假陈述[《缅因州议会法》注释版第10卷第8003(5-A)(A)(1)条]

A. 在获发执照方面的欺诈、欺骗或者虚假陈述行为包括,但不限于:

(1) 伪造或者虚报申请人的教育或者经验。

(2) 伪造或者虚报顾问或者同行的推荐。

(3) 在执照考试中作弊。

(4) 隐瞒或者歪曲申请中要求的各种信息,包括各州对申请人采取的刑事或者惩戒措施的各种信息;或者

(5) 冒充其他申请人。

B. 在作为针灸师、自然疗法医师、认证助产士或者认证专业助产士所提供的服务方面进行欺诈、欺骗或者虚假陈述的行为包括但不限于:

(1) 已删除。

(2) 谎报所获发执照的类型或者状态、所获发执照的专业名称或者执业资格。

(3) 在开票、付款或者保险报销程序中实施或者协助他人实施欺诈、欺骗或者腐败。

(4) 做虚假、误导性或者欺骗性的广告。

(5) 就未提供的服务向客户、患者或者第三方提供者开具账单;或者

(6) 冒充其他持证人。

2. 协助或者教唆无证执业[《缅因州议会法》注释版第10卷第8003(5-A)(A)(8)条]

协助或者教唆没有正式执照的人员代表自己是针灸师、自然疗法医师、认证助产士或者认证专业助产士,包括但不限于:

A. 协助他人超越所获发执照的执业范围执业,或者无证执业。

B. 对自称有执照的无执照者或者有执照者超越所获发执照的执业范围执业进行监督或者提供咨询;或者

C. 向自称有执照的无执照者或者超越所获发执照的执业范围的有执照者提供转诊服务。

3. 重大疏忽、不称职或者行为不端[《缅因州议会法》注释版第10卷第8003(5-A)(A)(2)条]

在针灸、自然疗法或者助产服务中,出现重大疏忽、不称职或者不端行为包括,但不限于:

A. 故意或者不顾后果地对客户或者患者造成身体或者精神伤害。

A-1. 未按照《针灸师洁针技术手册》的规定即第六版《洁净和安全的针灸临床服务的指导方针和标准》从事针灸实践(国家针灸基金会,2009年11月1日)。

委员会将上述《针灸师洁针技术手册》纳入本节规定作为参考。《针灸师洁针技术手册》可以通过以下零售书商获得:

阿特拉斯书店,地址:俄亥俄州阿什兰市安布尔伍德大道30号,邮编44805,网址:www.atlasbooks.com

美国针灸和东方医学院委员会(CCAOM)https://www.ccaom.org/ccaom/Clean_Needle_

Technique.asp

B. 未能保密客户或者患者信息的,法律另有规定的除外。

C. 当持证人的身体或者精神执业能力因酒精或者药物而受损,或者当客户或者患者的健康或者安全可以合理地被认为因持证人使用酒精或者药物而处于危险状态时,从事针灸、自然疗法或者助产服务。

C-1. 滥用获取和管理药物的权力构成对认证助产士和认证专业助产士的执业标准的减损行为,并将下述行为定义为获取或者管理药物:

1) 对于超出认证专业助产士执业范围或者与当前公认的循证临床服务不一致的情况。

2) 治疗或者预防以外的用途。

3) 并非认证专业助产士的客户或者不在助产士认证执业范围内的人员;或者

4) 以不安全的方式或者没有根据可以接受和普遍的服务标准对客户进行充分的指导。

D. 在执业能力因身体、心理或者精神障碍而受损的情况下,从事针灸实践、自然疗法或者助产服务。

E. 删除。

F. 针灸师对实习生负有监督责任的情况下,未能对实习生提供充分的监督。

G. 删除。

H. 删除。

I. 为转诊客户或者患者支付、接受或者索取任何款项或者对价。

J. 伪造、不准确记录或者遗漏客户或者患者记录信息的。

K. 对客户、患者或者第三方提供者的计费不准确、过度或者不公平。

L. 对客户或者患者施加不正当影响,包括促销商品、服务或者药品,以便利用客户或者患者为针灸师、自然疗法医师、认证助产士或者认证专业助产士谋取经济利益。

M. 未能在与客户或者患者的关系中保持专业界限,或者从事损害治疗的双重关系,利用医生/客户/患者的信任,或者助长患者对医生的过度依赖。

N. 未按州法律规定报告或者忽视对儿童或者成人的虐待事件。

O. 从事缺乏知识或者无法应用针灸、自然疗法或者助产术的原则或者技能的行为。

P. 删除。

Q. 与客户或者患者发生不端性行为。在针灸、自然疗法或者助产服务中的不端性行为系指任何不受欢迎的性行为。这种行为是非诊断性和/或非治疗性的,可能是口头的或者身体的,可能包括有性含义的表达或者手势,或者一个有理智的人都会认为是此类行为的。

不端性行为有两个层级:性侵犯和性行为不端。列入这两个级别的行为可能构成惩戒措施的理由。

(1)"性侵犯"系指针灸师、自然疗法医师、认证助产士或者认证专业助产士与客户或者患者发生的各种性行为或者可能被合理地解释为性行为的行为,即使是由客户或者患者发起或者同意的行为,包括但不限于:

(a) 性交,生殖器与生殖器的接触。

(b) 口交到生殖器接触。

(c) 口腔到肛门的接触或者生殖器到肛门的接触。

(d) 以性方式接吻(如法式接吻)。

(e) 为了适当的检查、治疗或者安慰以外的各种目的,或者在客户或者患者拒绝或者撤回同意的情况下,对身体部位的任何触摸。

(f) 鼓励客户或者患者在针灸师、自然疗法医师、认证助产士或者认证专业助产士在场的情况下进行手淫,或者在客户或者患者在场的情况下由针灸师、自然疗法医师、认证助产士或者认证专业助产士进行手淫;以及

(g) 主动提供与执业有关的服务,如药物,以换取性好处。

(2) “性行为不端”系指针灸师、自然疗法医师、认证助产士或者认证专业助产士的行为、手势或者表情,对客户或者患者具有诱惑性、性暗示或者性贬低,包括但不限于以下内容。在确定是否发生性行为不端时,将考虑下述所有情况:

(a) 接吻。

(b) 为患者脱衣、穿衣或者触摸客户或者患者的衣服,表现出对客户或者患者的隐私缺乏尊重;不保护客户或者患者的更衣隐私,而是故意观察其穿衣或脱衣。

(c) 在针灸师、自然疗法医师、认证助产士或者认证专业助产士未获得客户或者患者的口头或者书面同意或者同意被撤销的情况下,在他人在场的情况下对客户或者患者进行检查。

(d) 在不使用手套的情况下检查或者触摸生殖器。

(e) 对患者或者患者的不适当评论,包括但不限于对患者或者患者的身体或者内衣进行性评论;对受诊者、患者作出性或者性贬损性的评论,批评受诊者、患者的性取向或者性别认同的;在检查或者咨询中对可能发生的性行为作出评论(与性功能或者性功能障碍有关的检查或者咨询除外);在没有临床治疗的情况下,询问性生活史或者性好恶的细节。

(f) 利用针灸师、自然疗法医师、认证助产士或者认证专业助产士客户或者患者关系寻求约会或者开始一段恋爱关系。

(g) 针灸师、自然疗法医师、认证助产士或者认证专业助产士就针灸师、自然疗法医师、认证助产士或者认证专业助产士的性问题、性偏好或者性幻想展开对话。

(h) 未经口头或者书面同意检查客户或者患者。

R. 在职业关系结束后的十二个月内与之前的客户或者患者发生性关系;或者

S. 利用职业关系中建立的信任,在职业关系结束十二个月后与之前的客户或者患者发生性关系。

第8节 道德准则

第2-502-8-1条 一般规定

执业针灸师和自然疗法医师应当遵守本节所规定的道德准则。

第2-502-8-2条 道德准则

持证人应当:

1. 尊重每一个被治疗者的权利和尊严。

2. 以非歧视的方式接受和对待寻求服务的人。

3. 向患者解释治疗方法和结果。

4. 提供最高质量的护理，并酌情及时转诊给其他保健专业人员。

5. 明确和充分解释在适当情况下可用的替代治疗方法，包括可能转诊给其他卫生保健专业人员。

6. 对于东方医学或者自然疗法的疗效，应当避免发表未经专业人士普遍接受的经验支持的公开言论。

7. 尊重其他形式的保健和其他医学传统的完整性，努力发展合作关系，为患者提供最高质量的护理。

8. 如果合法针灸师或者自然疗法医师在治疗患者时因药物依赖或者身体或者精神上的能力丧失而影响其判断力或者能力，应当向委员会报告。

9. 向患者提供药品、医疗器械、补充剂或者预制草药制剂的持证人应当提供获得这些物品的替代来源，只要这些替代来源不影响安全或者临床效果。

10. 不得向患者推荐配方不明的药品或者性质不明的治疗方法，并应当向患者充分披露药品的含量或者推荐的治疗方法的性质和说明。

11. 只提供或者推荐医疗上必要的或者被认为对个别患者有益的服务。

12. 根据患者的要求，按照适当的和适用的法律准则，以合理和及时的方式，并以合理的费用，将患者的记录转移给另一个医疗机构。

13. 向患者披露任何可能与持证人提供适当护理相冲突的经济利益。

14. 披露来自销售特定产品的公司的任何报酬或者所有权利益，持证人曾就这些产品发表书面或者口头公开声明。

15. 不得接受任何可能被视为影响持证人专业临床判断的个人或者单位的礼物。

第9节　费用　此节已废止

新罕布什尔州

新罕布什尔州针灸法[①]

第 328 – G – 1 条　发现和目的

Ⅰ. 普通法院认为,相当多的新罕布什尔州居民选择针灸和亚洲医学作为其医疗保健需求的一部分,并宣称针灸和亚洲医学构成了一种独特的卫生保健专业,影响着公共健康、安全和福利,并提供了选择医疗保健的自由。

Ⅱ. 本章旨在:

(a) 为针灸师的许可和监管提供标准,以保护公众健康、安全和福利。

(b) 确保新罕布什尔州居民可以获得由具有资格的人员实施的针灸治疗和亚洲医学疗法。

(c) 提供识别具有资格的针灸师的方法。

第 328 – G – 2 条　定义

在本章中:

Ⅰ. "针灸"主要系指通过皮肤在身体的某些部位插入针,使用或者不使用电流和/或加热,以促进亚洲医学原则所定义的健康和平衡。

Ⅱ. "针灸师"系指根据本章的规定获发执照并且资格完备的人员。

Ⅲ. "委员会"系指根据《修订法典》注释第 328 – G – 3 条设立的针灸执照委员会。

Ⅳ. "拔火罐"系指亚洲医学的一种治疗方法,将圆形玻璃罐或者玻璃杯内部处理真空,然后将其吸至身体的特定区域。

Ⅴ. "艾灸"系指通过燃烧干燥的艾草,对穴位或者身体特定部位进行热刺激;这种热刺激可以施加在特定的穴位上方或者针灸针上。

Ⅵ. "ACAHM"系指针灸和中草药认证委员会,包括其前身和继受机构。

Ⅶ. "NCCAOM"系指国家针灸与东方医学认证委员会,包括其前身和继受机构。

Ⅷ. "亚洲医学"系指一种独特的医疗保健体系,它是通过控制和调节能量的流动和平

① 根据《新罕布什尔州修订法典》注释版第 30 卷第 328 – G 章"针灸"译出。

衡来诊断和治疗疾病、损伤、疼痛或者其他病症,以恢复和保持健康。

Ⅸ.“针灸戒毒”,也被称为针灸解毒或排毒,系指通过将针灸针插入耳朵上的穴位组合来进行治疗。

Ⅹ.“针灸戒毒专家”,被称为 ADS,系指由委员会认证的可在本州从事针灸戒毒的人员。

Ⅺ.“NADA”系指国家针灸戒毒协会,包括其前身和继受机构。

Ⅻ.“NADA 培训”系指由 NADA 制定,并于 2017 年 7 月 1 日生效的标准化耳穴针灸方案。

第 328 - G - 3 条　委员会

Ⅰ. 设立针灸执照委员会,由以下成员组成:

(a) 四名针灸师,由州长通过委员会的建议和同意委任,其应当:

(1) 根据本章的规定,具有现行有效的针灸执照。

(2) 在此委任之前,已经在本州居住至少一年。

(b) 一名公众成员,由州长的建议和理事会的同意委任,其应当:

(1) 达到法定成年年龄。

(2) 在此委任之前,应当在本州居住满三年。

(3) 不得是或曾经是针灸专业人员,并且没有或者从未在提供针灸服务或者与针灸直接相关的活动中获得物质或者经济利益,包括在委任前五年的任何时间代表委员会或者专业人员收取费用。

Ⅱ. 最初的委员会成员将在 1997 年 7 月 1 日起六个月内委任。首任主席应当在第二次委员会会议前从委员会成员中选举产生。

Ⅲ. 委员会成员的任期为三年。任何成员的任期不得连任两届以上。成员的任期应当直至其所获委任的任期届满,或者直至其继任者获得委任并具备资格,两者以较晚者为准。首届委员会的被委任人应当包括一名任期三年的针灸师,一名任期两年的针灸师,两名任期一年的针灸师,以及一名任期三年的公众成员。成员可因渎职、不当行为或者不光彩的行为而被州长和委员会撤职。

Ⅳ. 对于本着善意和促进实现本章目的而采取或者实施的任何措施或者程序,委员会成员或者委员会中的个人不承担任何经济责任,也不产生任何诉讼事由。

第 328 - G - 4 条　2015 年 7 月 1 日,根据 2015 年法律第 26 卷第 276 - 108 条废除

第 328 - G - 5 条　2021 年 7 月 1 日,根据 2021 年法律第 1 卷第 197 - 6 条废除

第 328 - G - 6 条　组织和会议

委员会应当至少每半年召开一次例会,并应当将召开例会和特别会议的时间和地点通知其成员。委员会的法定人数应当由经州长及委员会批准的委员会成员的过半数组成。委员会每两年从委员中选举主席、副主席和秘书一人。

第 328 - G - 7 条　立法机关

根据《修订法典》注释第 541 - A 章,委员会应当通过以下规则:

Ⅰ. 针灸执照的资格要求。

Ⅱ. 执业范围。

Ⅲ. 执照续期的资格要求,包括继续教育要求、测试、同行评审,以及确保符合这些要求的方法。

Ⅳ. 已废除。

Ⅴ. 制定并执行持证人应当遵守的道德和专业标准,包括必要时提出对专业服务熟练程度的要求。

Ⅵ. 保存获批的针灸学校名册。

Ⅶ. 根据《修订法典》注释第 328 – G – 12 条规定的纪律处分听证会程序。

Ⅷ. 针灸的定义符合《修订法典》注释第 328 – G – 2 条第 I 款的规定。

Ⅸ. 确保以适当方式展示执照,包括但不限于标牌和其他形式的广告。

Ⅹ. 在执业针灸师直接监督下从事针灸实践的学生,其实践为委员会批准的针灸学习课程内容。

Ⅺ. 客座针灸师的临时执照。

Ⅻ. 制定行政罚款制度。

ⅩⅢ. 对学生观察员和办公室助理的要求。

ⅩⅣ. (a) 获得针灸戒毒专家认证的资格要求。

(b) 针灸戒毒专家证书的续期、撤销或者吊销。

第 328 – G – 8 条　处置接收款项

委员会根据本章规定收到的所有款项应当通过专业执照认证办公室存入本州财政部。

第 328 – G – 9 条　执照要求;续期;补发;继续教育

Ⅰ. 任何人在没有获得委员会颁发的执照的情况下,不得在本州从事针灸实践,根据《修订法典》注释第 329 章获得执照的医生和根据《修订法典》注释第 328 – E – 12 条获得执照的自然疗法医学医生除外。

Ⅱ. 委员会应当向符合下列所有条件的申请人颁发执照:

(a) 达到法定成年年龄。

(b) 具有现行有效的 NCCAOM 证书或者先前的 NCCAOM 证书,并根据本条第 X 款的规定提供继续教育文件,或者委员会在其通过考试或者证书文件审查后批准的同等证书。

(c) 已支付规定的执照申请费,并提交了委员会批准的执照申请。

(d) 具有良好的职业品格。

(e) (1) 获得认证机构颁发的学士学位、注册护士或者医师助理学位,并具有来自其他州的有效针灸执照,其要求基本上等于或者超过修订法典注释第 328 – G – 9 条第 Ⅱ 款规定的要求;或者

(2) 顺利完成针灸和中草药认证委员会(ACAHM)包括其前身和继任者,或者委员会批准的针灸高等专科学校课程;或者

(3) 已顺利完成学徒计划,在完成时,符合 NCCAOM 包括其前身或者继任者制定的认证标准。所有通过学徒途径申请执照的申请人,如果没有从经认证的针灸学校毕业,应当能够达到 NCCAOM 的所有认证标准,或者具有来自其他州的有效针灸执照,其要求基本上等同或者超过《修订法典》注释第 328 – G – 9 条第 Ⅱ 款规定的要求。

Ⅲ. 只有根据本章获发执照的人员，或者根据《修订法典》注释第 329 章获发执照的医生，或者根据《修订法典》注释第 328－E－12 条获得认证的自然疗法医生，才可以向公众展示其正在从事针灸实践，或者使用包括以下任何一种头衔或描述：

（a）C.A.或者认证针灸师。

（b）针灸师。

（c）M.D.，C.A.或者 M.D.，认证针灸师。

（d）任何其他表示该人进行针灸服务的字母或者文字。

Ⅳ. 尽管第Ⅲ款另有规定，“执业针灸师”及其缩写“L.Ac.”或者“Lic.Ac.”应当只能被根据本章的规定获发执照的人员使用。

Ⅴ.（a）未根据本章的规定获发执照或者豁免的人员，宣传自己或者以任何方式表明自己有资格从事针灸治疗，或者应从事针灸，或者在收到执照被吊销的通知后从事针灸治疗的人员，以及根据本章的规定获发执照的人员，以暗示该证书与提供针灸服务有关的方式，为自己做广告或者自称以及允许他人为自己做广告或者称呼自己为医生的，或者为此目的使用各种医生标志的，均违反本章的规定。

（b）尽管第(a)项另有规定，根据本章的规定获发执照的唯一被允许称自己为医生者应当是那些从经认证的教育机构或者委员会根据行政规则批准的其他项目中获得针灸治疗博士学位的人。

Ⅵ. 依照本章的规定获发执照的人员，如不遵守本章规定从事针灸实践的，将被拒绝续期、限制、撤销或者吊销执照。

Ⅶ. 本章的任何规定均不限制、干涉或者组织任何其他获得执照的卫生保健专业人员在《新罕布什尔州执照法规》定义的执照范围内职业，但是该类人员不得通过包含第Ⅲ款或者第Ⅳ款中规定的服务名称或者描述向公众或者任何私人企业集团展示自己，除非其根据本章的规定、《修订法典》注释第 329 章或者《修订法典》注释第 328－E－12 条的规定获得执照。

Ⅷ. 尽管法律有其他相反的规定，在 1997 年 7 月 1 日根据《修订法典》注释第 316－A 节获得执照并从事针灸实践的卫生保健专业人员可以向委员会申请豁免本章的执照要求。委员会应当考虑根据《修订法典》注释第 316－A 节获发执照的个人的教育资格和临床经验，寻求豁免本章的执照要求。

Ⅸ. 执照续期的程序和时限应当符合《修订法典》注释第 310－A－1－h 条所述。

Ⅹ. 作为执照续期的条件之一，委员会应当要求每名持证人出示证明，证明其在每两年期间已根据委员会完成并通过了在核准院校或者经委员会批准的继续教育课程。保持 NCCAOM 连续认证即可满足继续教育要求。

第 328－G－9－a 条　认证针灸戒毒专家

Ⅰ. 委员会应当将未获得委员会颁发的针灸师执照，但顺利完成了国家针灸师方案培训或者委员会确定的其他针灸戒毒方案培训，并遵守了委员会根据《修订法典》注释第 328－G－7 条第 XIV 款通过的规则的合格人员颁发针灸戒毒专家证书。

Ⅱ.（a）“合格人员”系指经委员会认定，接受过针灸戒毒培训、国家针灸师协会制定的标准化耳针治疗方案培训、达到或超过国家针灸师协会培训标准的持证医疗保健专业人员、康复教练、同伴咨询师或者其他委员会认定的专业人员,前提是其在执业针灸师的一般监督下接受过国家针灸师治疗方案培训或同等培训,或者在包括成瘾、精神健康、灾难和情感创伤的行为健康。

(b)“一般监督”应当在工作时间通过实地考察、电话或者其他电子手段进行,每年至少由一名根据《修订法典》注释第328-G-9条在新罕布什尔州获发执照的执业针灸师进行两次实地考察。督导执业针灸师无需在现场指导和监督,但应当至少通过电话联系。

Ⅲ. 本章的任何内容均不限制、干涉或者阻止经委员会认证的针灸戒毒专家在其认证范围内执业。

第328-G-10条　执业范围

Ⅰ. 在本章中,针灸实践范围应当包括传统和现代亚洲医学的相关技术和模式。执业范围应当包括: 诊断、电刺激和磁刺激、艾灸和其他形式的热疗法、拔火罐和刮痧技术、饮食、营养和草药疗法、生活方式咨询、穴位按压和推拿。

Ⅱ. 尽管第Ⅰ款另有规定,执业范围仍可以由委员会根据《修订法典》注释第541-A节进一步界定。

Ⅲ. 本条的各项规定均不限制、干涉或者阻止任何其他卫生保健专业人员在其界定的执业范围内实践,包括根据《修订法典》注释第316-A节获准的专业人员使用有限的辅助程序。

Ⅳ. 针灸实践中应当使用无菌的、一次性的针灸针。

Ⅴ. 获得委员会颁发的执照从事针灸服务的人员,应当获准通过使用远程医疗提供服务。“远程医疗”系指使用音频、视频或者其他电子媒体进行诊断、咨询或者治疗。

第328-G-11条　委员会的权力和职责

Ⅰ. 委员会应当:

(a) 确保为公众服务的执业针灸师至少达到最低要求的熟练程度和能力标准,以保护公众健康,安全和福利。

(b) 管理和执行本章所有有关执业针灸师和执照申请人的规定,以及委员会根据本章授权通过的所有规则。

(c) 根据专业执照和认证办公室制定的保留政策,保存本章通过执照和认证办公室批准的所有收入、支出和退款的准确账目。

(d) 根据专业执照和认证办公室制定的保留政策,保存其行为和程序的记录,包括执照的颁发、拒绝、吊销或者撤销。

(e) 根据专业执照和认证办公室制定的保留政策,保存所有执照申请。

(f) 根据专业执照和认证办公室制定的保留政策,保存所有考试成绩的记录。

(g) 根据专业执照和认证办公室制定的保留政策,保存所有考试记录,包括笔试记录和口试问题以及答案的录音。

(h) 在任何合理的时间,将委员会的记录公开供公众查阅。

(i) 采取和使用印章,并由委员会主席或者副主席、财务主管签字,以证明委员会的官方行为。

Ⅱ. 委员会可以委任具备资格的人员管理本章规定的考试的各个部分或者全部。

Ⅲ. 委员会有权传唤证人,有权在各个听证或者纪律处分程序中主持宣誓,并有权传唤他人出示文件和记录。

Ⅳ. 被传唤到委员会的证人应当支付与被传唤到高等法院出庭的证人相同的费用,该传票应当与为出庭而发出的传票具有相同的效力。

Ⅴ. 已废除。

Ⅵ. 已废除。

第 328 - G - 12 条　纪律处分

Ⅰ. 委员会可以启动纪律处分:

(a) 主动启动或者

(b) 由任何人提出书面控诉,指控委员会颁发执照的个人具有第Ⅱ款规定的不端行为,并具体说明不端行为的理由。

Ⅱ. 足以根据本条提出纪律处分程序的不端行为应当包括:

(a) 在获取或者试图获取本章规定的行医执照过程中的欺诈或者欺骗行为。

(b) 被证明不适合从事针灸实践而被定罪。

(c) 违反《修订法典》注释第 328 - G - 7 条第Ⅴ款规定的标准。

(d) 持证人严重不称职行为。

(e) 酗酒或者吸毒成瘾,达到持证人不适合根据本章进行执业的程度。

(f) 精神不健全的法律认定。

(g) 故意或者多次违反本章的规定。

(h) 在另一司法管辖区吊销或者撤销类似于根据本章颁发的执照,但随后未恢复执照。

Ⅲ. (a) 委员会可以使用下列任何一种或者多种方式采取纪律处分:

(1) 通过公开或者私下批评。

(2) 通过吊销、限制或者制约执照。

(3) 通过撤销执照。

(4) 通过根据委员会规定的行政罚款数额罚款,每次违规罚款不超过二千美元,如果持续违规,则每日罚款二百五十美元。

(b) 根据本款采取的纪律处分,可以由委员会在听证后作出决定,并根据《修订法典》注释第 541 章进行审查。

(c) 根据本章获发执照的人员,在其执照被吊销或者撤销期间,不得继续从事针灸实践。

第 328 - G - 13 条　听证会

未经听证,委员会不得采取纪律处分。至少在听证前十四日,参与纪律处分程序的双方都应当以亲自或者挂号邮件的方式收到投诉的书面副本以及听证的时间和地点通知。委员会应当客观地接受和公正地听取所有投诉,但是除书面形式外,不得对任何投诉采取行动。委员会接获的所有书面投诉,均应当在被告接获投诉通知之日起一年内举行听证,双方另有约定的除外。委员会作出的所有纪律处分决定,均应当在决定发出后向当事双方发出书面通知。

第 328 - G - 14 条　处罚

对于各个自然人违反《修订法典》注释第 328 - G - 9 条的规定,或者在没有《修订法典》

注释第 328 – G – 9 – a 条认证的情况下担任针灸戒毒专家,都属于 A 级轻罪,如果是其他的个人,则属于重罪。

第 328 – G – 15 条　可分割性

如果本章的各项规定或者其对任何人或者情况的适用被认为无效,该无效不影响本章其他条款的规定,或者本章的条款和程序可以不经无效的规定或者程序而生效,则为此目的,本章的规定是可以分割的。

新罕布什尔州针灸行政法[①]

第 100 节　定义;组织及公共信息

第 101.01 条　目的及范围

(a) 本章的规则执行由 RSA 第 328 – G: 3 条(即《新罕布什尔州修订法典》注释版第 328 – G 章,第 3 条,下同)创建的该州针灸执照委员会的法定职责。

(b) 委员会的职责包括,但不限于:

(1) 制定委员会运作的组织规则。

(2) 向合格的申请人授予和颁发执照。

(3) 建立继续教育的标准。

(4) 授予和颁发续期执照。

(5) 根据 RSA 第 328 – G: 10 条第Ⅱ款进一步界定持证人的执业范围。

(6) 建立和执行持证人的专业行为标准。

(7) 根据 RSA 第 328 – G 条和本规则,对投诉进行听证,随后对持证人实施纪律处分程序。

(8) 调查和编写关于 RSA 第 328 – G 章范围内事项的报告。

(9) 根据 RSA 第 328 – G: 12 条第Ⅲ(4)款,对持证人进行行政罚款评估。

第 102.01 条　使用的术语

(a) “ACAOM”系指针灸及东方医学教育审核委员会,其前身是国家针灸与东方医学院校审核委员会(NACSCAOM)。

(b) “针灸”,如 RSA 第 328 – G: 2 条第Ⅰ款所引用的,主要系指在身体的某些穴位上通过皮肤插针,无论是否应用电流和/或者加热,以促进东方医学原理所定义的健康和平衡为目的。它还包括本章第 601.03 条中规定的传统和现代东方医学的相关技术和模式。

(c) “针灸师”系指获得 RSA 第 328 – G: 2 条第Ⅱ款规定的针灸执照的人。

(d) “行政人员”系指被授权为委员会履行行政和文书工作的人。

(e) “申请人”系指向委员会提出针灸执照申请的人。

---

① 根据《新罕布什尔州管理细则》“针灸许可委员会”一章译出。

(f)“委员会”系指新罕布什尔州针灸执照委员会。

(g)“CCAOM”系指针灸和东方医学学院委员会。

(h)“洁针技术课程”(CNT)系指由 CCAOM 或者 NCCAOM 举办的实践考试,测试针灸师对无菌针使用的理解能力。

(i)“继续教育单位”(CEU)系指本章第 402.04 条中规定的专业发展活动的单位。

(j)“证书文件审查”(CDR)系指对有经验的针灸师(其中许多人设计了最初的 NCCAOM 考试)进行评估,以获得 NCCAOM 认证的一种方法,无需考试。这是一种在 1984 至 1985 年使用的方法,并在 1989 年重新启用。此后,未被使用过。

(k)“持证人”系指持有委员会根据 RSA 第 328 - G 条颁发的执照的人员。

(l)“NCCAOM”系指国家针灸与东方医学认证委员会,其前身为国家针灸师认证委员会(NCCA)。

(m)“东方医学”系指通过控制和调节能量的流动和平衡来恢复和维持健康,诊断和治疗疾病、伤害、疼痛或者其他病症的独特的、动态的、不断发展的医疗保健系统。

(n)本章第 402.04 条第(a)款中规定的“专业拓展活动”(PDAs),系指所有继续教育活动,不仅包括与东方医学有关的继续教育课程,还包括专业研究、写作出版、教学和临床指导以及受监督的临床服务。

(o)“暂时决定”系指委员会指示工作人员或者委员会理事会准备一份文件草案,以符合一般规定的政策目标,但是应当经过委员会后续审查和核准。

第 103.01 条　委员会的组成

该委员会由五名符合 RSA 第 328 - G:3 条资格要求的成员组成。

第 103.02 条　工作人员

委员会应当聘用工作人员助理执行记录保存和其他法定职能,并监督委员会的日常运作。委员会应当指定一名管理员,负责保存委员会的所有活动记录,并负责接收信件、文件和其他通信和文档。

第 103.03 条　办公时间;办公地点;邮寄地址和电话

(a)委员会的办公地址和电话号码如下:

针灸执照委员会

专业执照和认证办公室

7 Eagle Square

Concord,NH 03301

(603)271 - 9254

(b)委员会的办公室应当在工作日(节假日除外)上午八时至下午四时向公众开放。

(c)给委员会的信件、文件和其他通信应当寄给“新罕布什尔州针灸执照委员会管理员”,地址为前述第 103.03 条第(a)款中所述。

第 104.01 条　委员会行动记录

委员会会议和委员会采取的正式行动都应当留有记录。应当记录参与每次投票的成员,并分别记录选择反对、弃权或者同意的成员的立场。根据 RSA 第 91 - A:3 条第Ⅱ款或者 RSA 第 91－A：5 条的规定，不属于保密的委员会行动记录应当保存为公共记录，并应当在有关会议或者投票结束后的一百四十四小时内，在委员会的正常办公时间内供人查阅，除非适用 RSA 第 91－A：3 条第Ⅲ款规定的七十二小时要求。

第 104.02 条　记录保管人

管理员应当是委员会记录的保管人，并应当根据要求提供可以供公众查阅的记录。

第 104.03 条　记录查阅

希望查阅委员会记录的人应当尽可能具体地说明所需的信息。如果被要求的记录既包含公共信息又包含保密信息，委员会应当删除保密信息并提供其余信息。

第 104.04 条　记录复印件

希望获得委员会记录副本的人应当尽可能具体地说明所需的信息，并同意支付卫生和公共服务部实际收取的复印费。如果被要求的记录既包含公共信息又包含保密信息，委员会应当删除保密信息并提供其余信息。

第 105.01 条　会议

委员会应当每年召开不少于两次会议，并在委员会主席或者委员会多数成员指定的其他时间召开会议。会议的时间和地点应当根据 RSA 第 91－A：2 条的规定向公众公布。

第 105.02 条　无参与资格

(a) 委员会成员无投票资格或者实质性地参与下列事项的相关工作：

(1) 本人的执照申请或者续期申请。

(2) 任何与本人执照有关的其他事项。

(3) 任何涉及个人、职业或者经济利益的事项，包括但不限于任何不仅涉及委员会成员，而且涉及其配偶、父母、子女或者商业伙伴，或者商业投资的事项。

(b) 委员会成员应当及时向委员会披露任何此类利益，并应当回避参与与该事项有关的委员会审议或者行动。

第 106.01 条　理事会

(a) 如果为了能够更有效地执行委员会的工作，委员会应当将其管辖范围内的调查和其他职能委托给由一名或者多名委员会成员组成的理事会。

(b) 理事会应当进行调查并向委员会提出建议，但不得代表委员会采取最终行动。

(c) 除非得到委员会的明确授权，否则理事会不得聘请有偿顾问或者咨询人员，也不得使用非委员会成员的自愿服务。

第 200 节　实践和程序

第 201.01 条　目的

委员会进行诉讼的目的是获得足够的信息，以便对其法定管辖范围内的事项作出公平和合理的决定，包括对持证人提出的申请和投诉作出决定。这些诉讼程序应当确保公正、有效和准确。

第 202.01 条　定义

(a) “听证”系指委员会通过适合情况的方法，接受和审议材料或者论证，或者两者兼而

有之,并包括:

(1) 进行审判式的证据程序。

(2) 指示提交证据、宣誓书、备忘录、简报或者口头辩论;或者

(3) 这些方法或者类似方法的任何组合。

(b)“命令”系指由委员会发布的文件。

(1) 确立在裁决或者非裁决程序中应当遵循的程序。

(2) 批准或者拒绝一项呈请或者动议。

(3) 要求一个人做或者不做某事;或者

(4) 确定一个人对执照的权利或者由 RSA 第 328 - G 条或者本章规则规定的其他特权。

第 203.01 条　未能遵守规则

未能遵守本章的规则,将导致:

(a) 拒绝不符合规定的文件归档。

(b) 拒绝或者有条件拒绝不符合规定的申请、呈请或者动议;或者

(c) 签发不利于违规者的命令。

第 204.01 条　纪律处分程序的启动

委员会应当根据按照本章第 208.02 条提出的书面投诉或者委员会获得的其他信息进行调查和纪律处分听证。

第 204.02 条　投诉处理

(a) 收到投诉后,委员会应当根据第 204.03 条开始调查。

(b) 委员会应当驳回的几类投诉:未能说明诉讼理由,未能回应信息要求,或者未能参与委员会命令的任何调查或者听证。

(c) 在委员会对投诉中的指控进行调查的任何阶段,委员会应当在征得持证人同意的情况下,发布最终和解协议或者命令,对持证人实施纪律处分,并全部或者部分终止进一步的纪律处分,但条件是:

(1) 投诉人收到通知并有机会就拟议的和解或者命令提交书面意见。

(2) 没有重要事实争议。

(d) 在委员会对投诉中的指控进行调查期间的任何时候,委员会应当鼓励持证人和投诉人在及时和真诚的基础上参与调解,由同意担任调解人的指定非委员会成员进行调解。

(e) 当根据上述第(d)款建议进行调解时,调解人应当尝试解决投诉人和持证人之间的争端,并在通过调解达成共识后的六十日内,向委员会提交一份书面报告。

(f) 上述第(e)项指出的报告,应当包含:

(1) 双方同意的书面解决方案;或者

(2) 一份关于似乎妨碍双方解决问题的情况的报告。

(g) 在收到调解员的报告后,委员会应当在征得投诉人同意后,根据上述第 204.02 条第(f)(2)项的规定,停止调查。然后,委员会应当发布和解令,或者如果没有和解,则继续启动进一步的纪律处分程序。

(h) 在调查过程中收集的信息不得向公众公布,直到举行证据听证会或者达成最终和

解或者对该程序的其他处理。被法律列为保密的信息不应当透露,除非它已被作为证据出示。

第 204.03 条　调查

(a) 委员会应当进行其认为必要的调查,以审查通过投诉或者其他途径获悉有可能发生的不端行为。

(b) 调查不得启动纪律处分听证,也不构成对持证人不端行为的指控。

(c) 调查期间,委员会指定的调查员应当与有关人员联系,并检查这些记录和其他文件,以便就委员会是否应当就有关指控采取进一步行动提出建议。

(d) 调查,包括基于投诉中的指控的调查,应当在单方面的基础上进行。

(e) 调查结束后,调查员应当向委员会提出书面报告和建议,说明是否有合理的依据认定该投诉涉及构成不端行为的事实。

(f) 调查报告和调查员收集的所有信息都应当公开,除非法律规定需要保密,并规定如下:

(1) 调查员的报告应当提供给由此产生的任何裁决程序中的当事人和干预者。

(2) 委员会应当将调查中收集的非保密信息提供给:

a. 执法机构。

b. 与其他司法管辖区的医疗实践有关的委员会或者机构。

c. 委员会调查员或者检察官。

d. 委员会检察官或者调查员在相同或者相关纪律处分问题上聘请的专家证人或者助手;或者

e. 已经豁免的持证人。

第 205.01 条　指定

(a) 由委员会开始的裁决程序应当由一名审裁官进行。

(b) 委员会应当指定一名委员会成员或者委员会的工作人员担任审裁官。

(c) 主席进行工作时应认真务实,否则将由委员会在不通知或者听证的情况下予以免职。

第 205.02 条　审裁官的权力

(a) 审裁官应当与委员会拥有同等的与裁决程序有关的所有权力,包括但不限于主持宣誓和监誓、指导程序的进行以及决定程序和发现问题的权力。

(b) 应保证有三名委员会成员在场,否则审裁官不得接受关于案情的证词或者口头辩论。

(c) 除了根据第 212.03 条第(b)(6)项进行的程序,审裁官应当在符合程序的公平和有序进行的前提下,允许在裁决程序的任何阶段在场的委员会成员询问证人。

(d) 审裁官不应当接受最终的和解提议或者强制执行同意令,但应当协助各方达成和解。当和解提议以书面形式提出时,审裁官应当将其提交委员会裁决,但在委员会审议该和解提议时,不得中止诉讼。

(e) 审裁官不得对最终解决诉讼或者中止诉讼的动议或者命令作出决定。潜在的处分性动议应当提交给委员会或者推迟到记录结束后进行。

(f) 如果审裁官认为应当对某一方发出违约命令或类似的最终命令,审裁官应当向委员会发出书面建议,并送达各方当事人,委员会应当在允许各方提出反对意见的十日后采取适当行动。

第 205.03 条　审裁官回避

(a) 根据自己的倡议或者任何一方的动议,审裁官或者委员会成员应当在有正当理由的情况下回避听证。

(b) 如果审裁官或者委员会成员存在以下正当理由,则应当回避听证。

(1) 与诉讼结果有直接利益关系,包括但不限于存在经济或者家庭关系。

(2) 言论或者行为客观上表明其对案件的事实抱有偏见;或者

(3) 个人认为其不能公正判断一个案件的事实。

(c) 当事人或者证人仅了解有关问题,不得构成回避的正当理由。

第 205.04 条　审裁官放弃或者暂停执行规则

审裁官应当主动或者根据任何一方的动议,在合理通知受影响的人后,暂停或者豁免本章规定的任何要求或者限制。其适用条件是,拟议的弃权或者豁免是合法的,并且比遵守特定的规则或者程序更有可能促进公平、准确和有效地解决委员会的待决问题。

第 206.01 条　委员会工作人员在执法或者纪律处分听证中的作用

除非作为证人被传唤,第 103.02 条中定义的委员会工作人员在任何执法或者纪律处分听证会中都不具有任何作用。

第 206.02 条　申诉人在执法或者听证中的作用

除非被传唤为证人或者被授予当事人或者介入第三人身份,否则通过向委员会投诉成为当事人行为而启动裁决程序的人,在任何执法或者纪律处分听证中都不具有任何作用。

第 207.01 条　适用范围

本部分适用于委员会进行的所有程序,但规则制定和声明性裁决除外。

第 207.02 条　启动

(a) 委员会应当在第一次预定的听证日期或者第一次预备听证会前至少十五日向各方发出通知,从而启动裁决程序。

(b) 启动裁决程序的通知应当:

(1) 确定裁决命令发布之日的诉讼各方。

(2) 简要概述该程序的主题,并确定要解决的问题。

(3) 附上对持证人的投诉,这些投诉全部或者部分构成了要解决的问题的基础。

(4) 具体说明拟议行动的法律依据,并确定适用的委员会规则。

(5) 具体说明要遵循的任何特殊程序。

(6) 明确代表出庭或者提出动议的日期和地址。

(7) 明确初步听证会的日期、时间和地点,或者口头听证的日期。

(8) 指明该程序的审裁官。

(9) 标明适用于该程序的任何保密要求。

(10) 包含案件情况可能需要的其他信息,包括但不限于将该诉讼中的问题与其他程序合并或者分开的命令,或者指示提供文件的命令。

第 207.03 条　备审案件编号;通知送达;公告

(a) 委员会应当给每项裁决程序分配一个备审案件编号,并将听证通知送达各当事方。听证会通知应当以挂号信的方式送达答辩人。

(b) 委员会随后发布的所有命令、决定和通知,包括对听证通知的任何修正,应当通过普通邮件送达当事人和参与方。

(c) 委员会的命令、通知和决定,以及提交给委员会的动议、备忘录、证据和其他文件和数据,应当保存在备审档案中,并在委员会办公室供公众查阅,除非是法律规定的保密范围。

第 207.04 条　单方面通信

一旦在裁决程序中发出听证通知,任何一方不得与委员会成员或者审裁官就案件的是非曲直进行沟通,除非通知所有各方,并给予该方或者各方参与的机会。根据本章的规则,任何一方不得安排他人进行此类沟通行为或者以其他方式从事 RSA 第 541 - A: 36 条禁止的行为。

第 207.05 条　代表权

(a) 裁决程序中的任何一方都可以由律师或者非专业人士代理,但代表一方出庭的人应当在实际可行的情况下,尽早提交一份宣布代理事实信函。

(b) 除 RSA 第 328 - G: 11 条第Ⅳ款规定的情况外,委员会将拒绝任何一方提出的聘请律师的请求,委员会将不承担任何费用。

第 207.06 条　代表和出庭

(a) 在委员会出庭的人应当以自己的名义或者由以下人员代表:

(1) 新罕布什尔州的执业律师,并已经向委员会提交书面申请,其中包括该人的营业地址和电话号码;或者

(2) 非新罕布什尔州执业律师的个人,并向委员会提交了一份包含以下内容的书面陈述:

a. 由代表和被代表的一方签署的代表意向陈述书。

b. 代表人的日间地址和电话号码。

(b) 公司、合伙企业和其他不属于自然人的法律实体只能由以下人员代表:

(1) 在新罕布什尔州注册的律师;或者

(2) 有明确和书面授权代表该实体就有关事项行事的成员、董事或者负责人,并已提交请求允许作为代表出庭的动议。

(c) 本节中的任何内容都不应当被解释为允许未经授权的法律执业行为。

(d) 委员会应当在发出通知并提供听证机会后,限制个人在委员会担任代表。如果担任代表且该代表是律师,其行为将构成不端行为。

第 207.07 条　干预

(a) 干预呈请应当在诉讼开始后提交,并说明:

(1) 呈请人在听证会主题中的利益。

（2）呈请人对听证主题的立场。

（3）为什么当事人的利益以及程序的有效执行不会受到损害。

（4）应当允许呈请人参加诉讼的任何其他理由。

（b）如果呈请人在诉讼中明确说明自身利益，则应当批准参加诉讼的请求。

（c）在遵守第209.03条的前提下，应当批准干预请求，批准干预的命令应当进行修改。

（d）对于成为纪律处分听证会主题的申诉人，应当向其送达听证会通知，并告知其有权参与该诉讼会。

（e）一旦获准介入，介入第三人应当按其发现的情况进行诉讼，不得因参加诉讼而重复诉讼的任何部分。

第207.08条　合并和分离

（a）当委员会根据动议或者自身倡议，认为两个或者两个以上的诉讼程序涉及实质上相似或相关的问题时，委员会应当在公平和效率允许的情况下，合并这些诉讼程序进行听证或者裁决，或者同时进行。

（b）当委员会根据动议或者自身的倡议，认为可以避免对一方当事人的实质性权利的损害或者不适当的延误时，委员会应当在公平和效率允许的情况下，将一个或者多个问题从一个程序中分离出来，并在另一个程序中处理这些问题。

第208.01条　向委员会提交文件

（a）当委员会在康科德市的办公室实际收到文件并符合本章的要求时，该文件应当及时存档。如果提交的文件明显违反了委员会的规则，则应当退回给寄件人，不予存档。

（b）所有提交的文件应当提交一份原件和五份副本，但针对持证人的信件、申请和投诉只应当提交一份复印件。

第208.02条　文件的订阅和真实性

（a）所有提交给委员会的申诉、呈请、动议和答复都应当由文件的提案人签名，如果由当事人由代表出席，则应由代表签名。

（b）申请人在提交给委员会的文件上的签名应当证明：

（1）申请人已经阅读该文件。

（2）申请人已经被授权提交该文件。

（3）根据申请人所知、所晓、所信，有充分理由支持该申请。

（4）该文件的提交不是为拖延或者骚扰之目的。

（c）故意违反上述第（b）款规定的，将导致委员会发出不利于违规方的命令。

第208.03条　文件的送达

（a）对持证人的投诉应向委员会提出，并送达有关持证人。

（b）关于制定规则的呈请和关于宣告性裁决的呈请应由申请人向委员会提出，而不送达他人。

（c）在裁决程序中提交的所有动议、答复、证物、备忘录或者其他文件，应当由下列方式送达诉讼各方：

（1）在美国邮政服务存放一份文件副本，预付一等邮资，寄至送达方给委员会的最新地址,时间不得迟于文件提交给委员会的日期。

(2) 在提交给委员会的日期或者之前交付该文件的副本。

(d) 委员会在裁决程序过程中发出的所有通知、命令、决定或者其他文件,均应当由委员会通过以下方式送达该程序的所有当事人和参与方:

(1) 在美国邮政服务处存放一份预付一等邮资的文件副本,地址是被收件方提供给委员会的最后一个地址。

(2) 如果一方或者参加诉讼者没有代理人,则将文件副本递交给当事人或者参加诉讼人。

(e) 当一方当事人或者参加诉讼人授权代表时,应向该代表送达文书。

(f) 除在听证会的预备听证会议或者听证会上分发的证物外,提交给委员会的每一份文件,应当送达裁决程序的当事人和参与诉讼人,均应附有一份由送达人签名的证明,证明送达方式和日期。

第 209.01 条　法律文书

(a) 唯一允许的法律文书应该是呈请书,而不是规则制定和对呈请的答复。申请不得被视为法律文书。

(b) 所有呈请书应包含:

(1) 呈请人的姓名和地址。

(2) 呈请人代表的姓名和地址,如有。

(3) 对导致呈请人要求委员会采取行动的事实的简明陈述。

(4) 呈请人希望委员会采取的行动。

(5) 确定使呈请人有权要求委员会采取行动的任何法规、规则、命令或者其他权力。

(c) 委员会对申诉书的答复应当包括:

(1) 呈请人的姓名和地址。

(2) 呈请人代表的姓名和地址,如有。

(3) 根据第 209.03 条(d)款,处理呈请书中所指控的每一个事实的声明。

(4) 针对申请人根据第 209.03 条(c)(3)项所确定的权力的声明。

(5) 对第 209.03 条(d)款中提到的每个声明的简明回应。

(6) 对呈请书中未指明的,与呈请书标的有关的任何法规、规则、命令或者其他授权。

(7) 委员会所采取的行动。

(d) 答复应当自收到呈请书之日起九十日内提出。

第 209.02 条　对持证人不端行为的投诉

(a) 尽管第 209.01 条另有规定,投诉应当完全受本条管辖。

(b) 对持证人违反 RSA 第 328－G:2 条第Ⅱ款的不断行为的投诉应以书面形式提交到位于新罕布什尔州康科德市的委员会办公室。

(c) 申诉书中应包含以下信息:

(1) 申诉人的姓名和地址。

(2) 被投诉的持证人的姓名和地址。

（3）涉嫌违反规定的日期、时间、地点和大致内容。

（4）知道所称违规行为的人的姓名、地址。

（5）依据 RSA 第 328－G：12 条第Ⅱ款和本细则第 503 条投诉的具体规定。

（6）投诉人认为与投诉有关的其他数据。

（d）在提交日期前六年以上发生不端行为的，不予受理。除非能够证明，在这六年期间的全部或者一些大部分时间里，无法合理地发现这些行为。

（e）根据 RSA 第 541－A：29 条的规定，投诉应当被视为向委员会提出的投诉书。

（f）持证人应在三十日内对所述的不端行为指控作出书面回应，并对每项指控作出回应。未能做出回应的，将构成持证人的违约，包括纪律处分。

第 209.03 条　动议和反对意见

（a）除非在诉讼程序的口头会议期间提出，否则所有的动议和反对均应以书面形式提出。

（b）所有的动议均应清楚而简明地说明：

（1）目的。

（2）寻求的救济。

（3）授权所寻求的救济的法令、规则、命令或者其他授权。

（4）声称构成救济理由的事实。

（c）对动议应简明表明以下要素：

（1）对所提出动议的辩护。

（2）提出动议的一方或者参与诉讼人希望委员会采取的行动。

（3）为该动议辩护的法规、规则、命令或者其他授予的救济。

（4）与动议中所陈述的事实无关或者不同的任何事实。

（d）在动议中，应明确承认或者否认该动议所载的每项事实。未能否认该动议中所描述的事实，即构成为该动议的目的而承认该事实。如果提出动议的一方或者参与方缺乏足够的资料来承认或者否认该动议中所包含的事实，则该方或者参与方应予以说明，并具体说明每一个对应事实。

（e）动议应根据所提交的书面文件来决定。不得提交重复的动议。

（f）委员会应当在提出该动议后，尽快就该动议作出裁决。

第 210.01 条　时间计算

按规定任何期限应当从行为、事件或者违约后的第二日开始，并应当包括该期限的最后一日，除非是周六、星期日或者州法定假日，但该期间将持续到第二日结束，而第二日非周六、星期日或者州法定假日。规定或者允许的期限少于七日的，中间星期六、星期日、国家法定节假日计算在内。

第 210.02 条　在允许的时间内发生的变更

变更时间的动议应经各方同意后予以批准。

第 210.03 条　限制

变更时间的动议应当在有关事件发生前至少三个工作日提出。

第 211.01 条　延期

(a) 听证会的任何一方可提出口头或者书面动议,要求听证会延期至稍后日期或者时间。

(b) 如当事人要求延期听证会,如审裁官裁定已有证明正当理由,则予以批准。正当理由应当包括无法到场的当事人、证人或者律师,因当事人已达成和解而不必要进行听证的可能性,或者任何其他证明延期审理有助于公平解决案件的情况。

(c) 在继续进行的听证期间,当事人知晓以后的日期、时间和地点的,应当笔录记载日期、时间和地点。如在继续听证会时,当事人不知晓其后的日期、时间及地点,审裁官应当尽快发出书面日程安排令,述明继续听证会的日期、时间及地点。

第 211.02 条　未能参加听证会

如已根据第 208.03 条发出通知的任何一方未能出席听证会,审裁官应当:

(a) 宣布该方违约。

(b) 采取以下行动之一:

(1) 若有举证责任的当事人未能出席,则驳回该案件。

(2) 如当事人在案件中负有举证责任的,听取当事人的证言,并接受其提供的证据。

第 212.01 条　发现和披露

应一方的书面请求,委员会应当向各方披露其掌握的与诉讼程序事项有关的任何信息。

第 212.02 条　传票

(a) 只有根据委员会的命令,才应发出要求证人出席的传票或者在纪律处分程序中出示证据。

(b) 传票应根据委员会的主动提出或者回应一方的动议发出。

(c) 要求发出传票的一方应当在其动议中附上一份拟议传票的副本,如该动议获批准,请求方应负责送达传票和支付可能需要的任何证人费和车马费用。

(d) 指示发出传票的人可以在送达传票后十日内,或者在委员会在传票中指明的遵守传票的日期之前,以较早者为准,提出撤销或者修改传票的动议。

(e) 如果委员会拒绝了撤销或者进行全部或者部分修改的动议,则传票所针对的人应在传票规定的时间内遵守传票,除非委员会明确规定了额外的遵守时间。

(f) 传票应当由任何年满十八周岁或者以上的人送达,并以被授权在新罕布什尔州高等法院送达传票的方式送达。送达事实应由送达人写在传票正本的背面,送达人应当立即将副本送交委员会。

(g) 如任何人未能遵守根据本条发出的传票,委员会应当寻求司法强制执行。

第 212.03 条　预备听证会议

(a) 在裁决程序开始后的任何时间,委员会应当经动议或者主动鼓励所有各方和参与诉讼方参加一个或者多个预备听证会议,以协助该程序的处理。

(b) 在预备听证会议上应当审议以下事项:

(1) 和解。

(2) 简化问题。

(3) 对法律文书可能进行的修改。

（4）可能承认事实和文件，以避免不必要的证据。

（5）可能会限制证人的数量。

（6）对影响会议进程的标准程序的更改。

（7）向当事人和参加诉讼人分发书面证词和证据。

（8）当事人和参加诉讼人对证人的审查。

（9）交换证人和证据清单的时间。

（10）可能有助于程序迅速和有序地进行的任何其他事项。

（c）委员会应安排预备听证会议进行记录，除非各方希望私下讨论可能的和解方案，在这种情况下，不得只记录对可能发生的结算问题的讨论。预备听证会议所决定的事项，应当反映在适当的程序中。

（d）在符合第 RSA 91－A 条规定的范围内，纪律处分程序中的预备听证会议不得向公众开放。

第 212.04 条　证人和证据交换

各方当事人和参与诉讼人应当根据第 212.03 条第(b)(9)项制定的时间表，交换完整的证人和证据清单。应向各方提供所有书面证据的副本。

第 213.01 条　诉讼方法

除非所有各方和参与诉讼人同意修改程序，否则委员会应当举行一次审判式的证据听证会，随后提交记录。各当事人或者参与诉讼人应当有机会传唤自己的证人，并在证据听证会上询问其他证人。除非当事人和参与诉讼人另有约定，委员会应在审判式证据听证中进行个别程序，审裁官应在程序中发出最终命令之前的任何时候安排补充辩论或者听证会，或者以其他方式重新开放记录。

第 213.02 条　举证责任；证明标准和顺序

（a）提出主张的一方，有责任以证据优势证明该主张的真实性。

（b）在不限制第 213.02 条第(a)条款普遍适用的情况下，所有动议方、参与诉讼人和所有呈请人均有责任说服委员会，他们的动议或者呈请应当被支持。

（c）申诉人应当先陈述案情，其后是答辩人陈述。为举证而言，介入方应当被视为申诉人或者答辩人。

第 213.03 条　证据

（a）程序不得根据证据规则进行，但新罕布什尔州法律所承认的证据权力应当适用于本章项下的程序。

（b）所有能合理协助委员会得出真相的数据，均应当予以采纳。

（c）证据应当以书面或者口头形式提交，以确保充分、公正地披露事实。

（d）如果委员会注意到一个事实，它应当如实陈述，并允许任何一方有机会提出相反意见。

（e）出席委员会的证人应当宣誓作证或者作出证词。

（f）委员会应当安排对听证会和预备听证会议进行录音或者速记。除非一方提出要求并同意支付誊写费用，否则不得对记录进行誊写。

（g）在证据听证期间提供的信息应当被视为公共信息。

第 213.04 条　委员会成员询问

(a) 根据听证会审裁官的指示,规定有序发言的时间和方式,在裁决程序期间出席的委员会成员应当向证人提问,针对证人进行适当的询问。

(b) 证人可信度对听证结果具有重要影响,对案件作出决定的人应当出席听证。

第 213.05 条　审裁官裁决的例外规定

(a) 审裁官不得向委员会发出中间上诉的程序令或者取证令。

(b) 记录结束后,当事人应在十日内提交审裁官的裁决提出书面异议。委员会应当对此类异议作出裁决,并在必要或者适当时重新公开或者修改记录,以实现救济。

第 214.01 条　所提出的事实裁决和法律结论

(a) 任何一方均可以提交其所主张的事实裁决和法律结论。

(b) 委员会应当将对上述拟议的裁决或者结论,作为其最终决定的一部分。

第 214.02 条　决定的记录

(a) 委员会的决定只能根据委员会对听证会期间提交的证据的评估。

(b) 委员会应当在作出最终决定或者就任何上诉作出决定之日起存档至少五年,除非国务院记录管理和档案司司长根据 RSA 第 541 - A 条规定了不同的保留期限。

第 215.01 条　复议或者复审的动议

(a) 委员会的裁决命令,在根据第 Acp 208.03 条第(d)款送达当事人和参与诉讼人之日之前,不得作为最终命令。

(b) 在委员会最终命令送达之日起三十日内,当事人或者参与诉讼人可以提出复议或者复审的动议。

(c) 提出复议动议的,应当:

(1) 包括呈请人希望提交的任何法律记录。

(2) 确定动议方或者参与诉讼方希望重新考虑的最终命令中所包含的每个事实错误、推理错误或者错误结论。

(3) 简洁地陈述由动议方或者参与诉讼方所敦促的正确的事实发现、正确的推理和正确的结论。

(d) 委员会应根据其案情批准或者拒绝该动议或者其部分,或者将该动议视为重新公开的动议,并在收到委员会认为必要的额外数据或者附加论点之前批准该动议。

第 215.02 条　复议委员会自己的动议

(a) 在第 216.01 条第(b)款规定的时间范围内,委员会应当根据自己的动议,复议、修改、推翻或者确认终局决定。

(b) 根据现有记录进行复议的,不得事先通知当事人和参与诉讼人。如委员会认为应当考虑进一步的论证或者数据,则应当在委员会先前的决定作出修订之前,发出适当的命令,并通知当事各方和介入第三人,并给予听取其陈述意见的机会。

第 215.03 条　委员会命令的中止执行

(a) 只有在要求暂停的具体动议或者委员会的动议的情形下,委员会的决定才会中止执行。

(b) 只有在第 216.01 条第(b)款规定的请求复议的期限内提出,应当证明足以保证新罕布什尔州高等法院中止诉讼的正当理由,才应当考虑中止执行的动议。

(c) 申请复议的,不得中止委员会的命令。但是,可以将中止动议与复议动议相结合。

第 216.01 条　呈请书

(a) 当事人可以根据第 209.01 条第(b)款的规定,提交呈请书正本和五份副本,要求委员会就其管辖范围内的事项作出宣告性裁决。

(b) 该类呈请书还应当说明下列信息:

(1) 请求作出的确切裁决。

(2) 裁决的法定和事实依据,包括任何支持性的宣誓书或者法律备忘录。

第 216.02 条　对呈请书所采取的行动

(a) 呈请人应当在审查呈请书和答复后,进一步向委员会提供其提示的资料,或者参与相应的证据调查等程序。

(b) 经审查和审议后,委员会应当根据第 209.01 条第(c)款在九十日内对该呈请书作出裁决。

第 217.01 条　呈请制定规则

(a) 任何人可以书面呈请委员会,启动一项旨在采纳、修订或者废除某项规则的程序,具体内容包括:

(1) 呈请人对拟议规则请求的声明。

(2) 拟议规则的文本或呈请人对拟议规则主题的利害关系所预期的特定结果的陈述书。

(3) 要求修改或者废除的特定规则的标识。

(4) 呈请人认为的任何数据或者论点将有助于委员会决定是否开始规则制定程序。

(5) 呈请人的姓名、地址、签名及日期。

第 217.02 条　呈请处置

(a) 委员会应当考虑所有要求制定规则的申诉书,并根据 RSA 第 541 - A: 4 条进行审理。委员会应当要求呈请人或者其他利害关系人提供额外的数据或者论点,以澄清该论点。

(b) 如果数据或者论点不能支持该呈请,委员会应当说明理由。

(c) 如果数据或者论点支持该呈请,委员会应当按照 RSA 第 541 - A: 3 条开始制定规则。

第 218 节　规则制定听证

第 218.01 条　目的

本部分旨在为举行公开听证会提供一个统一的程序,以征求公众意见,以便委员会就规则制定进行评估和审议。

第 218.02 条　范围

(a) 本规则适用于州法律要求的由委员会组织征求公众意见的所有听证会,但不适用于裁决听证会。

(b) 如果本规则的规定与本州现行的议会法相冲突,其他的授权应当予以控制。

第 218.03 条　通知

(a) 有关规则制定的公众意见听证会的通知,应当列入"规则制定登记册",以便在听证会日期前至少二十日列入议事日程。

(b) 关于规则制定的公众意见听证会的通知,至少应当符合 RSA 第 541 - A:6 条第Ⅰ款的规定。

第 218.04 条　媒体访问

(a) 公众意见听证会应当向传统和新媒体开放。

(b) 主持人应当限制媒体的活动,以避免以下方式导致的干扰:

(1) 限制将电视摄像机放置在听证室的某些不当位置。

(2) 在听证期间,禁止在听证室内进行面对面采访。

第 218.05 条　主持人

(a) 听证会应当由委员会主席,或者指定人员主持。

(b) 主持人负责:

(1) 召集听证会。

(2) 对听证会进行录音。

(3) 对媒体进行限制,以避免第 218.04 条第(b)款规定的干扰。

(4) 确认发言人和发言顺序。

(5) 根据第 218.06 条第(b)款规定,限制每个发言人的时间。

(6) 清退或者已经清退任何干扰听证的人。

(7) 设置听证会的中停休息。

(8) 提供提交书面意见的机会。

第 218.06 条　公众参与

(a) 任何人如果希望就该问题或者与听证主题相关问题发言,应当在名单上最后一位发言者结束发言之前,将其姓名列入发言名单。按规定出现在发言者名单上的,应当给予合理的时间在听证会上发言。应当考虑参加听证的人数、时间和设施的可用性来决定合理的时间。

(b) 委员会应当通过主持人对以下人员进行审核:

(1) 拒绝那些不透露其全名的人。

(2) 当一个团体或者组织希望发表意见时,该团体的发言人不超过三名,但允许出席的成员将其姓名载入记录,作为团体或者组织的支持。

(3) 撤销对以辱骂或者破坏性方式发言或者行事的说话者的认可。

(4) 撤销对拒绝发表与听证会主题相关评论的发言者的认可。

(c) 自通知公布之日起,至主持人记录完毕为止,不少于听证后七个自然日内。

(d) 如果希望提供口头证词的发言者人数超过在可供设施和听证会时间长短的合理时间内可听取的人数,听证会应当根据 RSA 第 541 - A 条中的规定重新召开,为这些人提供举行听证会的机会。发言者可以选择提交书面证词,以代替额外的口头听证。

第 219.01 条　采用后的解释

(a) 当事人均可以通过向委员会提交请求,要求对根据 RSA 第 541 - A:11 条第Ⅶ款采纳的规则作出解释。

(b) 该请求应当在下次预定的委员会会议上进行审议,委员会应当在审议后四十五日内答复。

第301节 申请程序

第301.01条 申请过程

(a) 拟在新罕布什尔州申请针灸执照者,应当提交以下文件:

(1) 由委员会提供的完整的"执照申请"表格,其中包含第301.02条规定的信息。

(2) 适用第301.02条的申请人提供的额外支持材料。

(3) 根据第306.01条第(a)款提交的初始执照费。

(b) 申请应当采用以下方式:

(1) 用墨水打字或者清晰印刷。

(2) 由申请人签字。

(3) 完整填写所有条款,或者标记出不适用申请人填写的内容。

(c) 申请难以辨认、部分不完整或者未签名的,应当退还申请人。

(d) 在委员会收到以下资料,申请应当被视为已向委员会存档:

(1) 一份填写完整的申请表格。

(2) 申请人支票已存入并结清的证明。

(3) 所有必需的支持文件。

(e) 在申请向委员会提交文件之日起三十日内,委员会应当在必要时要求申请人提供补充信息或者文件,以澄清申请或者与申请有关的任何材料。

(f) 除非申请人要求,并且委员会批准弃权下列时限,否则委员会应当在不超过六十日的合理时间内批准或者拒绝该申请:

(1) 申请在委员会存档的日期。

(2) 根据第301.01条第(e)款对请求作出回应的日期。

(g) 如果申请被拒绝,申请人应当根据第214.01条就委员会确定的缺陷进行复议听证。此类听证请求,应当在委员会发出拒绝通知之日起三十日内向委员会提交。

(h) 如果在委员会发出拒绝通知后三十日内,申请人没有提出听证请求,则该申请关闭。

(i) 等待委员会要求提供的资料的待决申请,应当自提交申请之日起开放一年之后关闭。这一时限应当根据申请人向委员会提出书面要求后延长。

(j) 所有执照申请均应当作为永久记录的一部分保存。

(k) 所有执照每两年到期,在偶数或者奇数年的6月30日前。

第301.02条 申请表

申请人应当在"执照申请表"上或者与申请表一同提供以下内容:

(a) 法定姓名,以及:

(1) 可能出现在证明文件上的各个以前使用的名字。

(2) 如果适用,用中文、韩文或者其他外文的姓名。

(b) 居住和工作地址及电话号码。

(c) 出生日期。

(d) 符合 RSA 第 161-B:11 条Ⅵ-a 款规定的社保号码。

(e) 电子邮件地址。

(f) 自申请之日起九十日内拍摄的一张两英寸乘以两英寸的护照标准照片。

(g) 申请人曾就读的学院及大学名单、就读日期以及获下列院校之一颁授的学位(如果有的话):

(1) 授予学位的学院或者大学的正式成绩单。

(2) 颁发的毕业证书副本;或者

(3) 在美国以外的学院或者大学获得本科学位的情况下,根据本法第 302.03 条第(c)款的规定提供证明文件。

(h) 如果申请人申请豁免学位规定,应当根据第 302.03 条第(b)款的规定提交证明文件。

(i) 所就读针灸学校的名单、就读日期、毕业日期和授予的学位、证书或者文凭,并由所就读的针灸学校或者学院的官方成绩单支持。

(j) 如果申请人正在申请豁免针灸高等学院的要求,应当根据第 302.05 条的规定提供证明文件。

(k) 申请人目前获得针灸执照、注册或者以其他方式获准从事针灸工作的所有其他州和国家的清单、颁发日期和到期日期,以及执照或者证书编号。所有现行针灸执照的状态文件应当直接由发证州或者国家发送。

(l) 申请人以前曾获得针灸执照、注册或者以其他方式被获准从事针灸实践的其他州和国家的清单,包括颁发日期和有效期。

(m) 申请人以前或者目前获得执照、注册或者以其他方式被获准从事针灸实践以外的医疗技术的所有州和国家的清单,包括发行日期和到期日期。

(n) 由国家针灸与东方医学认证委员会(NCCAOM)认证申请人的信息,由 NCCAOM 直接发送给委员会或者从 NCCAOM 官方网站下载的认证状态文件支持,包括:

(1) 认证日期。

(2) 当前证书到期日期。

(3) 当前证书是针灸专用认证,还是针灸和中草药认证,或者针对传统中医的认证。

(o) 披露并酌情解释下列信息:

(1) 曾经对申请人提出医疗事故索赔的,无论是否就该索赔提起诉讼。

(2) 申请人是否曾因任何理由在任何地方被拒绝颁发针灸执照、证书或者注册。

(3) 申请人是否曾在医院、诊所或者其他卫生保健机构就业或者任命,或者曾因受到纪律处分而从医疗机构辞职。

(4) 申请人是否受到任何针灸或者医疗委员会、任何卫生保健机构或者任何专业针灸协会的正式纪律处分。

（5）申请人是否曾因面临纪律处分而自愿交出针灸或其他疗法的执业许可证。

（6）申请人是否曾因暴力、虐待、欺诈、不诚实或者吸毒等犯罪被定罪。

（7）申请人是否在针灸以外的其他领域的专业执照曾因纪律处分被撤销、吊销，或者以其他方式终止，或者申请人所持有的任何专业执照目前正面临任一纪律处分。

（8）申请人曾经或者目前患有情绪障碍或者精神疾病、器质性疾病或者成瘾障碍，从而损害了其针灸实践能力或者作为针灸学生的职能。如果有这种情况，则申请人应当描述所接受的治疗和治疗的结果。

（p）申请人顺利完成洁针技术课程的声明，并附上从 NCCAOM 或者 CCAOM 官方网站下载的文件，或者直接从 NCCAOM 或者美国针灸和东方医学院委员会（CCAOM）发送的文件。

（q）由申请人亲属以外的三人出具的道德品行声明，并且此三人与申请人相识至少三年，其中至少一人是针灸师，在本州或者其他司法管辖区持有执照。

（r）申请人在下列声明上签名：

“本人特此证明，据本人所知，在本申请中所做的所有陈述以及与本申请相关的所有信息和文件都是真实、准确、完整和未经更改的。本人明白，对重要事实的不实陈述和遗漏可能会导致本申请被拒绝，或者被吊销或者撤销执照，或者其他适当的纪律处分。

如果我的申请被批准并获批针灸执照，我在此同意遵守新罕布什尔州所有与针灸服务相关的法律和行政法规。我知道这包括只使用一次性无菌针头的要求，以及使用洁针技术。我明白我应当遵守新罕布什尔州针灸师《道德准则》和 NCCAOM 针灸师《道德准则》。”

第 301.03 条　申请拒绝

根据前述第 301.01 条第（d）款向委员会存档的申请，如果根据前述第 301.02 条第（n）款披露的资料显示，若申请人不能胜任、安全和诚实地实践，或者不能遵守本法第 500 节的道德和专业要求，则申请将会被拒绝。

第 302 节　资格条件

第 302.01 条　个人资格

（a）申请人应当年满二十一周岁或者以上。

（b）申请人应当具有良好品德，并根据第 301.02 条第（p）款规定的申请人提交的信函来证明其良好品德。

第 302.02 条　认证要求

（a）申请人应当持有有效的 NCCAOM 认证文件以证明其通过考试或者证书审查。

（b）申请人应当顺利完成 NCCAOM 批准的洁针技术课程。

第 302.03 条　学位要求及其豁免

（a）申请人应当具有学士学位或者以上学历，注册护士或者医师助理学位。

（b）委员会应当豁免对申请人的学士学位或者以上学历、注册护士或者医生助理学位的要求，前提是申请人：

（1）拥有来自其他州的现行有效的针灸执照，其要求实质上等同或者超过 RSA 第 328－G：

9条第Ⅱ款的要求,并获得了相关州的核实:

(2)满足执照的所有其他要求。

(3)能从以下方面证明至少四十个学分:

a. 在经认可的大专院校每获得三个学时,并由就读院校的成绩单原件核实,应当等于两个学分。

b. 申请人每年在其他州持有有效的针灸执照,并由该州或者相关州直接核实,可等同于五个学分。

c. 在针灸及东方医学教育审核委员会(ACAOM)认可的针灸学校教学或者担任临床督导,或者有资格认证的针灸学校,由相关机构直接提供的此类活动文件进行核实,每学期应等同于五学分。

(c)从美国境外机构获得学位的申请人,如果顺利完成NCCAOM对国际申请人的教育要求,则应当被确定满足本科学位要求。

第302.04条　针灸教育要求

申请人应当符合下列条件之一:

(a)申请人应当在以下学校完成高等针灸课程:

(1)毕业时已获得ACAOM认证或者候选资格;或者

(2)委员会批准。

(b)申请人应当完成针灸教育,并经国家针灸协会批准,获得针灸或者东方医学认证;或者

(c)申请人应当符合第302.05条所规定的针灸教育豁免条件。

第302.05条　放弃针灸教育要求

(a)自委员会颁发初始执照之日起一年内,对于符合以下条件的申请人,应当豁免针灸教育要求:

(1)在另一个州拥有现行有效的针灸执照,且信誉良好,并直接从该州或者相关州核实。

(2)满足本节所有其他要求。

(b)自初始执照签发之日起一年后,只有符合第302.05条第(a)款及以下要求的申请人,才可以豁免针灸教育要求:

(1)如果申请人通过学徒计划接受了培训,该计划应当通过适当文件验证:

a. 遵守所有NCCAOM学徒计划标准,遵守RSA第328-G:9条第Ⅱ(g)款的规定。

b. 提供与ACAOM核心课程同样平衡的临床培训和教学指导,包括:

1. 基本针灸史。

2. 东方医学基础理论。

3. 穴位定位。

4. 诊断技能。

5. 治疗计划。

6. 治疗技术。

7. 专门的治疗模式和穴位组合。

8. 紧急急救处理。

9. 服务技术中的设备和安全。

10. 道德和人力服务技能;或者

(2) 如果申请人在 ACAOM 未批准的学院或者大学接受针灸教育,或者在申请人毕业时在候选学院接受针灸教育,如果申请人在以下学分表上累积六十个学分,委员会将批准豁免:

a. 申请人在正规针灸课程中每完成一学年应累积十个学分,总分不超过三十个学分,但条件是:

1. 申请人已从该专业毕业。

2. 该课程的毕业由该课程或者学校的成绩单直接核实。

b. 每一年针灸实践累积十个学分,总分不超过五十个学分,但应当满足以下条件:

1. 申请人每年至少有五百名患者就诊。

2. 申请人在该年的执业至少占普通卫生保健的百分之七十。

3. 申请人应当向委员会提供下列文件:

(i) 实践的日期和地点。

(ii) 至少下列两项:

i. 雇主的信件原件,说明工作日期、工作时间和探访次数。

ii. 至少二十名患者的书面陈述,包括每名患者的当前电话号码和地址,并说明治疗时间。

iii. 至少两名其他卫生保健专业人员、州或者地方针灸或者东方医学专业协会、学校或者学院的书面声明,并根据个人知识提供令人信服的关于执业日期、数量和范围的证词;或者

iv. 至少两名其他受尊重的社区成员的书面声明,根据个人知识提供令人信服的证词,关于执业的日期、数量和范围。

c. 申请人可以在下列类别中累积额外学分,总分不超过二十个学分。

1. 申请人每学期应当累积两个学分,负责针灸课程的主要教学工作,但应当符合以下条件:

(i) 课程在第 303.01 条所述委员会批准的学校或者学院授课。

(ii) 主要教学责任由学校直接核实。

2. 在符合下列条件的情况下,申请人须就临床课程或轮修课程的主要督导责任每学期可累积两分:

(i) 在委员会批准的针灸学校或者学院教授临床课程或者轮转课程。

(ii) 主要监督责任由学校直接核实。

3. 申请人在下列条件下,每发表一篇有关针灸或者东方医学的文章,可累积两个学分:

(i) 文章发表在国家或者国际公认的专业期刊或者出版物上。

(ii) 以该条的副本作为记录。

(c) 任何根据第 302.05 条申请放弃针灸教育要求的申请人,应当在经认可的学院或者大学顺利完成至少六个学分的解剖学和生理学课程,并由该机构直接进行成绩单核实。

第 303 节　资 格 条 件

第 303.01 条　ACAOM 认证或者候选学校

委员会应当批准所有经 ACAOM 认证或者有候选资格的针灸学校。

第 304 节　临时教学执照及实习注册

第 304.01 条　临时教学执照;客座教师

(a) 为教授不超过三十日的研讨会或者课程而访问本州,并打算在教学过程中进行针灸实践的针灸或者东方医学教师应当:

(1) 在课程开始前不少于六十日,向委员会提交一份申请书,其中应当包括:

a. 申请人的姓名。

b. 可以与申请人联系的地址和电话号码。

c. 所讲授课程的名称和说明。

d. 授课地点。

e. 课程的期限和预定日期。

f. 主办个人或者组织的名称。

(2) 证明在其他州或者国家的针灸执照。

(3) 遵守公共卫生要求,包括按照 RSA 第 328-G: 10 条第Ⅳ款的规定使用一次性针灸针;以及

(4) 根据第 306.01 条的规定支付所需费用。

(b) 根据第 304.01 条第(A)款获发临时教学执照的人不得在指定课程或者研讨会之外进行针灸实践,并且不得因针灸实践而获得除课程本身的补偿外的任何补偿。

(c) 临时教学执照的有效期不得超过三十日。

(d) 如果是定期研讨会类型的课程,委员会应当对临时教学执照三十日的限制准予例外,但应当符合以下条件:

(1) 构成单独的一门课程。

(2) 一年内举行的会议不得超过六次。

(e) 除了第 304.01 条第(d)款规定的人员外,任何打算在新罕布什尔州教授针灸超过三十日的人员,如果该教学涉及针灸实践,应当根据本法第 300 条的规定获得新罕布什尔州的正规执照。

第 304.02 条　实习注册

如果符合以下标准,则允许进行有限的、受监督的和临时的针灸实践的实习生注册应当被批准:

(a) 未来的实习生应当由下列人员担保:

(1) 持有有效的新罕布什尔州针灸执照,且信誉良好。

（2）向委员会提交一份实习生注册申请书，其中包括：

a. 担保执照人的姓名、营业地址和电话号码。

b. 实习生的姓名。

c. 可以联系到该实习生的地址和电话号码。

d. 实习生所就读的针灸学校的名称、地址和电话号码。

e. 实习生预计的毕业日期。

f. 实习地点。

g. 实习开始和结束日期。

（3）安排由实习生所在的针灸学校直接向委员会发送文件，说明该实习生：

a. 目前就读于经 ACAOM 认证或者处于候选状态的学校的针灸课程。

b. 已顺利完成以下课程：

1. 针刺技术。
2. 洁针程序。
3. 穴位定位。
4. 穴位适应证和禁忌证。
5. 诊断。
6. 治疗计划。

（4）以书面形式向委员会同意：

a. 积极监督实习生对患者的所有诊断和治疗。

b. 在实习生治疗患者时，始终亲自在场。

c. 向所有由实习生治疗的患者表明针灸实习生的身份。

d. 指导实习生了解相关的执照责任以及第 503.01 条和第 503.02 条规定的道德和专业标准。

（b）在收到委员会的书面批准之前，持证人不得允许实习开始。

第 304.03 条　实习生注册时间

实习生注册应当在批准之日起一年后失效，或者在实习生从第 304.02 条（a）（3）a 项所规定的学习课程毕业或者终止时失效，以先到者为准。

第 305 节　学生观察员和办公室助理

第 305.01 条　持证人对学生观察员和办公室助理的义务

雇用助手的持证人，无论是有偿还是无偿，或者允许学生观察，都应当负责保证满足以下要求：

（a）这些人不得对患者进行诊断，制定治疗计划，或者为患者插针。

（b）如果是非侵入性的治疗方式，如艾灸或者拔罐是由助手或者学生实施的，持证人应当负责这些程序的培训和安全应用。

（c）在处理任何仪器、材料或者废物时，应当遵守职业安全与健康管理局的所有适用法规。

第306节　费　用

第306.01条　收费标准

根据RSA第328－G：9条第Ⅱ(d)款的规定，初始执照申请和执照续期费用应当为一百一十美元。

第307节　RSA第328－G条规定的豁免

第307.01条　根据RSA第316－A条规定获得执照者的豁免

任何在1997年7月1日根据新罕布什尔州RSA 316－A的规定获发执照，并在该日从事针灸实践的人员，将根据RSA 328－G：9条第Ⅰ款的规定获得豁免，条件是该人：

(a) 向委员会提出豁免申请。

(b) 核实截至1997年7月1日根据RSA 316－A的规定获得的执照证明。

(c) 提供在1997年7月1日之前从事针灸实践的证据。

(d) 核实至少五百个学时的针灸培训。

(e) 证实顺利完成NCCAOM的考试和认证。

(f) 向委员会提交所有已提交给NCCAOM的教育、学徒或者经验文件的副本，证明申请人有资格参加考试。

第308节　合法针灸师记录

第308.01条　合法针灸师名册及目录

委员会应当保持一份执业针灸师名册，并每年出版一份包括以下信息的目录：

(a) 姓名。

(b) 营业地址。

(c) 执照的颁发日期。

(d) 执照号码。

(e) 执照是否信誉良好。

第401节　执 照 续 期

第401.01条　执照期限

在根据第401.02(a)条及时提交的申请获得批准后，续期执照的有效期为两年。

第401.02条　执照续期

(a) 希望续期执照的持证人应当在执照到期前提交以下材料：

(1) 一份填妥的“执照续期申请”表格，该表格应当载有第401.03条所指明的资料。

(2) RSA第328－G：9条第Ⅱ(d)款规定的费用。

(b) 未能在规定日期前满足第401.02条第(a)款的要求，可能导致：

(1) 执照暂时失效的可能性，在此期间，申请人不得从事针灸实践，但条件是：

a. 该申请人已在执照实际到期日期之前提交续期申请，该申请仅在等待委员会的批准。

或者

b. 该申请人已根据第402.03条向委员会提交呈请书;或者

(2) 在执照实际到期日前未提出续期申请的,视为执照到期。

(c) 在第401.02条第(b)(2)款规定的情况下,在根据第301.01条申请新执照并获得委员会批准前,该人不得从事针灸实践。

(d) 在第401.02条第(c)款规定的情况下,已经在委员会存档的原始申请的证明文件应当被视为足够。

(e) 在委员会收到下列申请当日,该续期申请应当视为已向委员会存档:

(1) 填妥的续期表格。

(2) 申请人的支票已经存入并结清的证明。

(f) 在续期申请在委员会存档的三十日内,如有必要,委员会应当要求提供澄清续期申请相关各种材料所需的补充信息或者文件。

(g) 除非申请人要求豁免以下时间限制并得到委员会的批准,否则委员会应当在不超过60日的合理时间内批准或者拒绝续期申请:

(1) 申请在委员会存档的日期。

(2) 根据第401.02条第(f)款的规定作出答复的日期。

第401.03条　申请书

执照续期申请表应当要求申请人提供以下信息:

(a) 姓名。

(b) 居住和营业地址及电话号码。

(c) 一份表明申请人是否正在积极从事针灸实践的声明。

(d) 披露并在适用情况下解释有关前两年的下列信息:

(1) 如申请人已被提出医疗事故索赔,不论是否因此提出诉讼。

(2) 申请人因任何理由在任何地方被拒绝颁发针灸执照、证书或者注册。

(3) 如果申请人在医院、诊所或者其他卫生保健设施的就业或者任命被吊销,或者从卫生保健设施辞职,以代替受到纪律处分。

(4) 申请人有任何正式的纪律指控,或者任何针灸或者医疗委员会、任何卫生保健机构或者任何专业针灸协会对申请人采取了任何纪律处分。

(5) 如果申请人自愿交出针灸或者其他医疗技术的行医执照,以代替面临的纪律处分。

(6) 有暴力、虐待、诈骗、不诚实、吸毒等犯罪行为的。

(7) 申请人在针灸以外的其他领域的专业执照因纪律处分原因被撤销、吊销或者以其他方式终止,或者申请人因持有任何专业执照而受到的任何纪律处分正在等待处理。

(8) 如果申请人有情绪障碍、精神疾病、器质性疾病或者成瘾障碍,从而损害了申请人的针灸实践能力,如果有,对所接受的治疗和治疗结果的描述。

(e) 为完成三十个单元的持续进修规定而申请续期的课程或者专业拓展活动的名称,列明每项课程或者专业发展活动的综合学分值。

(f) 上述第401.03条第(e)款所述课程或者专业知识证书的文件副本。

(g) 申请人目前已获得 NCCAOM 认证的确认书,具体说明:

(1) 处于执业状态,并注明认证到期日期;或者

(2) 处于非执业状态,并注明日期和原因。

(h) 一份声明,表明申请人承认在申请中故意提供虚假信息将成为委员会采取纪律处分的依据。

(i) 申请人在一份声明上的签名,该声明应当声明申请中所提供的信息和文件是真实、准确、完整和未经修改的。

(j) 申请人签署申请的日期。

第 401.04 条　申请日期

申请人应当在执照到期前六十日内提出续期申请,最迟不得超过到期日。

第 401.05 条　拒绝续期

如果经过通知和听证会机会,有大量证据证明以下情况,则应当拒绝执照的续期:

(a) 未遵守第 402.01 条的继续教育要求,尽管第 402.03 条第(a)款另有规定。

(b) 未能在续期执照申请中提供完整或者准确的信息。

(c) 没有满足或者不再继续满足 RSA 第 328 - G:9 条第Ⅱ款以及本规则中关于执照和资格的要求。

第402节　继续教育

第 402.01 条　继续教育要求

(a) 每个持证人应当在每两年的续期期内完成委员会批准的三十个 PDA 学分。

(b) 在两年续期内所修学分超过三十个学分的,应用于下一续期内的继续教育要求。

(c) 根据第 402.01 条第(b)款的规定结转的各个多余 PDA 学分不得结转到下一个两年期。

(d) 如果持证人在执照续期时没有达到三十个学分的要求,持证人可以根据第 402.02 条向委员会申请豁免最后期限。

(e) 持证人应当负责证明出席或者参加任何继续教育课程或者为续期执照而提交的 PDA 学分。

第 402.02 条　未能满足继续教育要求

(a) 在上一个两年期没有完成三十个 CEU 的执照续期申请人:

(1) 应当在执照到期前向委员会提交一份申请,提出完成特定课程或者活动的具体时间表,以纠正 CEU 的不足。

(2) 在执照到期之日暂停针灸实践,直至上述缺陷消除并获得执照续期。

(b) 未能在执照到期日前提交该申请的将会:

(1) 导致执照过期。

(2) 根据第 301.01 条和第 401.02 条第(d)款申请新的执照。

第 402.03 条　获批的继续教育学分

(a) 下列应当被视为委员会批准的继续教育学分:

(1) 符合第402.04条以及第402.05条第(a)款规定的PDA学分,包括:

a. 与东方医学知识或者实践有关的研究。

b. 与东方医学知识或者实践有关的出版物。

c. 在师承制、正规学校或者独立研讨会上讲授针灸、东方医学或者相关主题课程。

d. 师承制或者正式学校的临床监督。

e. 有指导的临床经验,包括观察、案例讨论和/或者指导服务。

f. 继续教育课程,包括CD-ROM、电话会议和基于互联网的课程。

(2) 其他符合第402.04条及第402.05条标准的继续教育课程。

(b) PDA学分应当按照下列时间表计算:

(1) 每两个小时记录的研究应同等于一个PDA学分。

(2) 每发表一篇针灸文章,同等于十个PDA学分。

(3) 每出版一本针灸专著或者主要著作,应当同等于三十个PDA学分。

(4) 针灸教学的一小时同等于一个PDA学分。

(5) 在针灸学生临床监护中所花费的一小时相当于一个PDA学分。

(6) 在高级针灸师指导下的临床经验的一小时应当相当于一个PDA学分。

(7) 继续进修课程的一小时,应当相当于一个PDA学分。

(8) 在专门与东方医学相关的专业委员会服务的一年应当等于五个PDA学分。

第402.04条　继续教育课程的一般要求

(a) 所有课程应当与针灸和东方医学的实践相关,并提供技能和知识,以提高针灸师的实践能力,包括:

(1) 东方医学理论、技术、营养和草药学。

(2) 西方科学,例如:

a. 解剖学。

b. 生理学。

c. 病理学。

d. 生物化学。

e. 微生物学。

f. 心理学。

g. 营养。

h. 医学史。

i. 医学术语。

j. 医学伦理学。

(3) 学习东方语言、太极和气功。

(4) 第601.03条所涵盖的任何专业范畴。

(5) 商科、管理学、保险记账、实务建设等课程。

(6) NCCAOM批准并认可的各种课程。

(b) 一学时的课堂时间应当相当于一个CEU学分。

(c) CEU 课程应当根据第 402.05 条获得委员会的批准。

第 402.05 条　委员会批准继续教育课程

(a) 委员会应当自动批准所有符合第 402.04 条规定并符合以下要求的与针灸、东方医学和普通医学教育有关的课程:

(1) 在 ACAOM 认证、候选或者委员会批准的学校任教。

(2) 在被认可的学院或者大学修学分的。

(3) 经 NCCAOM 审查机构批准。

(4) 获得美国针灸与东方医学协会继续教育委员会或者其他国家专业保健协会批准;或者

(5) 经其他州执照委员会批准的,包括通过州执照委员会要求的州专业组织提供的。

(b) 除第 402.05 条第(a)款所指明的课程外,主办机构所开办的课程应当满足第 402.04 条的所有要求,并且委员会应当收到主办机构发出的申请批准的信函,信函中应当载有下列资料,才可以获得批准:

(1) 主办单位或者其联络人的名称、地址、联系电话。

(2) 课程名称、地点和日期。

(3) 课程涵盖的所有科目的说明,应当符合第 402.04 条第(a)款及第 402.04 条第(b)款的规定。

(4) 课程的既定目标和各个其他有助于对课程进行评价的关于课程或者讲师的描述性材料。

(5) 课程大纲,以学时细分的课程表,以及所有所需教材和/或者设备的说明。

(6) 教师姓名、专业资格。

(7) 由主办方正式指定的人员每届会议至少检查两次出勤情况的声明。

(8) 一份声明,说明全程出席的学员将获得用于执照续期的出席证书。

(c) 委员会应当在收到第 402.05 条第(b)款所要求的信函后六十日内将委员会决定通知保荐人。

(d) 未经委员会批准,任何课程不得对外宣称已经获得委员会的批准。

第 402.06 条　课程批准通知

(a) 委员会在批准继续教育课程后,应当向主办机构发出课程批准书,批准书应当载有:

(1) 课程名称。

(2) 开课日期。

(3) 计入的继续教育学时数。

(b) 委员会应当备存一份经核准课程的最新名单,供各种人员索取。

第 403 节　纪律处分

第 403.01 条　通知和纪律处分的实施

(a) 除了 RSA 第 541 - A:30 条第Ⅲ款和本法第 403.03 条授权的立即吊销执照外,委员会只应当在下列情况下采取纪律处分措施:

（1）事先通知并有机会发表意见的；或者

（2）根据和解协议或者同意令。

（b）构成不端行为的行为应当是第 RSA 328－G：12 条Ⅱ款中规定的行为。

（c）在听证会后，在发现持证人构成不端行为后，委员会应当根据 RSA 第 328－G：12 条第Ⅲ款的规定，根据严重性的增加，实施下列一项或者多项纪律处分措施：

（1）公开或者私下申斥。

（2）行政罚款，金额由委员会确定，每次违规不超过两千美元，如果违规持续，则每持续违规一日罚款二百五十美元。

（3）吊销、限制或者制约执照；或者

（4）撤销执照。

（d）委员会在决定施加何种纪律处分措施时，应当考虑：

（1）加重因素，例如：

a. 罪行的严重程度。

b. 持证人先前的纪律处分记录，包括先前不端行为的次数和类型。

c. 对个人或者公众健康和安全造成的伤害。

（2）减罪情节，例如：

a. 罪行情节不严重。

b. 持证人没有先前的纪律处分记录。

c. 持证人所犯罪行时的精神状态。

d. 持证人对其不端行为的承认。

e. 持证人与委员会合作的意愿。

（e）实施纪律处分措施的委员会命令的副本以及所有和解协议或者同意法令的副本，应当发送给持证人获发执照的每个州的执照机构，以及根据适用的州或者联邦法律要求通知的其他单位、组织、协会或者委员会。

第 403.02 条　行政罚款

（a）行政罚款应当根据第 403.01 条第（d）款中所述的情节进行评估，并利用以下准则，根据下述第（b）款的规定调整：

（1）如果在之前的五年内没有发生过违规行为，评估的标准罚款应当为每项违规行为二百五十美元。

（2）如果在之前的五年内发生过一次违规行为，评估的标准罚款应当为五百美元。

（3）如果在之前的五年内发生过一次以上的违规行为，标准罚款为一千美元。

（4）对于五年内的任何后续违规行为，尽管有下述第（c）款的规定，但标准罚款应当为二千美元。

（5）如果是持续的违规行为，标准罚款应当为每日一百美元。

（b）就上述第（1）项、第（2）项、第（3）项和第（4）项而言，一项持续行为应当被视为单独的违规行为。

（c）委员会在确定罚款的实际金额时，应当适用第 403.01 条第（d）款作为加重和减轻因素。

第 403.03 条　立即吊销执照

(a) 当委员会收到的信息表明持证人从事了对生命或者健康构成直接危险的不诚实行为或者不端行为时,委员会应当根据 RSA 第 541 - A:30 条第Ⅲ款发布命令,列出所指称的不端行为,并在审判程序开始前立即吊销执照至多十个工作日。在十个工作日内开始的,吊销执照应当继续直至程序作出决定为止。

(b) 本条规定的吊销执照执行令应当包括根据第 207.02 条第(b)款发出的听证通知书。

(c) 在根据本条进行的程序中所订定的听证日期不得根据持证人的要求而推迟,除非持证人也同意在委员会发出最终决定前继续暂停听证的期间。

第 403.04 条　纪律处分指控未结案时自愿交出执照

(a) 持证人可以随时交出执照。

(b) 在执照仍有效时,交出或者不续期执照并不妨碍委员会就持证人的行为进行调查或者完成纪律处分程序。此类调查和程序的处理方式应当与其他纪律处分调查和程序相同。

(c) 除委员会命令和解协议或者有管辖权的法院命令中明确规定的情况外,在新罕布什尔州,放弃执照者将没有任何权利或者特权。持证人在递交申请后在新罕布什尔州重新申请执照,应当满足当时法规和规则中规定的对新申请人有效的所有要求。

(d) 作为解决未决不端行为指控的一部分而交出执照的持证人,应当在纪律处分听证会记录结束前向委员会提出书面和解建议。

(e) 根据上述第(d)款达成的各项和解协议,应当包括下列让步:

(1) 执照的交出是为了解决未决的纪律处分指控。

(2) 待决的指控应当是持证人今后在新罕布什尔州提交的各项申请中要解决的问题。

(f) 在采取惩戒措施之前交出执照的事实以及与此有关的各项和解协议的条款,应当以与包含不诚实或者不端行为的具体调查结果的最终决定相同的方式分发给所有相关的执照颁发机构和资料库。

West's Vermont

West's Vermont Statutes Annotated

Subchapter 1. General Provisions

§ 3401. Definitions

As used in this chapter:

(1) "Acupuncture" or the "practice of acupuncture" means the insertion of fine needles through the skin at certain points on the body, with or without the application of electric current or the application of heat to the needles or skin, or both, for the purpose of promoting health and well-being or to prevent or alleviate pain or unease.

(2) "Licensed acupuncturist" means a person who is licensed to practice acupuncture under this chapter.

(3) "Director" means the Director of the Office of Professional Regulation.

(4) Deleted by 2019, No.30, § 23, eff. July 1, 2019.

(5) Deleted by 2019, No.30, § 23, eff. July 1, 2019.

§ 3401a. Scope of practice

(a) A licensed acupuncturist may, in addition to the practice of acupuncture employing fine needles, in a manner consistent with acupuncture theory, employ electrical, magnetic, thermal, and mechanical skin stimulation techniques; nonlaboratory diagnostic techniques; nutritional, herbal, and manual therapies; exercise and lifestyle counseling; acupressure; and massage.

(b) A licensed acupuncturist shall not offer diagnosis of any human pathology except for a functional diagnosis, based upon the physical complaint of a patient or acupuncture theory, for purposes of developing and managing a plan of acupuncture care, or as necessary to document to insurers and other payers the reason a patient sought care.

§ 3402. Prohibitions; offenses; exemptions; evaluating nonacupuncturists

(a) Except as provided in subsections (d) through (g) of this section, a person shall not practice acupuncture unless he or she is licensed in accordance with the provisions of this chapter.

(b) (1) A person shall not use in connection with the person's name any letters, words, or insignia indicating or implying that the person is an acupuncturist unless the person is licensed in accordance with this chapter.

(2) The only title a licensed acupuncturist may use in reference to that license is "licensed acupuncturist" or its abbreviation, as "Lic. Ac.".

(c) A person who violates any of the provisions of subsection (a) or (b) of this section shall be subject to the penalties provided in 3 V.S.A. § 127.

(d) Nothing in subsection (a) of this section shall prevent a student from performing acupuncture under the supervision of a competent licensed acupuncturist instructor:

(1) within a school or a college or an acupuncture department of a college or university that is licensed by the Vermont Agency of Education or certified by the Accreditation Commission for Acupuncture and Oriental Medicine.

(2) as a student in a Director-approved apprenticeship; or

(3) as an intern in any hospital.

(e) Nothing in subsection (a) of this section shall prevent a person who is licensed or certified as an acupuncturist in another state or Canadian province from practicing acupuncture for no more than five days in a calendar year as part of a health care professional educational seminar or program in Vermont, if the educational seminar or program is directly supervised by a Vermont-licensed health care professional whose scope of practice includes acupuncture.

(f) This chapter shall not be construed to limit or restrict in any way the right of a licensed practitioner of a health care profession regulated under this title from performing services within the scope of his or her professional practice.

(g) Nothing in subsection (a) of this section shall prevent an unlicensed person from engaging in auriculotherapy, an unregulated practice wherein needles are inserted into the external human ear, provided such person:

(1) has appropriate training in clean needle technique.

(2) employs sterile, single-use needles, without reuse.

(3) does not purport to treat any disease, disorder, infirmity, or affliction.

(4) does not use any letters, words, or insignia indicating or implying that the person is an acupuncturist; and

(5) makes no statement implying that his or her practice of auriculotherapy is licensed, certified, or otherwise overseen by the State.

(h) The Director, with cooperation of the relevant professional regulatory boards, shall monitor and evaluate whether nonacupuncturists employing acupuncture as a therapeutic modality are doing so safely, within their scopes of practice, and in a manner consistent with the public health, safety, and welfare.

Subchapter 2. Administration

§ 3403. Director; functions

(a) The Director shall:

(1) Provide general information to applicants for licensure as acupuncturists.

(2) Collect fees as provided under this chapter.

(3) Explain appeal procedures to licensed acupuncturists and applicants and complaint procedures to the public.

(4) Receive applications for licensure, license applicants under this chapter, renew licenses, and revoke, reinstate, or condition licenses as ordered by an administrative law officer.

(5) Refer all disciplinary matters to an administrative law officer.

(b) The Director may adopt rules necessary to perform his or her duties under this chapter.

§ 3404. Advisor appointees

(a) (1) The Secretary of State shall appoint two licensed acupuncturists to serve as advisors in matters relating to acupuncture as set forth in 3 V.S.A. § 129b.

(2) Appointees shall have at least three years' experience as an acupuncturist immediately preceding appointment and shall be actively engaged in the practice of acupuncture in Vermont during incumbency.

(b) The Director shall seek the advice of the acupuncturist advisors in carrying out the provisions of this chapter.

Subchapter 3. Licenses

§ 3405. Eligibility for licensure

To be eligible for licensure as an acupuncturist, an applicant shall be at least 18 years of age and shall furnish satisfactory proof that he or she:

(1) holds a degree or diploma from an educational institution accredited by the Accreditation Commission for Acupuncture and Oriental Medicine or a substantially equivalent or successor accrediting organization approved by the U.S. Department of Education and the Director, which shall include at least two academic years and a minimum of 400 hours of supervised clinical practice; and

(2) passed the examination described in section 3406 of this chapter.

§ 3406. Examination

(a) The Director shall examine applicants for licensure and may use a standardized national examination. The examination shall include the following subjects:

(1) Anatomy and physiology.

(2) Acupuncture pathology.

(3) Acupuncture diagnosis.

(4) Hygiene, sanitation, and sterilization techniques.

(5) The principles, practices, and techniques of acupuncture.

(6) Clean needle techniques.

(b) The Director may adopt rules necessary to perform his or her duties under this section.

§ 3407. Licensure without examination

(a) The Director may waive the examination requirement under subdivision 3405(2) of this chapter if the applicant is an acupuncturist regulated under the laws of another state who is in good standing to practice acupuncture in that state and, in the opinion of the Director, the standards and qualifications required for regulation of acupuncturists in that state are substantially equivalent to those required by this chapter.

(b) The Director may waive the examination requirement under subdivision 3405(2) of this chapter for an applicant who has furnished evidence of having passed the examination administered by the National Certification Commission for Acupuncture and Oriental Medicine.

§ 3407a. Repealed by 1997, No.40, § 43, eff. July 1,1997

§ 3408. Renewals

Licenses shall be renewed every two years upon payment of the required fee and furnishing satisfactory evidence of having completed 30 hours of continuing education credit during the preceding two years. The Director may adopt rules for the approval of continuing education programs and the awarding of credit.

§ 3409. Repealed by 1997, No.59, § 65(8)

§ 3410. Repealed by 2019, No.30, § 23, eff. July 1, 2019

§ 3411. Disclosure information

The Director shall adopt rules requiring licensed acupuncturists to disclose to each new client before the first treatment the acupuncturist's professional qualifications and experience, those actions that constitute unprofessional conduct, the method for filing a complaint or making a consumer inquiry, and provisions relating to the manner in which the information shall be displayed and signed by both the acupuncturist and the client.

§ 3412. Repealed by 2019, No.30, § 23, eff. July 1 2019

West's Vermont Administrative Code

20-4-4: 1. GENERAL INFORMATION ON LICENSURE OF ACUPUNCTURISTS

1.1 THE PURPOSE OF LICENSURE

The Secretary of State and the Director of the Office of Professional Regulation (Office) have been given certain powers by Vermont law to protect the public health, safety, and welfare by setting standards, licensing applicants, and regulating licensed acupuncturists and their practices.

1.2 LAWS THAT GOVERN LICENSURE

Licensure is governed by a specific state law that establishes responsibilities for setting standards, issuing licenses, and regulating the profession. The law is the Acupuncturists Act, 26 V.S.A. §§ 3401 – 3411. In addition, the Director of Professional Regulation is obligated to comply with several other state laws, such as *the Administrative Procedure Act*, 3 V. S. A. §§ 801 – 849, *the Open Meeting Law*, 1 V. S. A. §§ 311 – 314, *the Law of Professional Regulation*, 3 V.S.A. §§ 121 – 131, and *the Access To Public Records Law* 1 V.S.A. §§ 315 – 320. These laws set forth the rights of an applicant, licensed acupuncturist, or member of the public. The complete text of these laws is available at most libraries and town clerks' offices. "Vermont Statutes Online" are also available on the Internet at http://www.leg.state.vt.us.

20 – 4 – 4: 2. INFORMATION FOR APPLICANTS

2.1 DEFINITIONS

Terms defined in the Acupuncturists Act have the same meaning when used in these rules. In addition, when used in these rules:

A. SUPERVISED CLINICAL PRACTICE, by an applicant, means acupuncture practice under the supervision of a licensed acupuncturist who is a qualified preceptor and who is present in the clinic at all times in which supervisees are engaged in the practice of acupuncture. No more than eight students may be supervised at one time. A minimum of 250 student-performed treatments must be included in the 800 hours of supervised clinical practice.

B. ACCREDITED EDUCATIONAL INSTITUTION means a school which has been approved by the National Accreditation Commission for Schools and Colleges of Acupuncture and Oriental Medicine or its successor organization.

C. PRECEPTOR means a licensed acupuncturist, licensed in the State of Vermont, or a person licensed in another state or country with standards substantially equivalent to Vermont standards. "Preceptor" does not include a spouse or family member, or an employer, partner or shareholder in the same enterprise.

D. EDUCATION AND SUPERVISED PRACTICE REQUIREMENTS FOR PRECEPTORS PRIOR TO JANUARY 1, 1996 means the preceptor must furnish satisfactory proof that his or her training is equivalent to qualifications for Vermont licensure. For supervision provided prior to January 1, 1996, by an acupuncturist, no license is required at the time of supervision if the supervising acupuncturist had met the education and supervised practice requirements of these rules and subsequently passed the examination and was granted licensure.

E. SUPERVISION REPORT means a report submitted by a supervisor containing sufficient detail to evaluate an applicant's supervised practice, including:

1. Applicant's name.

2. Supervisor's name, signature, address, certification or license number, state where granted, date granted, and area of specialization.

3. Name and nature of the practice setting, and a description of the client population served.

4. Specific dates of practice covered in the report.

5. Number of practice hours during this period (to include all duties).

6. Applicant's specific duties.

7. Number of one-to-one supervisory hours and student-performed treatments.

8. Detailed assessment of the applicant's performance.

9. Skills supervised.

10. Ethical practices reviewed; and

11. Verification of certification or licensure of the supervisor if the supervisor is certified or licensed in another state. The verification must be provided directly to the Director of Professional Regulation from the other state.

2.2 APPLICATION FOR LICENSURE

An applicant for licensure must:

A. submit a completed application form with all supporting documentation.

and

B. pay the required fee.

Examination applicants must submit the application and the fee by the deadline date in order to be allowed to sit for the examination, although the additional required documentation may be submitted after that date. The Office reviews applications only after the supporting documentation is received, including evidence of a certificate or diploma, supervised practice and examination results, as required in Rule 2.3, or evidence of a license in another jurisdiction and its licensing standards, as required in Rule 2.4. Application forms may be downloaded from the Acupuncturists Web site at http: www.vtprofessionals.org.

2.3 QUALIFICATIONS FOR LICENSURE AS AN ACUPUNCTURIST

As set forth in the Acupuncturists Act, the basic qualifications for licensure are (1) completing a program in acupuncture and Oriental medicine, or (2) completing a training program, and (3) passing the examination.

A. Program in Acupuncture: Certificate or diploma from a school or college of acupuncture or oriental medicine accredited by the National Accreditation Commission for Schools and Colleges of Acupuncture and Oriental Medicine or as approved by the Director. That education must:

1. be able to document at least a three-year comprehensive curriculum providing a minimum of 1725 hours of entry-level acupuncture education. The program must include a minimum of 800 hours of supervised clinical practice in which there must be a minimum of 250 student-performed treatments. The program must also include 700 hours of oriental medical theory and

225 hours of biomedical sciences and

2. consist of no less than 27 months of attendance in classroom and clinic. The diploma must be awarded only after attendance in classroom and clinic. Correspondence programs do not qualify. A year of school is defined as 450 clock-hours in nine months. This may be extended over a period of more than

one calendar year. Points will then be given for study equivalent to one year of school. Formal schooling must be documented through the Verification of Education form provided by the Office.

or

B. Training Program: Completion of a training program which must include earning a minimum of 40 points in any one of the following categories or combination of categories.

1. apprenticeship — 10 points for each 1,000 documented contact hours, up to a maximum of 13.5 points per year.

a. An applicant must have completed an apprenticeship of at least 4,000 contact hours with a minimum of 250 student-performed treatments and complete the program in no less than three years and no more than six years.

b. Apprenticeship is defined as on-going work with a tutor or preceptor who assumes responsibility for the theoretical and practical education and training of the apprentice. "Contact hours" is the time the apprentice spends under the direct supervision of the preceptor. Off-site supervision is not included.

c. During the apprenticeship, the preceptor's practice must have included a minimum of 500 acupuncture patient visits with no less than 100 different patients per year during the program. Patient visits must be in general health care practice. Specialized limited practice such as smoking withdrawal, alcoholism, etc., may be included in the practice, but must be in addition to the basic 500 visits of general practice per year. After the first year, the apprentice must have been given increasing responsibilities in patient contact up to and including the final stage of complete diagnosis and treatment under the preceptor's supervision. This increasing responsibility must be documented through the Verification of Training form provided by the Office.

2. completed academic work — five points for each half-semester (minimum of 250 hours) completed with at least a C or passing grade in the field of acupuncture or oriental medicine, up to a maximum of four periods or 20 points.

a. Ten (10) points may be earned for each full year (450 hours) of schooling.

b. An official transcript is required, showing academic and clinical work completed, the number of class hours for every class taken in the entire program, and the number of months in the program.

3. self-directed study — 10 points for study equivalent to one year of full-time academic

work in acupuncture and oriental medicine, for a maximum of two years or 20 points. Self-directed study is limited to certified correspondence courses that are approved by the Director and that grant certificates of completion.

C. Examination: Successful completion of the "Acupuncture Portion" (ACP) of the Comprehensive Written Examination (CWE) in Acupuncture administered by the National Certification Commission for Acupuncture and Oriental Medicine (NCCAOM) or its successor organization, or a substantially equivalent examination approved by the Director, and the "Clean Needle Technique" (CNT) course offered by the Council of Colleges of Acupuncture and Oriental Medicine (CCAOM) or its successor organization.

2.4 LICENSURE WITHOUT EXAMINATION

A. To qualify to be licensed as an acupuncturist based on credentials, an applicant must be licensed or certified in good standing in another jurisdiction in which the standards and qualifications required for regulation in that jurisdiction are at least equal to those required by this chapter.

B. An applicant must also complete the application and send it to the Office with the correct fee.

2.5 FOREIGN-TRAINED APPLICANTS

An applicant must have completed an acupuncture and oriental medicine educational program equivalent to the standards of accredited educational institutions, as defined in Rule 2.1 (B). The Director may use a credentials evaluation service to establish academic standing. Applicants should contact the Office of Professional Regulation for a current list of acceptable services. Applicants are responsible for the costs of this evaluation. Upon approval, an applicant may then be eligible for licensure under Rules 2.3 or 2.4.

2.6 RIGHT TO A WRITTEN DECISION AND APPEAL

If the Director denies an applicant licensure, the Director will give specific reasons in writing and inform the applicant of the right to appeal this decision to an administrative law officer. After giving the applicant an opportunity to present the application and any additional information, the administrative law officer will affirm, reverse, or modify the Director's preliminary decision. Decisions of the administrative law officer may be appealed to the Washington Superior Court.

20-4-4: 3. INFORMATION FOR LICENSED ACUPUNCTURISTS

3.1 RENEWING LICENSURE BIENNIALLY

Licenses renew on a fixed biennial schedule: January 31 of the even-numbered years. Initial licenses issued within 90 days of the renewal date will not be required to renew and pay the renewal fee. The license will be issued through the next full license period. Applicants issued an initial license more than 90 days prior to the renewal expiration date will be required to renew and pay the renewal fee. Before the expiration date, the Office will mail a renewal application and notice of the renewal fee. Licensure will expire automatically if the renewal application and fee are not returned to the Office by the expiration date.

3.2 CONTINUING EDUCATIONAL REQUIREMENTS

A. "Continuing education" means the direct participation of a licensed acupuncturist as a learner in a structured educational program directly related to competency in acupuncture and oriental medicine or protection of clients from harm, or both.

B. Every licensed acupuncturist must complete 30 continuing education credits in the two years immediately preceding the renewal period in order to renew licensure. The continuing education requirement does not apply for the renewal period during which a person initially obtained licensure. It will begin with the first full two-year renewal period.

C. The Office will provide a form upon which all credits must be recorded. The name and date of the activity, the number of credits requested, and the names of the instructors and sponsor must be clearly indicated on the form. The form must be submitted with the biennial licensure renewal forms. The Director or the Director's designee may randomly audit licensees to ensure compliance.

D. Credits will be granted only for actual time spent as a learner. Breaks and lunches must be deducted.

E. Licensees must maintain records showing attendance and participation in the continuing education activities claimed, such as pamphlets, certificates of attendance received during the instruction, registration receipts, program announcements, facilitators, or brief summaries of work content. These records are subject to inspection and verification by the Office upon request during reasonable business hours. A licensee who is audited will be notified in writing by the Director or the Director's designee and will be required to produce written documentation verifying successful completion of the 30 hours of continuing education during the two-year period at issue.

F. Continuing education credits are calculated in the following manner:

1. Research and Writing for Publication- one credit for each two hours of documented research. Acceptable research projects include those that relate to the knowledge and/or practice of acupuncture and oriental medicine. No more than 10 credits in this category may be applied toward the continuing education requirement in a single renewal period. Ten credits for each acupuncture and oriental medicine-related article; 15 credits for an acupuncture and oriental medicine-related book or major work. Credit for publication includes any book, or article, study, report, etc., published in a generally recognized journal which relates to the knowledge or practice of acupuncture and oriental medicine. No more than 10 credits in this category may be applied toward the continuing education requirement in a single renewal period except that 15 credits may be applied toward an acupuncture and oriental medicine related book or major work that is published.

2. Teaching — One credit for each clock hour of instruction. Teaching means the on-going responsibility for the theoretical and/or practical education of acupuncturists. No more than 10 credits in this category may be applied toward the continuing education requirement in a single renewal period. Credit for teaching a course will be granted for a first-time instructor teaching a course. This does not apply to a preceptor.

3. Continuing Education — One credit for each clock hour of continuing education. Continuing education includes programs or courses which directly enhance an acupuncturist's knowledge and/or practice of acupuncture and oriental medicine. A minimum of 15 credits must be earned in this category for each renewal period.

4. Distance Learning Programs — Distance learning programs may be eligible for continuing education credits. Such programs are subject to review by the Director. Requirements for eligibility include:

a. Course is accepted for NCCAOM continuing education hours, or

b. Course meets the following criteria:

(1) Certified instructors.

(2) Written course outline and goals for completion submitted for approval before completion of the coursework.

(3) Course includes material that is corrected or reviewed by the instructor.

(4) Course format contains audio or videotapes or other media presented by instructor that follow the outline of the course.

(5) Course credit hours apply based on the actual number of hours of media-based instruction presented by instructor.

(6) Student keeps records of all coursework and related instructional material.

G. Continuing education courses must be comparable to those that are offered during acupuncture and oriental medicine training by acupuncture and oriental medicine schools and colleges or relevant to the practice of acupuncture and oriental medicine, as determined by the Director.

H. Points will be granted for courses ranging from Oriental medical theory and techniques such as massage, nutrition, and herbology to western sciences such as anatomy, physiology, pathology, biochemistry, microbiology, psychology, nutrition, medical terminology and medical ethics.

3.3 CONTINUING EDUCATION PROGRAM APPROVAL

A. An educational activity shall be eligible for approval as satisfying the continuing education requirements of these rules if it has significant intellectual and practical content directed at increasing the professional competence of acupuncturists, and the activity consists of classroom style instruction, clinical and hands-on style of instruction, or educational seminars with substantial written material available, whether conducted by speakers, lecturers, or panel members, in an approved classroom setting. Seminars, classes, and other learning experiences must be planned around a well-documented lesson plan to qualify for continuing education credit.

B. The activity may be approved by the Office upon filing an application form. The name of the activity, the number of credits requested and the names of the instructors and sponsors must be clearly indicated on the form. An application may be filed by the sponsoring agency or group or by any participant. An application for advance approval must be filed 90 days before the educational activity has commenced. All applications for approval must be filed within 30 days after the activity is completed.

C. The Office shall assign a maximum number of credit hours to each approved activity.

D. The Office may refuse to approve any activity which it finds is not eligible for accreditation pursuant to paragraphs (A) or (B) of this section or which it finds is sponsored by a group or individual lacking the ability or intention to produce a continuing educational activity of sufficiently high quality to improve or maintain an acupuncturist's professional competence, or which it finds is not offered in a sufficiently organized fashion or under otherwise adequate circumstances to fulfill the objectives of these rules.

E. When the Office has approved an activity, the sponsor may so state and may include the number of credits for which the activity has been approved.

3.4 FAILURE TO MEET CONTINUING EDUCATION REQUIREMENT

A licensee who fails to comply with the continuing education requirement may be required to develop and complete a specific corrective action plan of remedial coursework within 90 days, prior to license renewal. The Office will extend the license during the 90-day corrective period but will not renew it if the licensee fails to complete the plan and associated coursework.

3.5 REINSTATING LICENSURE

If a license has expired because it was not renewed on time, the license may be renewed if the applicant meets the renewal requirements and pays the renewal fee for the current renewal period and a late fee.

If a license has lapsed for more than three years, the applicant must apply for reinstatement on forms provided by the Office and demonstrate, to the satisfaction of the Director, that he or she is professionally qualified for licensure.

3.6 CHANGE OF NAME OR ADDRESS

A licensed acupuncturist is responsible for notifying the Office immediately if he or she changes name, mailing address or business address. Acceptable documentation of change of name includes a notarized copy of a marriage certificate, instrument of change of name from a probate court, or other court order. Acceptable documentation of change of name also includes a notarized copy of current identification, such as a driver's license or Social Security card, in both the former and present names. The Director may require additional documentation at his or her discretion.

3.7 COMPLAINT PROCEDURE

The Director has a procedure for receiving, investigating and acting on complaints of unprofessional conduct. Copies of the procedure are available from the Office.

3.8 DISCLOSURE STATEMENTS FOR LICENSED ACUPUNCTURISTS

Each licensed acupuncturist shall disclose to each client before the first treatment the following information, printed or typed in easily readable format:

A. The licensed acupuncturist's professional qualifications and experience, including (1) all relevant formal education programs attended and all degrees and certificates earned, including the full legal name of the granting institution, (2) all relevant training programs completed and all credentials awarded, including the full legal name of the granting institution, and (3) a brief description of any special qualifications and areas of practice.

B. A copy of the statutory definition of unprofessional conduct (26 V.S.A. § 3410).

C. Information on the process for filing a complaint with, or making a consumer inquiry to, the Director. Sample information cards are available from the Office.

Disclosure means, at a minimum, (1) posting the information and informing the client where the information is posted, or (2) having the information printed, displaying the printed information in an easily accessible location, and informing the client where the information is displayed, or (3) having the information printed and directly handing a copy of the information to the client.

Not later than the third office visit, the licensed acupuncturist shall present to the client for signature a document stating that the information required to be disclosed in paragraphs A, B, and C above has been disclosed to the client. The acupuncturist shall also sign the document and shall retain the signed original. If, by the third visit, disclosure cannot be made or the client declines to sign, the acupuncturist shall prepare and sign a written statement explaining the omission, which shall be retained in place of the signed copy.

When the client is not able to understand the disclosure, as in the case of an institutionalized person, a minor, or an adult who is under the supervision of a guardian, the disclosure shall be made to a suitable patient or guardian.

The Director may audit a licensed acupuncturist's records of information disclosure. Individuals to be audited may be selected at random.

20-4-4: 4. CERTIFICATION OF ACUPUNCTURE DETOXIFICATION TECHNICIANS

4.1. The titles "Acupuncture Detoxification Technician" (ADT) and "Certified Acupuncture Detoxification Technician" (CADT) may only be used by persons certified pursuant to the Act and these rules who practice auricular (ear) detoxification therapy. Certification as an ADT does not entitle a person to use the title "Acupuncturist" or "Licensed Acupuncturist."

4.2. As used in these rules "Auricular Acupuncture" means the insertion of disposable single use acupuncture needles at a specified combination of points, on the surface of the outer ear, according to the protocol of the National Acupuncture Detoxification Association, for the purpose of facilitating the detoxification treatment and rehabilitation of substance abusers.

4.3. An acupuncture detoxification technician shall insert disposable single use acupuncture needles in the auricle of the ear only. Under no condition is any needle to be used more than one time. These rules prohibit the use of reusable needles which have been re-sterilized. The points where a technician shall insert needles are limited specifically to the points known as Shen Men, Lung, Liver, Kidney, and Sympathetic as described and located by the National Acupuncture Detoxification Association (NADA) or other national entity approved by the Director of the Office of Professional Regulation ("Director").

4.4. A certified acupuncture detoxification technician (ADT) shall provide auricular detoxification acupuncture services only in state, federal or Director approved sites. For purposes of these rules, a state or federal "approved site" is an alcoholism, drug or chemical dependency treatment program which receives federal or state funds. Acupuncture detoxification technicians may practice acupuncture detoxification therapy only under the supervision of an acupuncturist licensed under this chapter and certified by the National Acupuncture Detoxification Association.

4.5. Practitioners certified as ADT's shall keep records of patient care which at a minimum shall include the dates of treatment, the purpose for the treatment, the name of the patient, the points used, and the name, signature, and title of the certificate-holder.

4.6. An alcoholism, substance abuse, or chemical dependency program which receives federal or state funds, or is approved by the Vermont Department of Health for treatment of alcoholism, substance abuse, or chemical dependency, or which works in collaboration with any of the aforementioned programs will be acceptable to the Director as a site where acupuncture detoxification may be performed.

4.7. Supervision:

(a) No Acupuncture Detoxification Technician shall practice acupuncture detoxification therapy except under the supervision of an acupuncturist who is:

(1) licensed and in good standing under Chapter 75 of Title 26 and.

(2) [FN1] certified by the National Acupuncture Detoxification Association.

(b) Supervision. The Director may approve a Vermont licensed acupuncturist to supervise a certified ADT if the acupuncturist:

(1) Has been a licensed acupuncturist for at least 2 years.

(2) Is certified by the National Acupuncture Detoxification Association.

(3) Submits to the Director a completed supervision agreement on a form provided by the Director.

4.8. Supervision of Acupuncture Detoxification Technicians:

(a) A licensed acupuncturist supervising an ADT shall be available in person, by phone, or electronically during normal working hours, and shall meet onsite with certificate holders as appropriate to assess compliance with these laws and rules.

(b) The licensed acupuncturist must exercise professional judgment when determining the number of technicians he or she can safely and effectively supervise to ensure that quality care is provided at all times.

(c) The licensed supervising acupuncturist is responsible for the professional conduct of a technician functioning in the acupuncture setting and performing procedures as permitted by these rules.

4.9. Limitations:

Duties or functions that an acupuncture detoxification technician may not perform include, but are not limited to:

(A) Interpretation of referrals or prescriptions for acupuncture services.

(B) Evaluative procedures.

(C) Development, planning, adjusting or modification of acupuncture treatment procedures.

(D) Acting on behalf of the acupuncturist in any matter related to direct patient care that requires judgement or decision making; and

(E) Any acupuncture service performed independently for any purpose, or detoxification therapy for the treatment of alcoholism, substance abuse or chemical dependence performed with no supervision from a licensed acupuncturist.

4.10. Application for Acupuncture Detoxification Technician Certificate:

(a) To qualify as an acupuncture detoxification technician, an applicant shall work in, or in collaboration with, a comprehensive addiction treatment program, and have successfully completed the NADA acupuncture protocol or one which meets or exceeds NADA standards of training.

(b) To be certified as an acupuncture detoxification technician to provide auricular acupuncture detoxification therapy in alcoholism, substance abuse, or chemical dependency programs, an applicant shall submit an application packet to the Director which shall include:

(1) An application, on a form provided by the Director.

(2) A Supervision Agreement on a form provided by the director containing the name, address, telephone number and Vermont license number of the licensed acupuncturist in good standing who will supervise the applicant, signed by the supervising Acupuncturist indicating acceptance of the terms of supervision according to these rules and acupuncture statutes, Chapter 75 of Title 26.

(3) The appropriate application fees prescribed by subsection 125(b) of Title 3.

(4) Documentation of successful completion of a Director-approved training program in auricular acupuncture for the treatment of alcoholism, substance abuse, or chemical dependency which meets or exceeds standards of training established by the National Acupuncture Detoxification Association.

4.11. Denial of Certification:

If the Director denies an application for acupuncture detoxification certification, the Director will give specific reasons in writing and inform the applicant of the right to appeal this decision to an Administrative Law Officer. After giving the applicant an opportunity to present the application and any additional information, the Administrative Law Officer will affirm, reverse, or modify the Director's preliminary decision. Decisions of the Administrative Law Officer may be appealed to the Washington Superior Court.

4.12. Certificate:

(a) The certificate shall be posted in a conspicuous place accessible to the public.

(b) The certificate holder shall notify the Office prior to any change in the facility name or change in the ADT's name, address or telephone number.

(c) The certificate holder shall notify the Office in writing of any proposed change of site at least 30 days prior to the effective date of such proposed change.

(d) Every person who holds an ADT certificate shall inform the Office of any change of address or any other change of information, including but not limited to a change of employment, required for certification pursuant to the Act and these Rules.

(e) No person certified under these rules shall practice acupuncture detoxification therapy until the Director has approved the ADT's supervisor and program.

4.13. Disclosure of Information Before Treatment:

(a) An Individual practicing as an ADT under the provisions of this chapter shall ensure that any patient receiving such treatment is notified in writing of

(1) the qualifications of the individual providing the acu-detox treatment, and

(2) the process for filing complaints with the Office of Professional Regulation.

(b) [FN2] The ADT shall ensure that a copy of the notification is retained in the patient's record.

(c) Any person who undergoes auricular (ear) detoxification must indicate in writing prior to such a procedure that he or she has been advised of the following:

(1) that the acupuncture detoxification technician is not licensed to practice medicine in the State of Vermont.

(2) that the acupuncture detoxification technician is not licensed to practice acupuncture in the State of Vermont.

(3) that the acupuncture detoxification technician is not making a diagnosis of the person's disease or medical condition; and

(d) An acupuncture detoxification technician is strictly limited to five ear points treatment for detoxification for substance abuse, chemical dependency, or both.

(e) Persons licensed to practice acupuncture or auricular (ear) detoxification must use a Director approved, standardized "disclosure of information" form for each person treated. The form shall be signed and dated by both practitioner and patient prior to the rendering of services.

4.14. Unauthorized Practice of Acupuncture and Auricular Detoxification Therapy Prohibited. Exemptions:

(a) No person shall:

(1) Practice acupuncture in Vermont without a license or practice auricular detoxification therapy without a certificate issued under Chapter 75 of Title 26; or

(2) Represent himself or herself to be an Acupuncture Detoxification Technician if he or she is not certified under the Act.

(b) The following persons are exempt from licensure to practice acupuncture or auricular detoxification therapy in Vermont:

(1) Persons who are licensed or certified to perform acupuncture in any other jurisdiction where such persons are doing so in Vermont in the course of regular instruction in a Director-approved educational program of acupuncture or in an educational seminar of a Director-approved professional organization of acupuncture; provided that in the latter case, the practice is supervised directly by a person licensed to practice acupuncture pursuant to the Act.

4.15. Disposal of Biohazard Material and Clean Needle Inventory Records and Used Needle Inventory Records

(a) Disposable single use acupuncture needles are to be used in all acupuncture detoxification therapy. Disposable single use acupuncture needles are considered biohazard waste materials and must be disposed of in accordance with all applicable federal and state laws, rules and regulations. To further ensure the public health and safety of the citizens of Vermont, persons certified under these rules must keep accurate medical and office records that reflect the following detailed information:

(1) Documented disposal of all needles and method of disposal.

(2) Acupuncture detoxification technicians shall ensure that disposable single use needles are stored safely and disposed of in compliance with state and federal laws.

4.16. Renewal of Certification Biennially:

Certificate holders renew on a fixed biennial schedule: January 31 of the even-numbered years. Initial certificates issued within 90 days of the renewal date will not be required to renew and pay the renewal fee. The certificate will be issued through the next full license period. Applicants issued an initial certificate more than 90 days prior to the renewal expiration date will be required to renew and pay the renewal fee. Before the expiration date, the Office will mail a renewal application and notice of the renewal fee. Certification will expire automatically if the renewal application and fee are not returned to the Office by the expiration date.

4.17. Unprofessional Conduct and Complaints:

(a) No person certified under this section shall engage in unprofessional conduct as defined in 26 V.S.A.' 3410 and 3 V.S.A. § 129a, or as defined elsewhere in Vermont Statutes which may apply to him or her, through another professional license, certification or registration.

(b) The Office of Professional Regulation will investigate any complaint filed against an ADT or the supervising licensed acupuncturist.

4.18 Other Resources and Suggestions:

In addition to familiarity with Exposure Control Procedures which are part of ADT training, practitioners should to refer to the Centers for Disease Control's "Exposure to Blood: What Every Health Care worker needs to know" found at http://www.cdc.gov/ncidod/hip/Blood/Exp to Blood.pdf for the most up to date information on exposure procedures. Note: If information differs from information contained in the NADA protocol, follow these guidelines.

Suggestion from the Department of Health: Gloves shall be worn when it can be reasonably anticipated that the employee may have hand contact with blood, other potentially infectious materials, mucous membranes, and non-intact skin.

Connecticut

Connecticut General Statutes Annotated

§ 20 – 206aa. Definitions

As used in this section and sections 20 – 206bb and 20 – 206cc:

(1) "Commissioner" means the Commissioner of Public Health.

(2) "Department" means the Department of Public Health.

(3) "The practice of acupuncture" means the system of restoring and maintaining health by the classical and modern Oriental medicine principles and methods of assessment, treatment and prevention of diseases, disorders and dysfunctions of the body, injury, pain and other conditions. "The practice of acupuncture" includes:

(A) Assessment of body function, development of a comprehensive treatment plan and evaluation of treatment outcomes according to acupuncture and Oriental medicine theory.

(B) Modulation and restoration of normal function in and between the body's energetic and organ systems and biochemical, metabolic and circulation functions using stimulation of selected points by inserting needles, including, trigger point, subcutaneous and dry needling, and other methods consistent with accepted standards within the acupuncture and Oriental medicine profession.

(C) Promotion and maintenance of normal function in the body's energetic and organ systems and biochemical, metabolic and circulation functions by recommendation of Oriental dietary principles, including, use of herbal and other supplements, exercise and other self-treatment techniques according to Oriental medicine theory; and

(D) Other practices that are consistent with the recognized standards of the acupuncture and Oriental medicine profession and accepted by the National Certification Commission for Acupuncture and Oriental Medicine.

(4) "Recognized regional accrediting body" means one of the following regional accrediting bodies: New England Association of Schools and Colleges; Middle States Association of Colleges

and Schools; North Central Association of Colleges and Schools; Northwest Association of Schools and Colleges; Southern Association of Colleges and Schools; and Western Association of Schools and Colleges.

§ 20 – 206bb. Licensure. Fee. Qualifications. Renewal. Exemptions. Use of title

(a) No person shall engage in the practice of acupuncture without a license as an acupuncturist issued pursuant to this section.

(b) Each person seeking licensure as an acupuncturist shall make application on forms prescribed by the department, pay an application fee of two hundred dollars and present to the department satisfactory evidence that the applicant has (1) completed sixty semester hours, or its equivalent, of postsecondary study in an institution of postsecondary education that, if in the United States or its territories, was accredited by a recognized regional accrediting body or, if outside the United States or its territories, was legally chartered to grant postsecondary degrees in the country in which located, (2) successfully completed a course of study in acupuncture in a program that, at the time of graduation, was in candidate status with or accredited by an accrediting agency recognized by the United States Department of Education and included (A) for a person who completed such course of study before October 1, 2012, a minimum of one thousand three hundred fifty hours of didactic and clinical training, five hundred of which were clinical, or (B) for a person who completed such course of study on or after October 1, 2012, a minimum of one thousand nine hundred five hours of didactic and clinical training, six hundred sixty of which were clinical, (3) passed all portions of the National Certification Commission for Acupuncture and Oriental Medicine examination required for acupuncture certification or an examination prescribed by the department, (4) successfully completed a course in clean needle technique prescribed by the department, and (5) prior to providing direct patient care services, acquired professional liability insurance or other indemnity against liability for professional malpractice. Any person successfully completing the education, examination or training requirements of this section in a language other than English shall be deemed to have satisfied the requirement completed in that language. The amount of insurance that each person shall carry as insurance or indemnity against claims for injury or death for professional malpractice shall be not less than two hundred fifty thousand dollars for one person, per occurrence, with an aggregate of not less than one million dollars.

(c) An applicant for licensure as an acupuncturist by endorsement shall present evidence satisfactory to the commissioner of licensure or certification as an acupuncturist, or as a person entitled to perform similar services under a different designation, in another state or jurisdiction whose requirements for practicing in such capacity are equivalent to or higher than those of this state and that there are no disciplinary actions or unresolved complaints pending. Any person completing the requirements of this section in a language other than English shall be deemed to have satisfied the requirements of this section.

(d) Notwithstanding the provisions of subsection (b) of this section, the department shall, prior to September 1, 2005, issue a license to any applicant who presents to the department satisfactory evidence that the applicant has (1) earned, or successfully completed requirements for, a master's degree in acupuncture from a program that includes a minimum of one thousand three hundred fifty hours of didactic and clinical training, five hundred of which are clinical, from an institution of higher education accredited by the Board of Regents for Higher Education or Office of Higher Education at the time of the applicant's graduation, (2) passed all portions of the National Certification Commission for Acupuncture and Oriental Medicine acupuncture examination, including the acupuncture portion of the comprehensive written examination in acupuncture, the clean needle technique portion of the comprehensive written examination in acupuncture and the practical examination of point location skills, and (3) successfully completed a course in clean needle technique offered by the Council of Colleges of Acupuncture and Oriental Medicine.

(e) Licenses shall be renewed once every two years in accordance with the provisions of subsection (e) of section 19a - 88. The fee for renewal shall be two hundred fifty-five dollars.

(1) Except as provided in subdivision (2) of this subsection, for registration periods beginning on and after October 1, 2014, a licensee applying for license renewal shall (A) maintain a certification by the National Certification Commission for Acupuncture and Oriental Medicine, or (B) earn not less than thirty contact hours of continuing education approved by the National Certification Commission for Acupuncture and Oriental Medicine within the preceding twenty-four-month period. For registration periods beginning on and after October 1, 2015, a licensee who provides direct patient care services and who is applying for license renewal shall maintain professional liability insurance or other indemnity against liability for professional malpractice.

(2) Each licensee applying for license renewal pursuant to section 19a - 88, except a licensee applying for a license renewal for the first time, shall sign a statement attesting that he or she has satisfied the certification or continuing education requirements described in subdivision (1) of this subsection on a form prescribed by the department. Each licensee shall retain records of attendance or certificates of completion that demonstrate compliance with the continuing education or certification requirements described in subdivision (1) of this subsection for not less than five years following the date on which the continuing education was completed or the certification was renewed. Each licensee shall submit such records to the department for inspection not later than forty-five days after a request by the department for such records.

(3) In individual cases involving medical disability or illness, the commissioner may grant a waiver of the continuing education or certification requirements or an extension of time within which to fulfill such requirements of this subsection to any licensee, provided the licensee submits to the department an application for waiver or extension of time on a form prescribed by the commissioner, along with a certification by a licensed physician, a licensed physician

assistant or a licensed advanced practice registered nurse of the disability or illness and such other documentation as may be required by the department. The commissioner may grant a waiver or extension for a period not to exceed one registration period, except that the commissioner may grant additional waivers or extensions if the medical disability or illness upon which a waiver or extension is granted continues beyond the period of the waiver or extension and the licensee applies for an additional waiver or extension.

(4) A licensee whose license has become void pursuant to section 19a－88 and who applies to the department for reinstatement of such license, shall submit evidence documenting valid acupuncture certification by the National Certification Commission for Acupuncture and Oriental Medicine or successful completion of fifteen contact hours of continuing education within the one-year period immediately preceding application for reinstatement.

(f) No license shall be issued under this section to any applicant against whom professional disciplinary action is pending or who is the subject of an unresolved complaint in this or any other state or territory of the United States.

(g) Nothing in section 20－206aa or 20－206cc or this section shall be construed to prevent licensed practitioners of the healing arts, as defined in section 20－1, physical therapists or dentists from providing care or performing services consistent with accepted standards within their respective professions.

(h) Notwithstanding the provisions of subsection (a) of this section, any person who maintains certification with the National Acupuncture Detoxification Association may practice the five-point auricular acupuncture protocol specified as part of such certification program as an adjunct therapy for the treatment of alcohol and drug abuse and other behavioral interventions for which the protocol is indicated, provided the treatment is performed under the supervision of a physician licensed under chapter 370, 1 a physician assistant licensed under chapter 370, an advanced practice registered nurse licensed under chapter 3782 or an acupuncturist licensed under chapter 384c3 and is performed in (1) a private freestanding facility licensed by the Department of Public Health that provides care or treatment for substance abusive or dependent persons, (2) a setting operated by the Department of Mental Health and Addiction Services, or (3) any other setting where such protocol is an appropriate adjunct therapy to a substance abuse or behavioral health treatment program. The Commissioner of Public Health may adopt regulations, in accordance with the provisions of chapter 54,4 to implement the provisions of this section.

(i) Notwithstanding the provisions of subsection (a) of this section, no license to engage in the practice of acupuncture is required of: (1) Students enrolled in a college or program of acupuncture if (A) the college or program is recognized by the Accreditation Commission for Acupuncture and Oriental Medicine or licensed or accredited by the Board of Regents for Higher Education or Office of Higher Education, and (B) the practice that would otherwise require a license is pursuant to a course of instruction or assignments from a licensed instructor and under the supervision of the instructor; or (2) faculty members providing the didactic and clinical training necessary to meet the accreditation standards of the Accreditation Commission for Acupuncture and Oriental Medicine at a college or program recognized by the commission or licensed or accredited by the Board of Regents for Higher Education or Office of Higher Education. For purposes of this subsection, "licensed instructor" means a faculty member or instructor licensed under this section or otherwise authorized to engage in the practice of acupuncture in this state.

(j) No person shall use the title "acupuncturist", or use in connection with his or her name, any letters, words or insignia indicating or implying that such person is a licensed acupuncturist or advertise services as an acupuncturist, unless such person holds a license as an acupuncturist issued pursuant to this section. No person shall represent himself or herself as being certified to practice auricular acupuncture for the treatment of alcohol and drug abuse, or use in connection with his or her name the term "acupuncture detoxification specialist", or the letters "A.D.S." or any letters, words or insignia indicating or implying that such person is certified to practice auricular acupuncture for the treatment of alcohol and drug abuse unless such person is certified in accordance with subsection (h) of this section. Nothing in this subsection shall be construed to prevent a person from providing care, or performing or advertising services within the scope of such person's license or as otherwise authorized in this section.

§ 20 - 206cc. Disciplinary actions

The department may take any action set forth in section 19a - 17 if a person issued a license pursuant to section 20 - 206bb fails to conform to the accepted standards of the acupuncturist profession, including, but not limited to, the following: Conviction of a felony; fraud or deceit in the practice of acupuncture; illegal conduct; negligent, incompetent or wrongful conduct in professional activities; emotional disorder or mental illness; physical illness including, but not limited to, deterioration through the aging process; abuse or excessive use of drugs, including alcohol, narcotics or chemicals; wilful falsification of entries into any patient record pertaining to acupuncture; misrepresentation or concealment of a material fact in the obtaining or reinstatement of an acupuncturist license; failure to maintain professional liability insurance or other indemnity against liability for professional malpractice as required under section 20 - 206bb; or violation of any provisions of subsection (c) of section 19a - 14. The commissioner may order a license holder to submit to a reasonable physical or mental examination if his physical or mental capacity to practice safely is the subject of an investigation. The commissioner may petition the superior court for the judicial district of Hartford to enforce such order or any action taken pursuant to section 19a - 17. Notice of any contemplated action under said section, the cause of the action and the date of a hearing on the action shall be given and an opportunity for hearing afforded in accordance with the provisions of chapter 54.1

§§ 20 - 206dd to 20 - 206ii. Reserved for future use

Rhode Island

West's General Laws of Rhode Island Annotated

Chapter 37.2. The Practice of Acupuncture and Chinese Medicine

§ 5 – 37.2 – 1. Legislative declaration — Acupuncture and Chinese medicine

The practice of the healing art of acupuncture and Chinese medicine, and any branch of acupuncture and Chinese medicine, is declared to be a learned profession, affecting public safety and welfare and charged with the public interest, and subject to protection and regulation by the state.

§ 5 – 37.2 – 1.1. Board of acupuncture and Chinese medicine

(a) The director of the department shall appoint a board of acupuncture and Chinese medicine. The board shall consist of five (5) members, all of whom shall be residents of the state, four (4) of whom shall be doctors of acupuncture and Chinese medicine licensed by the department and engaged in the practice of acupuncture and Chinese medicine in the state for at least five (5) years prior to their appointment, and there shall be one public member. The members shall be appointed for terms of three (3) years; each member may serve a maximum of two (2) consecutive, full terms. No member of the board of acupuncture and Chinese medicine shall receive compensation for his or her attendance at meetings of the board.

(b) The director of health may remove any member from the board for neglect of any duty required by law or for any incompetency, unprofessional, or dishonorable conduct. Vacancies created by voluntary resignation or removal by the director of health shall be filled in the same manner as the original appointment was made for the remainder of the term.

§ 5 – 37.2 – 2. Definitions

Unless the context otherwise requires, the words, phrases, and derivatives employed in this chapter have the meanings ascribed to them in this section:

(1) "Acupuncture" means the insertion of needles into the human body for the purpose of regulating physiology.

(2) "Acupuncture and Chinese medicine" means a form of health care, with a foundation in classical and modern Chinese medical concepts and theory, that employs Chinese medical diagnostic methods such as pulse, tongue, palpation, and observational diagnosis, as well as diagnostic techniques based on newer scientific models. "Acupuncture and Chinese medicine" includes acupuncture and adjunct therapies for the promotion, maintenance, or restoration of health, and the treatment, or prevention, of any ailment. The techniques and adjunct therapies of "Acupuncture and Chinese medicine" may include acupuncture, electro-acupuncture, laser acupuncture, moxibustion (heat therapy), cupping, TDP and infrared lamps, manual therapies such as gua sha, cupping, and tui na, corrective exercises such as Qi Gong, Chinese herbal medicine, dietary therapy, breathing exercises, and lifestyle change consultations.

(3) "Auricular acudetox", also known as "5 Needle Protocol", "5NP", or "NADA protocol" means a standardized point auricular acupuncture protocol, consisting of five (5) points: Sympathetic, Shen Men, Liver, Kidney, and Lung, and developed by the National Acupuncture Detox Association (NADA) as an adjunct therapy for the treatment of addiction, substance use disorder, mental and behavioral health, trauma, and for relief in disaster settings.

(4) "Auricular acupuncture technician (AAT)" means a qualified individual, as defined in this section, with auricular acupuncture technician training based on the program developed by NADA, and is delivered by NADA, or its equivalent.

(5) "Chinese herbal medicine" means traditional combinations of raw, granular preparations of herbs to produce formulas from Chinese herbal literature, the modification of those traditional combinations, or the writing of new formulas to address individual symptom presentations, through addition, deletion, substitution, or change in dosages of ingredients and the dispensing of these herbal preparations to patients, including in pill, tablet, capsule, or liquid form.

(6) "Department" means the state department of health.

(7) "Doctor of acupuncture" means a person licensed under the provisions of this chapter to practice acupuncture and Chinese medicine.

(8) "Doctor of acupuncture and Chinese medicine" means a person licensed under the provisions of this chapter to practice acupuncture and Chinese medicine, and who has additional training, experience or certification to practice Chinese herbal medicine.

(9) "General supervision" means, but is not limited to, availability by telephone or other electronic means during business hours.

(10) "National Acupuncture Detoxification Association" or "NADA" means a not-for-profit organization that provides a certificate of acudetox training.

(11) "Qualified individual" means a licensed nurse, clinical social worker, mental health counselor, certified peer recovery specialist, or certified alcohol or chemical dependency

professional, trained and certified in auricular acudetox. A qualified individual is required to be under general supervision of a licensed acupuncturist pursuant to this chapter.

§§ 5 - 37.2 - 2.1 to 5 - 37.2 - 6. Repealed

§ 5 - 37.2 - 7. Powers of department

For the purpose of conducting its responsibilities under this chapter, the department shall:

(1) Engage persons of established reputation and known ability in acupuncture or Chinese medicine as consultants to the department; the Rhode Island Society of Acupuncture, and any other professional association of acupuncture or Chinese medicine are designated as appropriate bodies with which the department shall consult for referral of consultants and other assistance to the department.

(2) Maintain an office in the state to carry out the provisions of this chapter.

(3) Promulgate rules and regulations, or either of them, not inconsistent with the provisions of this chapter. These rules and regulations may include a code of ethics regulating the professional conduct of licensees; and

(4) Compel the attendance of witnesses and the production of evidence by subpoena and administer oaths.

§ 5 - 37.2 - 8. Repealed

§ 5 - 37.2 - 8.1. License required

(a) Unless licensed as a doctor of acupuncture or Chinese medicine under this chapter, or exempt from licensure under the provisions of this chapter, no person shall practice or hold himself or herself out as practicing, or engaging in the practice of, acupuncture and Chinese medicine, either for compensation or gratuitously.

(b) This chapter shall not be construed to make unlawful the activities of persons involved in research performed under the auspices of a federal- or state-regulated research institution.

§ 5 - 37.2 - 9. Special licensing

(a) Upon application to the department prior to July 1, 1980, any person who has been an instructor in the art of acupuncture or Chinese medicine at a domestic or foreign college or university satisfactory to the department for a period of two (2) years and who has had at least ten (10) years' experience, shall be granted a license by the department as a doctor of acupuncture or doctor of acupuncture and Chinese medicine without the necessity of taking an examination.

(b) An acupuncturist, licensed and in good standing to practice acupuncture in another jurisdiction, may perform acupuncture or acupuncture and Chinese medicine while teaching or demonstrating or providing acupuncture in connection with teaching or participating in an educational seminar in Rhode Island.

(c) An auricular acupuncture technician, qualified and trained to perform 5NP, may perform the procedure within that individual's current scope of practice; provided, that the individual obtains a certificate of training from a recognized organization or agency that meets or exceeds NADA training.

(d) Acudetox may be performed by auricular acupuncture technicians working in, or in collaboration with, behavioral health and healthcare agencies, or other state-approved programs or agencies.

(e) Any complaints filed against an auricular acupuncture technician relating to the performance of any 5NP procedure shall be handled by the licensing board or department in conformance with the requirements of that individual's healthcare license or certification.

(f) Any individual performing 5NP shall not use the title "acupuncturist" or "doctor of acupuncture" or "doctor of acupuncture and Chinese medicine," as defined in § 5 - 37.2 - 2, or otherwise represent himself or herself as an acupuncture professional and shall not perform acupuncture outside of the scope of the auricular acudetox procedure.

(g) Nothing in this chapter is intended to limit, interfere with, or prevent a certified auricular acupuncture technician from practicing within the scope of their certification.

§ 5 - 37.2 - 10. Application for licenses — Fees

An applicant for examination for a license to practice acupuncture and Chinese medicine or any branch of acupuncture and Chinese medicine shall:

(1) Submit an application to the department on forms provided by the department.

(2) Submit satisfactory evidence that the applicant is twenty-one (21) years or older and meets the appropriate education requirements.

(3) Pay a fee as set forth in § 23 - 1 - 54; and

(4) Pay any fees required by the department for an investigation of the applicant or for the services of a translator, if required, to enable the applicant to take the examination.

§ 5 - 37.2 - 11. Repealed

§ 5 - 37.2 - 12. Issuance of licenses to practice acupuncture

The department shall issue a license for the practice of acupuncture and Chinese medicine where the applicant meets the requirements of § 5 - 37.2 - 12.1 except as exempted.

§ 5 - 37.2 - 12.1. Examination requirements and issuance of license

(a) No person shall be licensed as a doctor of acupuncture or doctor of acupuncture and Chinese medicine unless the person has passed the examination by the National Certification Commission for Acupuncture and Oriental Medicine or a credentialing body approved by the department.

(b) Before any applicant is eligible for licensure, he or she shall furnish satisfactory proof that the applicant:

(1) Is a United States citizen or legal alien.

(2) Has demonstrated proficiency in the English language.

(3) Is at least twenty-one (21) years of age.

(4) Is of good moral character.

(5) Has completed an accredited program of not less than one thousand nine hundred five (1,905) hours of training and has received a certificate or diploma from an institute approved by the Accreditation Commission for Acupuncture and Oriental Medicine, or any accrediting body approved by the department, according to the provisions of this chapter; provided, that this subdivision does not apply to anyone licensed to practice under chapter 37 of this title who is qualified to take and pass the test by the National Certification Commission for Acupuncture and Oriental Medicine, or any credentialing body meeting the standards for professional certification programs approved by the department.

(6) Has completed a clinical internship training that is designated as appropriate by the Accreditation Commission for the Schools and Colleges of Acupuncture and Oriental Medicine (ACAOM) or any credentialing body meeting the standards for professional certification programs approved by the department; and

(7) Has two (2) letters of reference from reputable individuals other than relatives, one of which is from a licensed or registered doctor of acupuncture or doctor of acupuncture and Chinese medicine.

(c) Additional certification for the practice of Chinese herbal medicine.

(1) A licensed acupuncturist is required to demonstrate that the licensee is qualified by training, experience, or certification to practice Chinese herbal medicine. The department shall adopt rules specifying the training required for licensed acupuncturists to obtain the certification to practice Chinese herbal medicine.

(2) Licensees who obtained licensure prior to January 1, 2022, and employ herbal therapy, including herbal formulations, and who submitted evidence of herbal training that the department has determined was substantially equivalent or exceeded the ACAOM curricular requirements regarding Chinese herbal medicine may continue to employ herbal therapy and may be granted a doctor of acupuncture and Chinese medicine license by the department.

(3) A licensee who is licensed on or after January 1, 2022, and who completed an ACAOM accredited or candidate status Oriental medicine program, or traditional Chinese medicine program, or who completed an herbal medicine program that the department determined was substantially equivalent or exceeded the ACAOM curriculum requirements regarding herbal medicine, or who has passed the Chinese herbal medicine examination by the National Certification Commission for Acupuncture and Oriental Medicine or a credentialing body approved the department, may continue to employ Chinese herbal medicine therapy during the course of treatment if the licensee has obtained department approval to employ herbal therapy, and shall be granted a doctor of acupuncture and Chinese medicine license.

(d) All licensees pursuant to this chapter shall adhere to procedures that employ the use of disposable, single-use, sterile needles, with proper handling and disposal, and that follow the provisions of universal precautions.

§ 5 – 37.2 – 12.2. Reciprocal licensing requirements

The health department may, at its discretion, issue a license without examination to a doctor of acupuncture or doctor of acupuncture and Chinese medicine who has been licensed, certified, or formally legally recognized as an acupuncturist in any state or territory if the following conditions are met to its satisfaction:

(1) The applicant meets the requirements of practice in the state or territory in which the applicant is licensed, certified, or registered as an acupuncturist; and

(2) The requirements for practice in the state or territory in which the applicant is licensed, certified, or registered as an acupuncturist are at least as stringent as those of this state.

§ 5 – 37.2 – 12.3. Continuing education for acupuncture and Chinese medicine

The health department shall establish, by regulation, mandatory continuing education requirements for a doctor of acupuncture and a doctor of acupuncture and Chinese medicine licensed in this state, including, but not limited to, the following:

(1) Each person licensed under this chapter, whether or not residing within this state, shall complete forty (40) hours of continuing education within each biennial renewal period, except during the initial annual renewal period.

(2) Continuing education hours will be accepted by the department for course work that has been presented, accepted, or approved by a nationally recognized acupuncture and Chinese medicine organization or its local chapter, or any accredited school of acupuncture and Chinese medicine.

(3) At the time of license renewal, each licensee is required to attest to the fact of having complied with the requirements in this section. Course descriptions, proof of attendance, or other documentation of completion will be retained by the licensee for a minimum of three (3) years and is subject to random audit by the department. Failure to produce satisfactory documentation of completion upon request by the department constitutes grounds for disciplinary action under the provisions of this chapter.

(4) Each person not obtaining the required number of hours of continuing education may have his or her license renewed for just cause, as determined by the department, so long as the department requires that the deficient hours of continuing education, and all unpaid fees, are made up during the following renewal period in addition to the current continuing education requirements for the renewal period. If any doctor of acupuncture or doctor of acupuncture and Chinese medicine fails to make up the deficient hours and complete the subsequent renewal period, or fails to make up unpaid fees, then his or her license shall not be renewed until all fees are paid and all the required hours are completed and documented to the department.

§ 5 – 37.2 – 12.4. Licensure of previously licensed doctors of acupuncture

(a) Any doctor of acupuncture validly licensed, certified, or registered under prior law of this state shall be deemed as licensed under the provisions of this chapter.

(b) No doctor of acupuncture licensed under this subsection shall accept or perform professional responsibilities that the licensee knows, or has reason to know, that he or she is not qualified by training, experience, or certification to perform. Violation of this section subjects the licensee to the revocation or suspension of his or her license. The department shall make regulations on these requirements and grant previously licensed, certified, or registered acupuncturists qualification on a case-by-case basis.

§ 5 - 37.2 - 13. Repealed by P.L. 2015, ch. 140, § 3, eff. June 26, 2015.

P. L. 2015, ch. 141, art. 20, § 8, eff. June 30, 2015.

P. L. 2015, ch. 150, § 3, eff. July 2, 2015

§ 5 - 37.2 - 14. Recordation and display of licenses — Annual registration fee — Penalties for failure to pay fee

(a) Every person holding a license authorizing the person to practice acupuncture and Chinese medicine in this state shall record the person's license with the city or town hall in the city or town where his or her office and residence are located. Every licensee upon a change of residence or office shall have his or her certificate recorded in the same manner in the municipality to which he or she has changed.

(b) Every license shall be displayed in the office, place of business, or place of employment of the license holder.

(c) Every person holding a license shall pay to the department, on or before February 1 of each year, the annual registration fee required pursuant to department rules and regulation. If the holder of a license fails to pay the registration fee, the holder's license shall be suspended. The license may be reinstated by payment of the required fee within ninety (90) days after February 1.

(d) A license that is suspended for more than three (3) months under the provisions of subsection (c) may be canceled by the board after thirty (30) days' notice to the holder of the license.

§ 5 - 37.2 - 15. Suspension, revocation, or refusal of license — Grounds

The department may either refuse to issue or may suspend or revoke any license for any one or any combination of the following causes:

(1) Conviction of a felony, or conviction of a violation of any state or federal law regulating the possession, distribution, or use of any controlled substance as defined in § 21 - 28 - 1.02, as shown by a certified copy of record of the court.

(2) The obtaining of, or any attempt to obtain, a license, or to practice in the profession for money or any other thing of value, by fraudulent misrepresentations.

(3) Gross malpractice.

(4) Advertising by means of knowingly false or deceptive statement.

(5) Advertising, practicing, or attempting to practice under a name other than one's own.

(6) Habitual drunkenness or habitual addiction to the use of a controlled substance as defined in §21-28-1.02.

(7) Using any false, fraudulent, or forged statement or document, or engaging in any fraudulent, deceitful, dishonest, immoral practice in connection with the licensing requirement of this chapter.

(8) Sustaining a physical or mental disability that renders further practice dangerous.

(9) Engaging in any dishonorable, unethical, or unprofessional conduct that may deceive, defraud, or harm the public, or that is unbecoming a person licensed to practice under this chapter.

(10) Using any false or fraudulent statement in connection with the practice of acupuncture or any branch of acupuncture.

(11) Violating, or attempting to violate, or assisting or abetting the violation of, or conspiring to violate, any provision of this chapter.

(12) Being adjudicated incompetent or insane.

(13) Advertising in an unethical or unprofessional manner.

(14) Obtaining a fee or financial benefit for any person by the use of fraudulent diagnosis, therapy, or treatment.

(15) Willfully disclosing a privileged communication.

(16) Failure of a licensee to designate his or her school of practice in the professional use of his or her name by the term "doctor of acupuncture and Chinese medicine".

(17) Willful violation of the law relating to the health, safety, or welfare of the public, or of the rules and regulations promulgated by the state board of health.

(18) Administering, dispensing, or prescribing any controlled substance as defined in §21-28-1.02, except for the prevention, alleviation, or cure of disease or for relief from suffering; and

(19) Performing, assisting, or advising in the injection of any liquid silicone substance into the human body.

§5-37.2-16. Suspension, revocation, or refusal of license — Notice and hearing

The department shall not refuse to issue, refuse to renew, suspend, or revoke any license for any of the causes enumerated in §5-37.2-15, unless the person accused has been given at least twenty (20) days' notice, in writing, of the charge against him or her and a hearing by the department.

§5-37.2-17. Applicability of chapter

This chapter does not prohibit:

(1) Gratuitous services of druggists or other persons in cases of emergency.

(2) The domestic administration of family remedies; or

(3) Any person from assisting any person in the practice of the healing arts licensed under this chapter, except that this person may not insert needles into the skin.

§ 5 - 37.2 - 18. Reporting vital statistics

Doctors of acupuncture and Chinese medicine shall observe and be subject to all state and municipal regulations relative to reporting all births and deaths in all matters pertaining to the public health.

§ 5 - 37.2 - 19. Seminars not in accordance with department regulations prohibited — Penalty

Effective: June 25, 2021

(a) No seminar concerning acupuncture and Chinese medicine may be conducted in this state except in accordance with regulations prescribed by the department for bona fide educational seminars.

(b) Any person who violates subsection (a) of this section is guilty of a misdemeanor.

§ 5 - 37.2 - 20. Practice without a license a misdemeanor

A person who represents himself or herself as a practitioner of acupuncture and Chinese medicine, or any branch of acupuncture and Chinese medicine, and who engages in the practice of acupuncture and Chinese medicine, or any branch of acupuncture and Chinese medicine, in this state without holding a valid license issued by the department is guilty of a misdemeanor.

§ 5 - 37.2 - 21. Injunctive relief

(a) The department may maintain in any court of competent jurisdiction a suit for an injunction against any person or persons practicing acupuncture and Chinese medicine, or any branch of acupuncture and Chinese medicine, without a license.

(b) This injunction:

(1) May be issued without proof of actual damage sustained by any person, this provision being understood to be a preventive as well as a punitive measure.

(2) Shall not relieve the person from criminal prosecution for practicing without a license.

§ 5 - 37.2 - 22. Physicians practicing acupuncture excepted

This chapter shall not be construed to prohibit a physician from practicing acupuncture as authorized under § 5 - 37 - 20.

§ 5 - 37.2 - 23. Receipts

The proceeds of any fees collected pursuant to the provisions of this chapter shall be deposited as general revenues.

§ 5 - 37.2 - 24. Meaning of terms in existing laws

When in any law, resolution, document, record, instrument, proceeding, or other place the words "Oriental medicine" as applied in this chapter appear, they shall be construed to mean "Chinese medicine".

West's Rhode Island Administrative Code

40－05－8.1. Authority and Purpose

These rules and regulations for Licensing Doctors of Acupuncture and Oriental Medicine are promulgated pursuant to the authority conferred under *R.I. Gen. Laws* § 5－37.2－7(3), and are established for the purpose of adopting minimal standards for the licensure of doctors of acupuncture and Oriental medicine in this state.

40－05－8.2. Definitions

A. "ACAOM" means the Accreditation Commission for Acupuncture and Oriental Medicine.

B. "Act" means the R.I. Gen. Laws Chapter 5－37.2, entitled, "The Healing Art of Acupuncture and Oriental Medicine."

C. "Acupuncture" means the insertion of needles into the human body by piercing the skin of the body, for the purpose of controlling and regulating the flow of energy and blood in the body.

D. "Department" means the Rhode Island Department of Health.

E. "Director" means the Director of the Rhode Island Department of Health.

F. "DAOM" means Doctor of Acupuncture and Oriental Medicine.

G. "Doctor of Acupuncture and Oriental Medicine" means a person who has completed an ACAOM accredited program in acupuncture and Oriental medicine and is licensed under the provisions of *R. I. Gen. Laws* Chapter 5－37.2, to practice the art of healing known as acupuncture and Oriental medicine.

H. "NCCAOM" means the National Certification Commission for Acupuncture and Oriental medicine.

40－05－8.3. Qualifications for Licensure

8.3.1 General Requirements

A. No person can practice acupuncture and Oriental medicine or any branch of acupuncture and Oriental medicine in Rhode Island without holding a valid license as a doctor of acupuncture and Oriental medicine issued by the Department in accordance with *R.I. Gen. Laws* Chapter 5－37.2, and the requirements of this Part.

1. Unless an individual is licensed as a doctor of acupuncture and Oriental medicine under the Act, or exempt from licensure under the requirements of the Act, no person can practice or hold himself or herself out as practicing, or engaging in the practice of acupuncture and Oriental medicine, either for compensation or free of charge.

B. Physicians authorized to practice acupuncture and Oriental medicine are exempt from the requirements of this Part in accordance with *R.I. Gen. Laws* § 5－37－20.

C. All doctors of acupuncture and Oriental medicine licensed in accordance with the Act and this Part and doctors of acupuncture licensed in accordance with the provisions of *R.I. Gen. Laws* § 5 – 37.2 – 12.4, and § 8.4.3 of this Part must abide by the NCCAOM Code of Ethics.

8.3.2 Doctor of Acupuncture and Oriental Medicine

A. Before any applicant is eligible for licensure, he or she must furnish satisfactory proof that he or she:

1. Is a United States citizen or legal alien.

2. Has passed the Oriental Medicine examination by the National Commission for the Certification of Acupuncture and Oriental Medicine.

3. Has demonstrated proficiency in the English language by successfully completing the test administered by the National Commission for the Certification of Acupuncture and Oriental Medicine in English or by successfully completing the Test of English as a Foreign Language (TOEFL).

4. Is at least twenty-one (21) years of age.

5. Meets the requirements for completion of an accredited program as specified in *R.I. Gen. Laws* § 5 – 37.2 – 12.1 (5).

6. Meets the clinical internship training as designated as appropriate by the National Commission for the Certification of Acupuncture and Oriental Medicine.

7. Has three (3) letters of reference from reputable individuals other than relatives and at least two (2) of which shall be from licensed or registered doctors of acupuncture; and

8.3.3 Approval for the Use of Herbal Therapy

A. An applicant seeking licensure as a Doctor of Acupuncture and Oriental Medicine may apply with their initial application, or at any time thereafter, for a permit to employ herbal therapy, including patent or raw herbs, by submitting evidence of one of the following:

1. Completion of an ACAOM accredited or candidate status oriental medicine program of at least thirty-six (36) months and a minimum of 2,500 hours of clinical/didactic training, of which at least 660 hours were training hours in herbs and at least 210 of those were clinical hours in acupuncture and herbs; and

2. Has passed the NCCAOM exam module in Chinese Herbology.

40 – 05 – 8.4. Application for Licensure and Fees

8.4.1 Documentation

A. In order to apply for a license as a Doctor of acupuncture and Oriental medicine an applicant must submit the following on forms provided by the Department:

1. Completed application including but not limited to name, address, date of birth, social security number, telephone number and email address.

2. Application fee as defined in the rules and regulations pertaining to the Fee Structure for Licensing, Laboratory, and Administrative Services Provided by the Department of Health (Part

10 - 5 - 2 of this Title). The fee is non-refundable and non-returnable.

3. Three (3) letters of reference from reputable individuals other than relatives and at least two (2) of which shall be from licensed or registered doctors of acupuncture or acupuncturists.

4. A certified copy of birth certificate; or if a certified copy of birth certificate cannot be obtained, immigration papers or resident alien card or such other birth verifying papers acceptable to the Department.

5. The results of the NCCAOM examination submitted to the Department directly by the National Commission for the Certification of Acupuncture and Oriental Medicine which confirms the applicant met the qualifications for the NCCAOM examination and passed each of the following NCCAOM exam modules:

a. Foundation of Oriental Medicine

b. Biomedicine

c. Acupuncture with Point Location

8.4.2 License by Reciprocity

A. The Department may, at its discretion, issue a license without examination to a doctor of acupuncture and Oriental medicine who has been licensed, certified, or formally legally recognized as an acupuncturist in any state or territory if all of the conditions specified in R.I. Gen. Laws § 5 - 37.2 - 12.2 are met to its satisfaction.

1. In order to apply for a license as a doctor of acupuncture and Oriental medicine by reciprocity an applicant must submit the following on forms provided by the Department:

a. Completed application including but not limited to name, address, date of birth, social security number, telephone number and email address.

b. Application fee as defined in the rules and regulations pertaining to the Fee Structure for Licensing, Laboratory, and Administrative Services Provided by the Department of Health (Part 10 - 5 - 2 of this Title). The fee is non-refundable and non-returnable.

c. Verification that the applicant is licensed and in good standing as a doctor of acupuncture and Oriental medicine in all states and territories where the applicant has a current license as a DAOM or was previously licensed as a DAOM.

8.4.3 Previously Licensed Doctors of acupuncture

A. Any doctor of acupuncture validly licensed, certified, or registered under a prior law of Rhode Island is considered licensed in accordance with the requirements of R.I. Gen. Laws Chapter 5 - 37.2. A previously licensed, certified, or registered acupuncturist is only allowed to, perform those professional duties and responsibilities that are in accordance with his or her professional education, training, and/or experience.

B. All doctors of acupuncture licensed in accordance with R.I. Gen. Laws § 5 - 37.2 - 12.4, cannot accept or perform professional responsibilities which the licensee knows or has reason to know that they are not qualified by training, experience, or certification to perform. Violation of this section of the Act will subject the licensee to the revocation or suspension of his or her license.

40 – 05 – 8.5. Issuance of License

A license as a doctor of acupuncture and Oriental medicine may be issued to an applicant who meets the relevant requirements for licensure as required by the Act and this Part.

40 – 05 – 8.6. Continuing Education

A. Mandatory continuing education requirements for a doctor of acupuncture and Oriental medicine licensed in this state, shall include, but not be limited to the following:

1. Each person licensed under the Act, whether or not residing in Rhode Island, must complete forty (40) hours of continuing education within each biennial (two year) renewal period, except during the initial annual renewal period.

2. Continuing education hours will be accepted by the Department for course work which has been presented, accepted or approved by a nationally recognized acupuncture organization or its local chapter, or any accredited school of acupuncture and Oriental medicine.

3. At the time of license renewal, each licensee will be required to attest to having complied with the continuing education requirements of §§ 8.6(A)(1) and (2) of this Part. Course descriptions, proof of attendance or other documentation of completion will be retained by the licensee for a minimum of three (3) years and is subject to random audit by the Department.

a. Failure to produce satisfactory documentation of completion upon request by the Department are grounds for disciplinary action under the provisions of the Act.

4. If a licensee has not completed the required number of continuing education hours, the deficient hours of continuing education must be made up during the following renewal period in addition to the current continuing education requirements for the renewal period. If any doctor of acupuncture and Oriental medicine fails to make up the deficient hours and complete the subsequent renewal period then his or her license shall not be renewed until all the required hours are completed and documented to the Department.

40 – 05 – 8.7. Renewal of License

A. Expiration. The license of every person licensed in accordance with the requirements of the Act and this Part will expire annually on the 1st day of February of each year.

B. Renewal. Every licensed person who intends to continue to practice as a doctor of acupuncture and Oriental medicine must file a renewal application together with the renewal fee as defined in the rules and regulations pertaining to the Fee Structure for Licensing, Laboratory, and Administrative Services Provided by the Department of Health (Part 10 – 5 – 2 of this Title). The application and renewal fee must be submitted to the Department on or before the 31st day of January in each year. The license renewal will be effective 1 February of that year.

C. Failure to Renew.

1. If a licensee fails to renew his or her license on or before the 31st day of January in each

year, as required by this Part, the license will expire.

2. An expired license may be renewed by completion of the renewal application and payment of the required fee.

40－05－8.8. Recording of License and Display of License

A. In accordance with R.I. Gen. Laws §5－37.2－14, every person holding a license to practice acupuncture and Oriental medicine in Rhode Island must record his or her license with the city or town hall in the city or town where his or her office and residence are located.

1. Every licensee who changes their residence or office must have his or her license recorded in the municipality to which he or she has moved their office or residence.

B. Every licensee must display their current license in his or her office, place of business or place of employment.

40－05－8.9. Grounds for Refusal, Revocation or Suspension of License

A. The department may refuse to issue or may suspend or revoke any license for grounds in accordance with R.I. Gen. Laws §5－37.2－15.

B. Any license, issued by the Department may be revoked or suspended by the Department for violation of any provisions of the Act, in accordance with R.I Gen. Laws §5－37.2－16 No such action may be taken unless twenty (20)-days advanced written notice specifying the charge against him or her is given to the accused licensee. A reasonable opportunity will be given to the accused to present evidence and testimony and to be represented by counsel at a hearing or hearings.

C. All hearings and reviews required under the provisions of R.I. Gen. Laws Chapter 5－37.2, shall be held in accordance with the provisions of the Act and the Department of Health "Rules and Regulations Pertaining to Practices and Procedures Before the Rhode Island Department of Health [R42－35－PP]" and "Rules and Regulations Pertaining to Access to Public Records of the Rhode Island Department of Health [R38－2－APRA]".

Massachusetts

Massachusetts General Laws Annotated

§ 2. Registration of physicians; alien applicants; examinations; renewal; required professional malpractice liability insurance; fees; continuing education relating to diagnosis, treatment and care of patients with cognitive impairments

Applications for registration as qualified physicians, signed and sworn to by the applicants, shall be made upon blanks furnished by the board of registration in medicine, herein and in sections three to nine A, inclusive, called the board. Each applicant who shall furnish the board with satisfactory proof that he is eighteen years of age or over and of good moral character, that he has completed two years of premedical studies in a college or university, that he has attended courses of instruction for four years of not less than thirty-two school weeks in each year, or courses which in the opinion of the board are equivalent thereto, in one or more legally chartered medical schools, and that he has received the degree of doctor of medicine, or its equivalent, from a legally chartered medical school in the United States or commonwealth of Puerto Rico or Canada having the power to confer degrees in medicine, shall upon payment of a fee to be determined annually by the commissioner of administration under the provision of section three B of chapter seven, be examined, and, if found qualified by the board, be registered as a qualified physician and entitled to a certificate in testimony thereof, signed by the chairman and secretary. The board shall require, as a standard of eligibility for licensure, that applicants demonstrate proficiency in the use of computerized physician order entry, e-prescribing, electronic health records and other forms of health information technology, as determined by the board. As used in this section, proficiency, at a minimum shall mean that applicants demonstrate the skills to comply with the "meaningful use" requirements, as set forth in 45 C.F.R. Part 170. An applicant who has received from a medical school, legally chartered in a sovereign state other than the United States, the commonwealth of Puerto Rico or Canada, a degree of doctor of medicine or its equivalent shall be required to furnish to the board such documentary evidence as the board may require that his education is substantially the equivalent of that of graduates of medical schools in the United States and such other evidence as the board may require as to his qualifications to practice medicine, and shall, unless granted an exemption by the board, be required to present a Standard Certificate granted after examination by the Educational Council for Foreign Medical Graduates; provided, however, that an applicant who shall furnish the board with satisfactory proof that he is eighteen years of age or over and of good moral character, that he has completed two years of premedical studies in a college or university of the United States or Canada shall not be required to possess a certificate by the Educational Council for Foreign Medical Graduates and shall be admitted to the examination for licensure if he has studied medicine in a medical school outside the United States which is recognized by the World Health Organization, has completed all the formal requirements for the degree corresponding to doctor of medicine except internship and social service or internship or social service, has satisfactorily completed one academic year of supervised clinical training sponsored by an approved medical school in the United States or Canada, and has completed one year of graduate medical education in a program approved by the Liaison Committee on Graduate Medical Education of the American Medical Association. If the board shall be satisfied as to his education and his qualifications, the board shall, upon payment of a fee determined under the aforementioned provision by the applicant, admit him to the examination for licensure.

An applicant failing to pass an examination satisfactory to the board shall be entitled to two reexaminations within two years at a meeting of the board called for the examination of applicants upon payment of a further fee determined under the aforementioned provision for each reexamination; but two such reexaminations shall exhaust his privilege under his original application.

The board may without examination grant certificates of registration as qualified physicians to such graduates of medical schools: (1) who shall furnish with their applications satisfactory proof that they have the qualifications required in the commonwealth to entitle them to be examined and have been licensed or registered upon a written examination in another state whose standards, in the opinion of the board, are equivalent to those in the commonwealth, or (2) who are diplomates of specialty boards recognized by the American Medical Association or the American Osteopathic Association; provided that any person who has previously attempted unsuccessfully to secure registration in the commonwealth shall be registered under the provisions of this paragraph without examination only at the discretion of the board. The fee for such registration without examination shall be determined under the aforementioned provision.

Notwithstanding any other provisions of this chapter the board may without examination grant a certificate of registration as a qualified physician to such person as shall furnish with his application satisfactory evidence that he is: (1) a graduate of a Canadian medical school, or a medical school legally chartered in a sovereign state other than the United States or the commonwealth of Puerto Rico, and is licensed by the Medical Council of Canada and by a provincial licensing authority; or (2) is licensed in the commonwealth of Puerto Rico or in the province of Saskatchewan in Canada upon obtaining a grade of seventy-five per cent or better in the federation licensing examination of the federation of state medical boards of the United States. Any person granted a certificate of registration under the provisions of this paragraph shall pay a fee determined under the aforementioned chapter seven provision.

Notwithstanding any other provision of this chapter, the board may without examination grant a certificate of registration as a qualified physician to a person who is a graduate of a medical school which is legally chartered in a sovereign state other than the United States, the commonwealth of Puerto Rico or Canada, if such person furnishes proof satisfactory to the board that: (1) he has a full time academic appointment at a legally chartered medical school in the commonwealth; (2) he is qualified and competent in the field of medicine or surgery; and (3) he has been licensed or registered to practice medicine in such other state or country and has held a faculty appointment at a medical school legally chartered in such other state or country. Application for registration as a qualified physician, signed and sworn to by the applicant under the provisions of this section shall be made upon blanks furnished by the board. If satisfied as to the applicant's qualifications, and upon payment of a fee by such applicant, the board may issue to such applicant a certificate of registration as a qualified physician. Such certificate shall be restricted to the specialty in which he holds his academic appointment and shall be valid only so long as he holds a full time academic appointment. In addition to the requirements for renewal of certificates of registration under the provisions of section two, physicians registered under this section shall furnish with their renewal applications evidence satisfactory to the board that they continue to hold the faculty appointment required by this section. The board may adopt, amend and rescind such rules and regulations as it deems necessary to carry out the provisions of this section.

The board shall require that all physicians registered in the commonwealth renew their certificates of registration with the board at two year intervals. Effective nineteen hundred and eighty-seven, every physician registered in the commonwealth shall renew his or her certificate of registration with the board on or before his or her birthday in nineteen hundred and eighty-seven and in every second year thereafter; provided that if a birthday of any physician who shall be registered hereunder shall occur within three months after original registration, such person need not renew his or her registration until the birthday in the second year following the birthday aforesaid. For the purposes of this section, the birthday of a person born on February twenty-nine shall be deemed to be February twenty-eight. The renewal application shall be accompanied by a fee determined under the aforementioned provision and shall include the physician's name, license number, home address, office address, his or her specialities, the principal setting of his practice, and whether he or she is an active or inactive practitioner.

The board is authorized to promulgate regulations requiring physicians to obtain professional malpractice liability insurance or a suitable bond or other indemnity against liability for professional malpractice in such amounts as may be determined by the board. The board shall participate in any national data reporting system which provides information on individual physicians.

The board shall require as a condition of granting or renewing a physician's certificate of registration, that the physician, who if he agrees to treat a beneficiary of health insurance under Title XVIII of the Social Security Act, shall also agree not to charge to or collect from such beneficiary any amount in excess of the reasonable charge for that service as determined by the United States Secretary of Health and Human Services. The board shall also require, as a condition of granting or renewing a physician's certificate of registration, that the physician apply to participate in the medical assistance program administered by the secretary of health and human services in accordance with chapter 118E and Title XIX of the Social Security Act and any federal demonstration or waiver relating to such medical assistance program for the limited purposes of ordering and referring services covered under such program, provided that regulations governing such limited participation are promulgated under said chapter 118E. A physician who chooses to participate in such medical assistance program as a provider of services shall be deemed to have fulfilled this requirement.

The board shall mail a renewal application to each registered physician sixty days prior to the renewal date. The certification of registration of any physician who does not file a completed renewal application together with the fee shall be automatically revoked, but shall be revived upon completion of the renewal process. The expenses and compensation of the board of registration and discipline in medicine shall be paid by the commonwealth, but said expenses and compensations shall not be in excess of the amounts received by the commonwealth for certificates of renewal or any registration fees under this section.

The board shall require that any continuing education requirements necessary for the renewal of a physician's certificate of registration include the 1-time completion of a course of training and education on the diagnosis, treatment and care of patients with cognitive impairments, including, but not limited to, Alzheimer's disease and dementia; provided, however, that this course requirement shall only apply to physicians who serve adult populations.

§ 148. Definitions applicable to Secs. 149 to 162

As used in sections one hundred and forty-nine to one hundred and sixty-two, inclusive of this chapter, section one of chapter one hundred and fifty-six A, section forty-seven D of chapter one hundred and seventy-five, section sixty B of chapter two hundred and thirty-one, the following words shall, unless the context requires otherwise, have the following meanings:

"Acupuncture", the practice of medicine based on Traditional Oriental Medical Theories; primarily the insertion of metal needles through the skin at certain points on the body, with or without the application of electric current, and with or without the application of heat to the needles, skin, or both, in an attempt to relieve pain or improve body function. Electroacupuncture, whether utilizing electrodes on the surface of the skin or current applied to inserted needles will be considered the practice of acupuncture.

"Board", the board of registration in medicine, established under the provisions of section ten of chapter thirteen.

"Committee", the committee on acupuncture of the board of registration in medicine, established under the provisions of section one hundred and forty-nine.

"Acupuncturist", a person licensed under the provisions of sections one hundred and forty-nine to one hundred and sixty-two, inclusive, to practice acupuncture.

"Acupuncture intern", an acupuncture student engaged in practical training including needle insertion on human subjects in an acupuncture internship program approved by the committee on acupuncture.

§ 149. Committee on acupuncture

The board of registration in medicine shall form a committee on acupuncture. Committee members will be appointed by the board with the following qualifications: one member shall be a licensed physician member of the board, one member shall be a licensed physician who has been actively involved with the practice of acupuncture for at least two years, one member shall be from the general public and shall not be engaged in or have a financial interest in the delivery of health services, and four members shall be acupuncture practitioners, chosen from a list of recommended individuals submitted by the Massachusetts Acupuncture Society, the New England School of Acupuncture, the Acupuncture Practitioners Association, the Oriental Traditional Medical Association, and any other professional acupuncture organization or institution engaged in teaching acupuncture under the provisions of chapter seventy-five D.

The board shall appoint four of the initial members to terms of three years, and three of the initial members to terms of two years. Thereafter, all appointees shall serve for terms of three years. Vacancies shall be filled by the board with persons who possess the qualification required of the original appointees. Those members appointed to the initial committee as acupuncturists need not be licensed as acupuncturists. Such members so appointed after the initial committee is appointed shall be licensed under the provisions of sections one hundred and forty-nine to one hundred and sixty-two, inclusive, prior to such appointment.

§ 152. Acupuncturists; eligibility for registration and licensure

To be eligible for registration and licensure by the committee as an acupuncturist an applicant shall:

(a) Be at least eighteen years of age.

(b) be of good moral character.

(c) demonstrate sufficient knowledge of the English language so that he may understand and be understood by patients and physicians, or have a translator available to communicate with patients and physicians.

(d) fulfill one of the following criteria:

(1) the applicant has successfully completed the equivalent of two academic years at an accredited university or college, including courses in anatomy, physiology, and biology, or has taken courses at a facility which is approved by the department of education to offer such courses, and has successfully completed a committee approved course of training in acupuncture of not less than two academic years, and one year of a committee approved acupuncture internship which may run concurrently with the two year academic course in acupuncture; and passes to the satisfaction of the committee an examination conducted by it to determine his fitness to engage in the practice of acupuncture, or

(2) the applicant may possess a current, valid acupuncture license or certificate from another state or foreign nation that is equivalent in its requirements to clauses (a), (b), and (d), or has equivalent training and experience as determined by the committee, and passes the examination administered by the committee as in clause (d).

(3) the applicant has legally practiced acupuncture as his primary activity since January first, nineteen hundred and eighty-three and has legally practiced acupuncture in the commonwealth for the twelve months immediately preceding the date of his application; and the applicant files his application within sixty days from the time the committee first accepts applications for the license to practice acupuncture; or

(4) the applicant is a legally practicing acupuncturist in the commonwealth on January first, nineteen hundred and eighty-six and the applicant files his application within sixty days from the time the committee first accepts applications for the license to practice acupuncture; and passes the examination administered by the committee as in clause (d). If any person so practicing acupuncture fails to pass the first announced examination, he may continue to practice acupuncture under the supervision of a licensed medical practitioner, as defined by the board of registration in medicine until the applicant takes the second announced examination. If any person so practicing acupuncture fails to pass the first and second announced examination, they must cease the practice of acupuncture upon due notice to the applicant of such failure.

§ 153. Acupuncturists; reciprocal licensing

The committee may enter into agreements with medical or acupuncture examination boards of other states and territories of the United States, the District of Columbia, and Puerto Rico, having qualifications and standards at least as high as those of the commonwealth, providing for reciprocal licensing in this state, without further examination, of persons who hold a valid license granted by written examination in the other state or territory, and who apply and remit fees as indicated in section one hundred and fifty-one.

§ 154. Acupuncturists; examinations

The committee shall examine applicants for licensure as acupuncturists at least annually in such places as it may determine commencing in calendar year nineteen hundred and eighty-seven. The examination shall test the applicants competency in and knowledge of the theory and practice of acupuncture, medical ethics, medical terminology, and sufficient knowledge of anatomy and physiology so that safe practice could be expected. The type of examination shall be determined by the committee. Any applicant who fails to pass such examination may take a second examination upon the payment of an additional application fee which shall be determined annually by the commissioner of administration and finance under the provisions of section three B of chapter seven, and must be so re-examined at the next scheduled examination. Upon failure of an applicant to pass a second examination, the committee may require him to complete additional courses of study as designated by the committee, in which case he shall be required, before taking another examination, to present to the committee satisfactory evidence of having completed the required additional courses, and shall pay the re-examination fee as noted above.

§ 157. Acupuncturists; internship programs

A student of acupuncture who has creditably completed not less than one year of study in a committee approved acupuncture school, may practice acupuncture, but only in a committee approved internship program. Said internship program will require the supervision of interns by an instructor; which instructor shall be a registered and licensed acupuncturist in the commonwealth and a duly appointed field faculty member of a committee approved school of acupuncture. Said intern shall be identified as an acupuncture intern when in a clinical setting.

§ 158. Acupuncturists; revocation, suspension, or cancellation of licenses; liability of complainants

The committee may, after a hearing pursuant to chapter thirty A, revoke, suspend, or cancel the license of an acupuncturist, or reprimand or censure an acupuncturist if it finds upon proof satisfactory to the committee that such acupuncturist:

(a) fraudulently procured licensure as an acupuncturist.

(b) violated any provision of law relating to the practice of medicine or acupuncture, or any rule or regulation adopted thereunder.

(c) acted with gross misconduct in the practice of acupuncture or of practicing acupuncture fraudulently, or beyond its authorized scope, or with gross incompetence, or with gross negligence on a particular occasion or negligence on repeated occasions.

(d) practiced acupuncture while the ability to practice is impaired by alcohol, drugs, physical disability or mental instability.

(e) was habitually drunk or being or having been addicted to, dependent on, or a habitual user of narcotics, barbiturates, amphetamines, hallucinogens, or other drugs having similar effects.

(f) knowingly permitted, aided or abetted an unlicensed person to perform activities requiring a license for purposes of fraud, deception or personal gain.

(g) has been convicted of a criminal offense which reasonably calls into question the ability to practice acupuncture.

(h) violated any rule or regulation of the board or the committee.

(i) acted in a manner which is professionally unethical according to ethical standards of the profession of acupuncture.

No person filing a complaint or reporting information pursuant to this section or assisting the committee or board at its request in any manner in discharging its duties and functions shall be liable in any cause of action arising out of receiving such information or assistance, providing the person making the complaint or reporting or providing such information or assistance does so in good faith and without malice.

§ 159. Acupuncturists; enforcement; penalties; injunctions

Any person who practices acupuncture in the commonwealth without a license granted pursuant to sections one hundred and fifty to one hundred and fifty-seven, inclusive, shall be punished by a fine of not less than one hundred nor more than one thousand dollars, or by imprisonment for not more than three months, or both such fine and imprisonment.

The committee may petition in any court of competent jurisdiction for an injunction against any person practicing acupuncture or any branch thereof without a license. Such injunction may be issued without proof of damage sustained by any person. Such injunction shall not relieve such person from criminal prosecution for practicing without a license.

§ 160. Acupuncturists; penalty for illegal representation or practice

A person who does not possess a valid license and existing and current certificate of registration as an acupuncturist pursuant to the provisions of sections one hundred and forty-nine to one hundred and sixty-two, inclusive, shall not in any manner represent himself as an acupuncturist nor use in connection with his name the words or letters "Acupuncturist", "Licensed Acupuncturist", "Doctor of Acupuncture", "Acupuncture Therapist", "L.Ac.", "R.Ac.", or any other letter, words, abbreviations, or insignia indicating or implying that he is an acupuncturist. Whoever, not being lawfully authorized to practice acupuncture within the commonwealth and registered under section one hundred and fifty-five, holds himself out as a practitioner of acupuncture or practices or attempts to practice acupuncture, or whoever practices acupuncture under a false or assumed name or under a name other than that by which he is registered, or whoever impersonates another practitioner, or whoever practices or attempts to practice any fraud in connection with the filing of an application, or whoever files an application under a false or assumed name or under a name other than his own, or whoever impersonates or attempts to impersonate another applicant for registration during an examination, shall be punished by a fine of not less than one hundred nor more than one thousand dollars or by imprisonment for not less than one month nor more than one year, or both. A person rendering acupuncture services in violation of this section shall recover no compensation therefor.

§ 162. Federally employed acupuncturists; treatment by physical therapists

Nothing contained in sections one hundred and forty-nine to one hundred and sixty-two, inclusive, shall prohibit any person employed as an acupuncturist by an agency of the federal government from practicing acupuncture while discharging his official duties as such employee. Nothing contained herein shall prevent physical therapists from practicing transcutaneous nerve stimulation, the stimulation of muscle contractions for the purpose of diagnosis or rehabilitation, or other techniques in the context of standard Western Medical Procedure and neither defined as nor held out to be acupuncture. Nothing contained herein shall prevent licensed physicians from practicing acupuncture.

§ 267. Practice of naturopathic health care

(a) The practice of naturopathic health care shall include, but not be limited to:

(i) the prevention and treatment of human illness, injury or disease through education, dietary or nutritional advice and the promotion of healthy ways of living.

(ii) the use of non-invasive physical examinations and the ordering of clinical and laboratory procedures from licensed clinics or laboratories to evaluate injuries, illnesses and conditions in the human body.

(iii) dispensing, administering, ordering and prescribing natural medicines of mineral, animal or botanical origin, including food products or extracts, vitamins, minerals, enzymes, digestive aids, natural hormones, plant substances, homeopathic preparations, natural antibiotics, topical medicines and nonprescription drugs, therapeutic devices and barrier contraceptives to prevent or treat illnesses, injuries and conditions of the human body.

(iv) the use of manual mechanical manipulation of body structures or tissues, in accordance with naturopathic principles.

(v) the use of naturopathic physical medicine to maintain or restore normal physiological functioning of the human body; and

(vi) mandatory tracking and documentation of the immunization status of a patient under 18 years of age and the required referral of that patient to a primary care or collaborative care physician where evidence exists that the individual has not been immunized.

(b) The practice of naturopathic health care shall not include:

(i) performing surgery or invasive procedures or examinations, abortions or the use of radiation, radioactive substances or local, general or spinal anesthesia.

(ii) prescribing, dispensing or administering a drug classified as a controlled substance or prescription drug under chapter 94C.

(iii) the practice of acupuncture and traditional chinese medicine; or

(iv) the practice of emergency medicine, except as a person rendering gratuitous services in an emergency or for the care of minor injuries.

(c) Nothing in sections 266 to 274, inclusive, shall prohibit or restrict:

(i) a person who is licensed, certified or registered to practice a profession or occupation under any other law from engaging in activities which are within the lawful scope of practice for the profession or occupation for which that person is licensed.

(ii) the practice of naturopathic health care by a person employed by the United States government if that person engages in that practice in the performance of the employee's duties.

(iii) the practice of naturopathic health care by students enrolled in an approved naturopathic medical college; provided, however, that the performance of those services shall be under a course of instruction or assignments from and under the supervision of an instructor who is licensed as a naturopathic doctor under this chapter or a licensed professional in the field in which that professional is providing instruction.

(iv) a person from self-treatment or treatment of an immediate family member based on religious or health beliefs.

(v) a person who sells vitamins and herbs from providing information about those products; or

(vi) a person or practitioner who is not licensed as a naturopathic doctor from recommending ayurvedic medicine, herbal remedies, nutritional advice, homeopathy or other therapy that is within the scope of practice of naturopathic health care; provided, however, that the person or practitioner shall not represent or assume the character or appearance of a person practicing naturopathic health care or otherwise use a name, title or other designation which indicates or implies that the person is licensed to practice naturopathic health care.

(d) Licensed naturopathic doctors shall have the same authority and responsibilities as licensed physicians regarding public health laws, reportable diseases and conditions, communicable disease control and prevention, recording of vital statistics, health and physical examinations and local boards of health, except that the authority of licensed naturopathic doctors regarding such matters shall be limited to the scope of practice authorized by this chapter. Naturopathic doctors shall be mandated reporters as required of physicians and nurses.

Code of Massachusetts Regulations
The Practice of Acupuncture

5.01: Introductory Provisions

(1) Purpose. 243 CMR 5.00 is the judgment of the Board of Registration in Medicine and its Committee on Acupuncture concerning the practice of acupuncture. Its purpose is to prescribe substantive standards governing the practice of acupuncture which will promote the public health, safety and welfare, and inform acupuncturists of the Board's and Committee's expectations and requirements. The Board and Committee presume that every acupuncturist in the Commonwealth

has notice of 243 CMR 5.00 and will practice acupuncture in accordance with it.

(2) Definitions. For the purposes of 243 CMR 4.00 and 5.00, the terms below have the following meanings:

AACRAO: the American Association of Collegiate Registrars and Admissions Officers.

ACAOM: the Accreditation Commission for Acupuncture and Oriental Medicine.

Acupuncture Assistant: a person who is employed by a licensed acupuncturist and registered with the Committee pursuant to 243 CMR 5.09(5).

Acupuncture Regulations: the regulations contained in 243 CMR 4.00 and 5.00.

Acupuncture School: any legally chartered school which grants diplomas, certificates or graduate degrees in acupuncture, or any department or program within a college or university that grants diplomas, certificates or graduate degrees in acupuncture.

Acupuncture Statutes: M.G.L. c. 112, §§ 148 through 162.

Acupuncture Student: a student enrolled in a legally chartered acupuncture school.

Acupuncturist: a person licensed under the provisions of M.G.L. c. 112, §§ 149 through 162, to practice acupuncture.

Acupuncture Intern: an acupuncture student engaged in practical training including needle insertion on human subjects in an acupuncture internship program approved by the committee.

CCAOM: the Council of Colleges of Acupuncture and Oriental Medicine.

CNT Course: the Clean Needle Technique Course administered by the CCAOM.

Continuing Acupuncture Education: a formal course or program relevant to the study or practice of acupuncture that directly contributes to the professional competence of the license.

Disciplinary Action: an action adversely affecting an acupuncturist which simultaneously meets the descriptions in 243 CMR 5.01(2)(a), (b) and (c), and which is limited as described in 243 CMR 5.01(2)(d) and (e):

(a) An action of an entity, including, but not limited to, a governmental authority, a health care facility, an employer, or a professional acupuncture association (international, national or local).

(b) An action that is:

1. formal or informal; and

2. oral or written.

(c) Any of the following actions or their substantial equivalents, whether voluntary or involuntary:

1. Revocation of a right or privilege.

2. Suspension of a right or privilege.

3. Censure.

4. Written reprimand or admonition.

5. Restriction of a right or privilege.

6. Non-renewal of a right or privilege.

7. Fine.

8. A required performance of public service.

9. A course of education, training, counseling, or monitoring, only if such course arose out of the filing of a complaint or the filing of any other formal charges reflecting upon the licensee's competence to practice acupuncture.

10. Denial of a right or privilege.

11. Resignation.

12. Leave of absence.

13. Withdrawal of an application.

14. Termination or non-renewal of a contract with an acupuncturist.

(d) 243 CMR 5.01(2)(c)1 0. through 14. are "disciplinary actions" only if they relate directly or indirectly to:

1. the licensee's competence to practice acupuncture; or

2. a complaint or allegation regarding any violation of law or regulation (including, but not limited to, the regulations of the Board and Committee) or bylaws of a health care facility, substance abuse outpatient service program, group practice, or professional acupuncture association, whether or not the complaint or allegation specifically cites violation of a specific law, regulation, or bylaw.

(e) If based upon a failure to complete acupuncture records in a timely fashion or failure to perform minor administrative functions, a first or second written reprimand or admonition, or a first or second suspension or restriction of a right or privilege (if less than ten working days in any month), is not a "disciplinary action" for the purposes of mandatory reporting to the Committee.

Internship Program: a clinical program in acupuncture which provides clinical training.

License: an acupuncture license that the Committee issues to a person pursuant to the requirements of M.G.L. c. 112, §§ 148 through 162 and the acupuncture regulations, which authorizes the person to practice acupuncture.

Licensure Examination: the examination required by the Committee pursuant to M.G.L. c. 112, § 154. As of January 1, 2009, this examination will be the NCCAOM examination.

NCCAOM: the National Certification Commission for Acupuncture and Oriental Medicine.

The Practice of Acupuncture: the practice of medicine based upon traditional oriental medical theories; primarily the insertion of metal needles through the skin at certain points on the body, with or without the use of herbs, with or without the application of electric current, and with or without the application of heat to the needles, skin, or both, in an attempt to relieve pain or improve bodily function. Electroacupuncture, whether utilizing electrodes on the surface of the skin or current applied to inserted needles, and laser acupuncture are considered the practice of acupuncture.

(a) Acupuncture shall include, but not be limited to:

1. Auricular, hand, nose, face, foot and/or scalp acupuncture therapy.

2. Stimulation to acupuncture points and channels by use of any of the following:

a. Needles, moxibustion, cupping, thermal methods, magnets, gwua-sha, scraping techniques, acupatches, herbal poultices, ion cord linking acupuncture devices with wires, hot and cold packs, TDP (electromagnetic wave therapy) and lasers.

b. Manual stimulation, including stimulation by an instrument or mechanical device that does not pierce the skin, massage, acupressure, reflexology, shiatsu and tui na.

c. Electrical stimulation including electro-acupuncture, percutaneous and transcutaneous electrical nerve stimulation.

(b) Acupuncture diagnostic technique shall include but not be limited to the use of observation, listening, smelling, inquiring, palpation, pulses, tongue, physiognomy, five element correspondences, ryodoraku, akabani, German electro-acupuncture, Kirlian photography and thermography.

(c) The needles used in acupuncture shall be solid filiform instruments which shall include but not be limited to: dermal needles, plum blossom needles, press needles, prismatic needles and disposal lancets. The use of staples in the practice of acupuncture shall be prohibited.

(d) Adjunctive therapies shall include but not be limited to:

1. oriental nutritional counseling, herbology, and the recommendation of nonprescription substances which meet the Food and Drug Administration labeling requirements as dietary supplements to promote health.

2. recommendation of breathing techniques and therapeutic exercises; and

3. lifestyle, behavioral, supportive, educational and stress counseling.

TOEFL: Test of English as a Foreign Language, administered by the Educational Testing Service.

TOEIC: Test of English for International Communication, administered by the Educational Testing Service.

TSE: Test of Spoken English, administered by the Educational Testing Service.

(3) Submission of Papers. The Committee's official mailing address is: Board of Registration in Medicine, Committee on Acupuncture, 200 Harvard Mill Square, Suite 330, Wakefield, MA 01880. Persons wishing to file papers with the Committee may mail them or hand deliver them to the above address, unless the Committee orders otherwise.

(4) Standing Orders. The Committee may issue standing orders consistent with 243 CMR 5.00 and 801 CMR 1.00: *Standard Adjudicatory Rules of Practice and Procedure.*

(5) Change of Address. Whenever a licensee changes his/her mailing, home or principal business address, he/she shall notify the Committee of his/her new address, on the form the

Committee prescribes, within 30 days of such change.

(6) Notice of Appearance. A notice of appearance on behalf of a Respondent shall be deemed an agreement between the Respondent and the person appearing on the Respondent's behalf that such person shall accept service of any document on behalf of the Respondent.

5.02: Licensure Provisions

(1) Types of Licenses. Two types of licenses are issued by the Committee: full licenses and temporary licenses. A full licensee may practice acupuncture in Massachusetts in accordance with M.G.L. c. 112, §§ 148 through 162 and 243 CMR 4.00 and 5.00.

(2) Temporary License. A temporary licensee shall only practice acupuncture on an individual or patient in the course of:

(a) supervising interns in a Committee approved internship program; or

(b) demonstrating acupuncture techniques as part of an acupuncture educational seminar or program; or

(c) participating in a postgraduate clinical training program; or

(d) participating in a continuing education course that includes the insertion of needles; and

(e) when a temporary licensee is participating in a postgraduate clinical training program or a continuing acupuncture education program, he/she must be supervised by an active full licensee. The supervisor must be approved by the Committee or its licensing subcommittee prior to the issuance of the temporary license.

(3) Qualifications Required of Each Applicant. Each applicant for full and temporary licensure shall possess the following qualifications listed in M.G.L. c. 112, §§ 152(a), 152(b), and 152(c):

(a) An applicant shall be at least 18 years of age; and

(b) An applicant shall be of good moral character; and

(c) An applicant shall demonstrate sufficient knowledge of the English language to understand and be understood by patients, physicians, and Board and Committee personnel, by submitting to the Committee proof of achieving the passing score on the TOEFL examination, or by certifying that he/she will employ the services of an interpreter at his/her own expense; and

(d) An applicant must fulfill one of the criteria set forth in M.G.L. c. 112, § 152(d). As of December 31, 2010, the apprenticeship route will no longer be an acceptable substitute for meeting the formal education requirements.

(e) NCCAOM Certification Required. As of January 1, 2009, an applicant for initial licensure must be nationally board certified in either Acupuncture, Oriental Medicine, or Chinese Herbology or be licensed in another state or foreign nation with which Massachusetts has a reciprocal licensing agreement.

(4) Licensure Examination in Massachusetts.

(a) The licensure examination consists of the following components:

1. the NCCAOM examination in Acupuncture; and

2. the NCCAOM examination in Foundations of Oriental Medicine; and

3. the NCCAOM examination in Point Location; and

4. the NCCAOM examination in Biomedicine, as of January 1, 2007; and

5. the CNT Course approved by NCCAOM; and

6. any Massachusetts oral and/or practical examination that the Committee may, at its discretion, require of applicants until such time as the NCCAOM institutes an oral and/or practical component to its examination that is satisfactory to the Committee.

(b) At the first meeting of the Committee in each calendar year, the Committee shall decide by majority vote whether to hold a Massachusetts oral and/or practical examination in a given calendar year, which decision shall be binding upon all applicants who take the licensure examination within that calendar year. The Committee may determine the rules governing any state examination. Whenever a Massachusetts examination is required, the Committee shall send written notification of the examination results to the applicant.

(c) An applicant must pass each of the examination components to pass the licensure examination. The passing score for the examination component shall be set by the testing entity and the passing scores shall not be known prior to the exam. An applicant for initial licensure must take all examinations in the English language.

(d) Passing the NCCAOM examination and the CNT course are prerequisites for taking any Massachusetts oral and/or practical examination that may be required by the Committee.

(5) Committee Procedure for Evaluating Applications.

(a) If an application for full licensure by examination is complete and filed on time, the Committee will make a preliminary evaluation of the applicant's credentials and decide whether to allow the applicant to take the examination. The Committee will inform the applicant of its decision 30 days prior to the date of the licensure examination, when such notice is possible.

(b) Passing the licensure examination does not of itself entitle an applicant to be licensed. Upon receipt of an applicant's passing scores, the Committee shall review the applicant's application, and shall inform the applicant of its decision on licensure.

(c) At any stage during the review of an application, the Committee or its Licensing Subcommittee may require an applicant to provide additional information, or appear personally before the Committee, the Licensing Subcommittee, or their designated representative for the purpose of answering questions pertaining to the application.

(d) The Committee may, at its discretion, require an applicant to hire a credentials evaluation service approved by the Committee to evaluate the applicant's credentials of an applicant. The applicant shall pay for the evaluation.

(6) Committee Denial of Applications. The Committee will inform an applicant in writing

of the reasons his/her application was denied. If the Committee denies an application for reasons other than an applicant's failing the licensure examination, the applicant may submit a written request within 60 days from the date of denial that the application be reconsidered by the Committee, stating the reasons why the Committee should reverse its decision. An applicant may submit a request for reconsideration only once, unless the applicant states additional facts or circumstances that the applicant was unaware of at the time he/she made his/her first request and that are relevant to the Committee's decision.

(7) Re-examination for Licensure.

(a) An applicant who fails any of the components of the licensure examination may reapply to take the failed components. An applicant must submit an application for re-examination, and the application and examination fees, no later than 90 days prior to the date of the examination.

(b) The Committee may require an applicant who fails the licensure examination or any of its components on two or more occasions to have further education or training which, in the judgment of the Committee, addresses the areas of deficiency.

(8) Endorsement of Examination Results.

(a) The Committee shall endorse the results of the NCCAOM examination or the CNT Course taken in another jurisdiction provided that the format or level of difficulty of a previous examination component is substantially the same as that of the current examination component, and provided also that the previous examination component was not administered in such a way as to compromise the integrity of the examination component.

(b) An applicant whose examination results have been endorsed by the Committee must comply with all other requirements for being licensed by examination in order to be licensed in Massachusetts.

(9) Licensure in Another State. An applicant for full licensure who holds a license to practice acupuncture in another state or foreign nation shall not be excused from any of the application requirements in M.G.L. c. 112 and 243 CMR 4.00 and 5.00 unless the Committee has entered into a reciprocal licensing agreement with that state, or unless the Committee has specifically exempted that applicant from a particular requirement.

(10) Temporary Licensure.

(a) The following individuals shall have a full or temporary license to practice acupuncture:

1. an instructor in a Committee approved internship program offered by a Committee approved school.

2. an instructor in an acupuncture educational seminar or program who demonstrates acupuncture techniques on patients.

3. a participant in a postgraduate clinical training program; or

4. a participant in a Committee approved continuing acupuncture education course that includes the insertion of needles, in which case the temporary license shall be valid for three

months.

(b) To qualify for a temporary license as an instructor in a Committee approved internship program, an applicant shall have a temporary faculty appointment in a Committee approved school of acupuncture and shall have:

1. credentials equivalent to those necessary for full licensure; or

2. training and experience which, in the judgment of the Committee, are sufficient for an instructor in an internship program.

(c) To qualify for a temporary license as an instructor in an acupuncture educational seminar or program, an applicant shall have:

1. credentials equivalent to those necessary for full licensure; or

2. training and experience which, in the judgment of the Committee, are sufficient for an instructor of the acupuncture techniques to be demonstrated in the educational seminar or program.

(d) To qualify for a temporary license as a participant in a postgraduate clinical training program in acupuncture, an applicant shall be a graduate of a Committee approved acupuncture school, shall have been accepted into a postgraduate clinical training program, and shall have the undergraduate educational requirements specified in 243 CMR 5.10(1).

(e) To qualify for a temporary license as a participant in a continuing acupuncture education course, an applicant shall be a graduate of a Committee approved acupuncture school, shall have been accepted into a Committee approved continuing acupuncture education course, shall have the undergraduate educational requirements specified in 243 CMR 5.03(1), and shall be supervised by an active licensed acupuncturist who is in good standing with the Committee.

(f) Application for temporary licensure shall be made through the dean's office of the acupuncture school hiring the temporary licensee, through the organization sponsoring the acupuncture educational seminar or program, through the institution sponsoring the postgraduate clinical training program or by the applicant on an application form provided by the Committee. Temporary licensure is for one year with renewal yearly for a maximum of two years, with the exception of a temporary license granted under 5.02(2)(d), which shall be for three months with renewal for a maximum of one year. Completed applications must be submitted 60 days prior to the start of the internship program, educational seminar or program or postgraduate clinical training program.

5.03: Educational Requirements for Full Licensure

(1) Undergraduate Education.

(a) An applicant for full licensure shall successfully complete two full academic years (a minimum total of 60 semester accredited hours or 90 quarter accredited hours, or the equivalent) of undergraduate education at:

1. an accredited college or university.

2. an institution approved by the Massachusetts Department of Education; or

3. a foreign university or college that the Committee deems equivalent to an accredited college or university.

(b) An applicant's undergraduate or other postsecondary education must include the following:

1. three semester hours of general biology; and

2. three semester hours of human anatomy; and

3. three semester hours of human physiology.

4. For applicants entering acupuncture school after June 30, 2009, at least one of the science courses in 243 CMR 5.03(1)(b) must have a laboratory course requirement.

5. In extraordinary circumstances, the Committee may determine a particular course qualifies as an equivalent for one or more of the requirements in 243 CMR 5.03(1)(b)1. through 4. The applicant shall request an equivalency determination from the Committee. The applicant shall provide all documentation necessary for the Committee to evaluate whether the course qualifies as an equivalent.

(c) The postsecondary education shall have been completed at:

1. an accredited college or university.

2. a school which was/is approved by the state department of education; or

3. a foreign university or college that the Committee deems equivalent to an accredited college or university.

(d) Foreign applicants whose post-secondary education combined acupuncture training with college level education must have a minimum of five full academic years of study, of which three full academic years must consist of acupuncture training in a Committee approved school.

(2) Acupuncture Educational Requirements. An applicant applying for licensure on the basis of successful completion of training in one or more acupuncture schools shall have:

(a) graduated from a Committee approved acupuncture school, and

(b) shall have received a minimum of 1,905 hours of clinical/didactic instruction in acupuncture related courses, of which a minimum of 100 hours must be in the supervised diagnosis and treatment of patients for whom the applicant was solely responsible. Courses in anatomy, physiology and other basic sciences do not count towards the 1,905 hour requirement.

(c) As of January 1, 2009, the minimum number of hours of clinical/didactic instruction in acupuncture related courses shall be the minimum number of hours set by the ACAOM, provided however, that the minimum number of hours required shall not be less than 1,905 hours of clinical/didactic instruction in acupuncture related courses. The Committee, in its discretion, may grant a waiver of this requirement for applicants who are licensed acupuncturists in another state. The Committee's minimum number of hours of clinical/didactic instruction in acupuncture related courses shall adjust upwards automatically as of the date that the ACAOM increases its minimum standards.

(d) Foreign applicants whose post-secondary education combined acupuncture training with college level education must have a minimum total of five full academic years of study, of which three full academic years must consist of acupuncture training in a Committee approved school.

(e) An applicant applying for licensure shall have received a minimum of 30 hours of herbal medicine training from a Committee approved school or a Committee approved program.

(f) Licensees who obtained licensure prior to September 1, 1995, and employ herbal therapy, including patent or raw herbs, and who submitted evidence of completion of 150 hours of herbal training by January 1, 1998 may continue to employ herbal therapy provided they meet the continuing education in herbal therapy requirement.

(g) A licensee who is licensed on or after September 1, 1995, and who completed an ACAOM accredited or candidate status oriental medicine program or herbal medicine program or completed an herbal medicine program that the Committee determined was substantially equivalent or exceeded the ACAOM curriculum requirements regarding herbal medicine, may continue to employ herbal therapy, including patent or raw herbs, during the course of treatment if such licensee has obtained Committee approval to employ herbal therapy prior to January 1, 2009, provided the licensee meets the continuing education in herbal therapy requirements.

(h) Approval for Use of Herbal Therapy. A licensee who is licensed on or after January 1, 2009, may obtain Committee approval to employ herbal therapy, including patent or raw herbs, by submitting evidence of one of the following:

1. completion of an ACAOM accredited or candidate status oriental medicine program with a minimum of 1,905 hours of clinical/didactic training, of which at least 660 hours were training hours in herbs and at least 210 of those were clinical hours in acupuncture and herbs; and

2. certification by NCCAOM in Chinese Herbology.

Continuing Education Requirements. All licensees approved by the Committee to use herbal therapy in their practice of acupuncture must have at least ten hours of training directly related to Herbology as part of their 30 hours of continuing education credits. In addition, the licensee must have at least 15 hours of continuing acupuncture education credits directly related to acupuncture. In no event shall the applicant use herbal therapy in his/her acupuncture practice unless the applicant has at least 30 hours of continuing acupuncture education biennially, of which five hours may be indirectly related to acupuncture or herbology.

5.04: Committee Approval of Acupuncture Schools and Clinical Programs

Pursuant to M.G.L. c. 112, § 152, to be eligible for licensure, an applicant must graduate from a committee approved course of academic training in acupuncture and complete a committee approved acupuncture internship.

(1) Committee Approval of Acupuncture Schools.

(a) The Committee may approve an acupuncture school, if the school:

1. is accredited byACAOM, or by a federally approved accrediting agency that the Committee deems an appropriate agency for accrediting graduate schools in acupuncture; or

2. has candidacy status with ACAOM, or with a federally approved accrediting agency that the Committee deems an appropriate agency for granting candidacy status to graduate schools in acupuncture.

3. An acupuncture school must be a Committee approved school on the date the applicant graduates (*i.e.* the school must have ACAOM accreditation or candidacy status). Upon request, the Committee may waive this requirement for good cause.

(b) The Committee may, notwithstanding 243 CMR 5.04(1)(a)2., specify that accreditation be the sole criterion for school approval if the Committee determines that having candidacy status does not guarantee that a school meets the educational standards of the Committee.

(c) An acupuncture school located within the United States, Puerto Rico, the District of Columbia, or territory of the United States shall not be approved by the Committee unless it is accredited or has candidacy status in accordance with 243 CMR 5.04(1)(a).

(d) A school approved under 243 CMR 5.04(1)(a) shall apprise the Committee of any change in its accreditation or candidacy status within 14 days after the school receives notification that its status has changed, and shall verify reaccreditation when granted at the end of each accreditation period. A school approved under 243 CMR 5.04(1)(a) shall send new catalogues, bulletins, and application materials when published, and shall respond promptly to any requests for information from the Committee. The Committee may withdraw approval from a school approved under 243 CMR 5.04(1)(a) which fails to provide information to the Committee that the Committee needs to evaluate the applications for licensure of graduates of the school.

(2) Acupuncture Schools Outside of the U.S. As of January 1, 2009, educational institutions outside the United States, Puerto Rico, the District of Columbia, and the territories of the United States will be approved by the Committee on a case by case basis, according to the standards set by the AACRAO. The applicant for licensure shall submit a Foreign Education Review Application directly to the AACRAO, along with all educational documents requested by AACRAO. The applicant must receive a credentials review report from AACRAO, indicating that the school is recognized by a foreign governmental agency and that the courses taken by this applicant were equivalent to the ACAOM curricular requirements. The applicant shall submit the complete AACRAO credentials review report to the Committee, and the Committee will determine whether to approve the acupuncture school on the basis of such report, and any other additional information it may deem necessary.

(3) Committee Approval of Internship Programs.

(a) The Committee shall approve internship programs of Committee approved acupuncture schools. To be approved by the Committee, the internship program shall provide a minimum of

600 hours of clinical training in acupuncture, as defined in 243 CMR 5.04(3), and shall meet the requirements for internship programs listed in 243 CMR 5.04(3)(c) and 5.04(4)(a).

(b) Clinical training in acupuncture is defined as:

1. observation and discussion of acupuncture diagnoses and treatments performed on patients.

2. needle insertion and other acupuncture techniques on individual under the direct observation of instructors, and the practice of sterile technique in the clinic.

3. diagnosis and treatment of patients under the direct supervision of a clinical instructor who is a faculty member of the school, culminating in each individual student conducting complete evaluations, designing treatment plans, and carrying out treatments on individual patients for whose care the student is solely responsible.

(c) The following are the requirements for Committee approval of an internship program:

1. Of the total 600 hours of required clinical training, each student shall have spent a minimum of 100 hours in the supervised diagnosis and treatment of patients for whom the student is solely responsible.

2. A clinical instructor shall have under his/her supervision at any one time no more than ten students who are fulfilling the 100 hour requirement in 243 CMR 5.04(3)(c)1.

3. No more than one other student shall be present in a treatment room during the time that a student is fulfilling the 100 hour requirement in 243 CMR 5.04(3)(c)1., except for brief periods of time to observe conditions which a supervisor determines to be of educational value.

4. A clinic affiliated with an acupuncture school shall have on its staff at least one school-appointed adjunct faculty member who directly supervises interns.

5. A clinic affiliated with a school shall offer clinical instruction in accordance with a written set of criteria developed by the school, and clinical instructors and students shall be evaluated regularly by the school to ensure that the internship program operates in accordance with the criteria and consistently with other internship programs offered by the acupuncture school.

(d) If the Committee decides that it has insufficient information or is otherwise unable to grant approval on the basis of written materials, the Committee may conduct an on-site visit pursuant to approving an internship program.

(e) The Committee may periodically reapprove internship programs and may withdraw approval from a program if the Committee finds that the program no longer meets the requirements listed in 243 CMR 5.04(3) and 5.04(4). If the Committee withdraws approval from an internship program, the Committee shall inform the school in writing of the reasons for withdrawing approval. The school may submit a written request within 60 days from the date approval is withdrawn that the Committee reconsider its decision, stating the reasons for doing so. Acupuncture schools offering approved internship programs shall apprise the Committee annually of changes in the programs, such as changes in requirements or material covered.

(4) Additional Requirements for Internship Programs Located in Massachusetts.

(a) In addition to the requirements for internship programs listed in 243 CMR 5.04(3)(c), internship programs located in Massachusetts shall also meet the following requirements:

1. Clinical instructors shall be duly appointed faculty members of the acupuncture school, have full or temporary licenses, and be directly responsible for the actions of interns.

2. Interns participating in supervised clinical training as defined by 243 CMR 5.04(3)(b)3. shall be currently enrolled in and shall have completed one full year of study in a Committee approved acupuncture school.

3. Interns shall be under direct faculty supervision.

4. Interns shall be identified as such to patients, and patients shall agree in writing to be treated by interns.

5. The regulations governing safe practice, 243 CMR 5.08, and other applicable regulations and guidelines shall be observed in the clinic.

(b) An intern in Massachusetts who participates in a internship program that is not located in a clinic operated on the premises of a Committee approved school shall be registered with the Committee by the school in which the intern is enrolled.

(c) If the Committee determines that an internship program is being operated in violation of applicable regulations and guidelines, the Committee shall inform the acupuncture school with which the internship program is affiliated of the nature of the violations and the time in which the violations must be corrected. If the violations are not corrected the Committee may order that the program be discontinued. The Committee may, if the Committee determines that the health, safety or welfare of the public is threatened, order that the program be discontinued until the Committee is satisfied that any violations have been corrected.

(5) Postgraduate Clinical Training Programs.

(a) The Committee may approve postgraduate clinical training programs in Massachusetts sponsored by Committee approved acupuncture schools, hospitals licensed by the Joint Commission for the Accreditation of Hospitals, and other organizations that the Committee, in its discretion, deems appropriate to sponsor postgraduate clinical training programs in acupuncture in Massachusetts.

(b) An individual participating in postgraduate clinical training shall:

1. have a temporary license to practice acupuncture in Massachusetts.

2. be a graduate of a Committee approved acupuncture school.

3. be identified to patients orally and with a name tag as a postgraduate clinical trainee.

The patient shall also be advised of the right to refuse treatment by a clinical trainee.

(c) An institution which offers postgraduate clinical training shall:

1. comply with all applicable regulations and guidelines governing the practice of acupuncture.

2. provide the Committee with a detailed written description of the training program, and

apprise the Committee of any changes that are made in the program.

3. have clinical instructors who are licensed acupuncturists, whose credentials are sufficient to instruct and supervise postgraduate clinical trainees, and who are directly responsible for supervising the diagnosis, treatment and evaluation of every patient treated by the postgraduate clinical trainee.

(d) The Committee may conduct an onsite visit to decide whether to approve a postgraduate training program, and to determine whether the institution is in compliance with 243 CMR 5.04 (4)(b) and (c). The Committee may withdraw approval of a postgraduate clinical program if the Committee determines that the program is not in compliance.

(5) Reciprocal Approval Agreements. The Committee may enter into reciprocal agreements with other states to facilitate the approval of schools and clinical programs.

5.05: Application Provisions

(1) Contents of the Application Form for a Full License. The Committee's application form for a full license will request the following information:

(a) the applicant's name; date and place of birth; and home address, mailing address and principal business address.

(b) the applicant's social security number.

(c) a photograph of the applicant adequate for positive identification.

(d) a written statement asserting that the applicant is of good moral character. This statement must be executed by someone who is unrelated to the applicant and who has known the applicant well and for a minimum of three years, preferably an acupuncturist licensed to practice in Massachusetts.

(e) a statement of the applicant's involvement in civil litigation related to the practice of acupuncture, and any criminal litigation.

(f) a statement of any disciplinary action taken against the applicant.

(g) a statement of the other jurisdictions in which the applicant is or has been licensed to practice acupuncture, including license numbers and issue dates.

(h) a statement of the results of any acupuncture licensure examination the applicant has taken.

(i) a statement of the applicant's physical and mental health, including an explanation of any dysfunction impairing him as a student or practitioner of acupuncture.

(j) a description of the applicant's clinical acupuncture training and experience.

(k) a description of the applicant's acupuncture work experience and, where applicable, supporting documentation.

(l) an official transcript sent directly from the applicant's undergraduate college or university.

(m) an official transcript sent directly from the applicant's acupuncture school.

(n) where applicable, proof of sufficiency in the English language or the applicant's signed agreement to use an interpreter, and the interpreter's credentials, name and address. The interpreter shall be approved by the Committee.

(2) Contents of the Application Form for Re-examination. The Committee's application form for re-examination in Massachusetts consists of the original application updated on a form provided by the Committee.

(3) Contents of the Application Form for License Renewal. The Committee's renewal application form will request the following information:

(a) the applicant's name, date of birth, and home address, mailing address and principal business address.

(b) a statement of the applicant's acupuncture training, and any hospital or clinic affiliations.

(c) a statement of any disciplinary action taken against the applicant since the last time the licensee submitted either a renewal application or an initial application for licensure.

(d) a statement of any civil litigation related to the practice of acupuncture, or any criminal litigation commenced against the applicant since the last time the licensee submitted either a renewal application or an initial application for licensure.

(e) a statement of other jurisdictions in which the applicant is licensed to practice.

(f) a description of continuing acupuncture education courses taken by the applicant since the last time the licensee submitted either a renewal application or an initial application for licensure, and evidence of having registered for the courses, such as canceled checks.

(4) Contents of an Application Form for a Temporary License. The Committee's application form for a temporary license will request the following information:

(a) the applicant's name, date of birth, and home address and mailing address.

(b) a statement describing the applicant's training, work experience, and teaching experience, and an original copy of the applicant's credentials sent directly from the granting institution.

(c) where applicable, a description of the applicant's apprenticeship training and supporting documentation.

(d) a description of the clinical courses the applicant will teach or attend, or the acupuncture educational seminar or program the applicant will lead or attend.

(e) If applicable, the signature of the dean of the acupuncture school hiring the applicant, and the school's seal.

(f) If applicable, the signature of an active licensed acupuncturist who will supervise the applicant.

(g) the applicant's social security number.

(h) a photograph of the applicant adequate for positive identification.

(i) a statement of the applicant's involvement in civil litigation related to the practice of acupuncture, and any criminal litigation.

(j) a statement of any disciplinary action taken against the applicant.

(k) a statement of the other jurisdictions in which the applicant is or has been licensed to practice acupuncture, including license numbers and issue dates.

(l) a statement of the applicant's physical and mental health, including an explanation of any dysfunction impairing him as a practitioner of acupuncture.

(5) Applicants for Licensure or Renewal Who Have Changed Their Names. Each applicant for licensure or renewal who has been known by a name other than that used on his/her application shall complete the name change forms used by the Committee to verify name changes, and shall submit the completed forms along with the documentation required.

(6) Translations Required. All documentation submitted in a language other than English shall be accompanied by a translation into English prepared at the applicant's expense by a translation service approved by the Committee. The translator shall attest to the accuracy of the translation under penalty of perjury.

(7) Submission of Original Documents. Each applicant shall have original documents sent directly from the issuing institution. Under appropriate circumstances, the Committee may, at its discretion, allow individuals to submit an original document along with a photocopy, or an affidavit in *lieu* of an original document.

(8) Completed Application Forms.

(a) The Committee considers an application complete only if it meets the following requirements:

1. It is typewritten or written legibly.
2. All data, information and signatures requested are supplied as specified.
3. The proper fee is submitted.
4. The applicant has submitted any additional material the Committee has requested.

(b) The Committee will return an incomplete application to the applicant, or notify the applicant of deficiencies. It is the applicant's responsibility to resubmit the application when it is complete.

(c) Any application which is not completed by the applicant within 12 months of initial receipt by the Committee shall be deemed lapsed. In such circumstances, an applicant must file a new application, inclusive of proper fee, in order to be considered for licensure.

5.06: Fees

(1) Payment of Fees. All examination fees must be in the form of a United States certified heck or money order, made payable to the Commonwealth of Massachusetts in the amount required by the secretary of administration and finance under M.G.L. c. 7, § 3B. Other fees may be paid with a personal check.

(2) Forfeiture of Fees.

(a) If an applicant submits an application, the Committee processes it, and the applicant withdraws the application, the applicant forfeits the application and examination fees.

(b) If an applicant is denied permission to take the licensure examination, his/her fee will be returned minus the application fee.

(c) If an applicant submits an application which is deemed lapsed, the applicant forfeits the application and examination fees.

5.07: Renewal Provisions

(1) Requirements for Renewal of a Full License.

(a) Pursuant to M.G.L. c. 112, § 156, a full licensee must renew his/her license every two years. The renewal date is the licensee's birthday. The first renewal date is in the second year following the year in which the full license was granted, unless that date is within 15 months of the date the license was originally granted, in which case the first renewal date is in the third year following the year in which the license was granted.

(b) The following are the requirements for renewal of a full license:

1. A licensee must submit to the Committee a completed renewal application form and the proper fee prior to the renewal date.

2. A licensee must fulfill the continuing acupuncture education requirement as defined in 243 CMR 5.10, or obtain a waiver or extension from the Committee pursuant to 243 CMR 5.10(4).

(2) Time Periods and Extensions of Deadlines. The Committee shall mail a licensee a renewal application 90 days prior to the renewal date. If the Committee fails to mail the renewal application in a timely manner, the licensee shall have 90 days from the date the application is sent to renew his/her application.

(3) Requirements for Inactive Status.

(a) A full licensee may request inactive status at any time. A licensee must make his/her request in writing to the Committee and certify that he/she will not practice acupuncture in Massachusetts. An inactive licensee is exempt from the continuing acupuncture education requirements set forth in 243 CMR 5.10, but is subject to all other provisions of 243 CMR 4.00 and 5.00.

(b) An inactive licensee may request in writing at any time that the Committee permit him/her to return to active status. The Committee shall grant such a request, provided that the licensee:

1. renews his/her license if it has lapsed during the period of inactivity; and

2. satisfies any continuing acupuncture education requirements that the Committee deems appropriate.

(4) Lapsed License.

(a) If an acupuncturist fails to renew his/her full license, the license automatically lapses pursuant to M.G.L. c. 112, § 156 and 243 CMR 4.00 and 5.00. A licensee may fail to renew his/her license within the meaning of 243 CMR 5.07 in a variety of ways including, but not limited to, the submission of an incomplete application. A license not renewed shall lapse at 11:59 P.M. on the license renewal date. An acupuncturist whose license has lapsed is prohibited from practicing acupuncture until he/she has completed the renewal requirements. The Committee may, at its discretion, permit the acupuncturist to practice acupuncture pending completion of the renewal requirements. Continued practice of acupuncture following lapse, without the written permission of the Committee, shall be subject to discipline as set forth in 243 CMR 4.00.

(b) An acupuncturist whose license has lapsed may petition the Committee, upon submission of a lapsed license application and payment of the required fee, to revive his/her license. If the Committee has reason to believe that the applicant has committed a violation of the law, or the Committee's regulations, or has deviated from good and acceptable standards of practice, or has raised a concern regarding his/her competency to practice acupuncture, the Committee may review the matter and, if it deems necessary, docket and investigate the matter. The Committee may defer action on the lapsed license application pending completion of the investigation or 180 days after the Committee's receipt of a complete lapsed license application, whichever is shorter, or should the Committee bring charges against the acupuncturist, pending completion of the adjudicatory process by the Committee. The 180-day period allowed for investigation shall be extended by any period of time during which the acupuncturist is unavailable or fails to cooperate with the Committee.

(c) An acupuncturist whose license has lapsed for more than two years shall be required to submit an original application for full licensure. The Committee may, at its discretion, require as a condition for re-licensure that the licensee complete all or part of the continuing acupuncture education requirements that have accrued, or retake the licensure examination if the license has lapsed for more than ten years.

5.08: Safe Practice Provisions

(1) In General. 243 CMR 5.08 contains the Committee's requirements for acupuncturists, acupuncture interns, and acupuncture assistants concerning the safe practice of acupuncture. The Committee may, at its discretion, issue additional requirements or guidelines that shall be observed by acupuncturists, interns and assistants.

(2) Sterilization.

(a) All nondisposable needles, acupuncture equipment that comes into contact with the patient's blood or body fluids, or penetrates the skin, and equipment used to handle or store needles or other acupuncture equipment that comes into contact with the patient's blood or body fluids, or penetrates the skin shall be sterilized after each use. All equipment to be sterilized shall be thoroughly cleaned before sterilization with a disinfectant or cleansing solution. Disposable needles do not need to be sterilized after each use but must be properly discarded after each use.

(b) Sterilization equipment shall be used and maintained strictly in accordance with the guidelines of the manufacturer of the equipment. Use of one of the following methods of sterilization is required:

1. autoclaving with pressurized steam.

2. dry heat sterilization; or

3. ethylene oxide gas sterilization.

(c) The following methods of sterilization are unacceptable: boiling acupuncture equipment, soaking acupuncture equipment in alcohol or other antiseptic solution, or using a glass bead sterilizer.

(d) Sterilization equipment shall be monitored regularly in accordance with the manufacturer's guidelines to determine whether the equipment is functioning properly.

(e) Sterilized acupuncture equipment shall be clearly marked to distinguish it from unsterilized equipment. Sealed packages containing sterilized equipment shall be marked with an expiration date. Any equipment that is not used on the day the equipment was removed from a sterilization package shall be resterilized before use.

(f) All nondisposable needles shall be sterilized before disposal. After sterilization the needles shall be placed in a rigid, puncture-proof sealed container for disposal. Disposal containers shall be labeled as such, and shall carry the warning "CONTAMINATED CONTENTS — USE PRECAUTIONS." Disposal containers shall be wiped with a suitable disinfectant if blood or other bodily fluids are spilled on the outside. Disposal containers shall be discarded appropriately.

(g) The parts of a patient's body to be treated shall be swabbed with alcohol or an antiseptic agent prior to needle insertion or any procedure which breaks the skin.

(3) Use of Disposable Needles.

(a) Before beginning the first treatment on a new patient, a licensee who normally uses nondisposable needles shall inform the patient that the patient has the right, if he/she so chooses and at his/her expense, to have acupuncture performed with disposable acupuncture needles.

(b) If, in the course of treatment of a patient, a licensee learns that the patient has AIDS, hepatitis, or another blood-borne highly infectious disease, or has tested positive for the HTLV - III virus, then the licensee shall use disposable needles in treating the patient.

(4) Use of Lasers. Within the practice of acupuncture, lasers and other regulated devices must be used in accordance with F.D.A. regulations and any other relevant laws and regulations. Investigational devices shall be used exclusively in a research setting and for research purposes.

5.09: Miscellaneous Provisions

(1) Advertising and Professional Notices.

(a) Public Interest. A full licensee may advertise for patients by means that are in the public interest. Advertising that is not in the public interest includes the following:

1. advertising that is false, deceptive, or misleading.

2. advertising that has the effect of intimidating or exerting undue pressure.

3. advertising that guarantees a cure.

4. advertising that makes claims of professional superiority that an acupuncturist cannot substantiate.

(b) Contents of Advertising. A full licensee may advertise fixed prices, or a stated range of prices, for a specified routine professional service, provided such advertisement clearly states whether additional charges may be incurred for related services which may be required in individual cases. A licensee shall use the title "Licensed Acupuncturist" alongside his/her name on any advertising or other materials visible to the public which pertain to the licensee's practice of acupuncture. A full licensee shall include in an advertisement or professional notice his/her name, business address and title. "Licensed Acupuncturist" may be abbreviated as "L.Ac." or "Lic. Ac."

(c) Advertising Records. A full licensee shall maintain a complete, accurate, and reproducible version of the audio and visual contents of any advertising for a period of three years. The licensee shall furnish the complete copy of this advertising to the Committee upon request. The cost of maintaining and providing this advertising copy shall be borne by the licensee.

(d) Other Degrees. A licensee may not represent that he/she holds a Ph.D., O.M.D., M. A. or other doctoral or masters degree in the field of acupuncture and/or oriental medicine unless the educational program which awarded the degree is:

1. approved by the ACAOM or another Committee approved national accrediting agency to grant doctoral or masters degrees, and is permitted to grant such a degree by a state board or other authority of higher education that the Committee deems appropriate to grant such permission; or

2. approved by the ministry of education of a foreign country to grant doctoral or masters degrees, and the Committee determines the degree to be equivalent to the same degree approved by the ACAOM or another Committee approved national accrediting agency.

(e) A licensee who has a Ph.D. or a Masters degree in a field other than acupuncture or oriental medicine may, in any advertising or other materials visible to the public pertaining to the licensee's acupuncture practice, include the degree, provided that the field in which the degree was awarded is specified without using an abbreviation (*e.g.*, Ph.D., Musicology).

(f) A licensee who has a Ph.D. in a field other than acupuncture or oriental medicine may not, under any circumstances, use the title "doctor" in any advertising or other materials visible to the public pertaining to the licensee's acupuncture practice.

(g) A licensee may not represent that he/she holds a degree from an acupuncture school other than that degree which appears on his/her application for licensure and has been verified in accordance with the Committee's requirements, unless the additional degree has been also verified in accordance with the Committee's requirements.

(2) Patient Records.

(a) A licensee shall keep a complete and accurate acupuncture record of each patient the licensee treats. The record shall include: the name and address of the patient, the licensee's evaluation of the patient, the treatments given including the points needled, and the fee charged for the treatments. A licensee must maintain a patient's acupuncture record for a minimum period of seven years from the date of the last acupuncture treatment.

(b) At a patient's request, a licensee shall provide the patient or another specifically authorized person with the following:

1. a summary of the patient's record, including all data deemed necessary by the patient or the specifically authorized person.

2. a copy of the entire acupuncture record; or

3. a copy of any previously completed report required for third party reimbursement.

(c) A licensee may charge a reasonable fee to cover the expense of providing the material listed in 243 CMR 5.09(2)(b); however, a licensee may not require payment for previously rendered acupuncture treatment as a condition for providing the material.

(d) A licensee who moves away from Massachusetts or assumes inactive status must:

1. retain patient records in accordance with 243 CMR 5.09(2), and notify the Committee as to any change in address for a period of seven years; or

2. turn over to a successor or business partner patient records, which the successor or business partner agrees to retain in accordance with 243 CMR 5.09(2).

(e) A licensee may, for purposes of seeking third party reimbursement, refer to a patient's diagnosis using western medicine terminology, either by reconfirming the diagnosis of a physician licensed in Massachusetts or by indicating a general clinical impression based on the patient's symptoms.

(3) Requirement to Respond to the Committee. Unless otherwise ordered by the Committee, a licensee shall respond within 30 days to a written communication from the Board, Committee or designee of the Board or Committee, and shall provide the Board or Committee with any relevant records or other material with respect to an inquiry or complaint about the licensee's professional conduct. The 30 day period begins on the date the Board sends the communication by registered or certified mail with return receipt requested to the licensee's last known address.

(4) Display of License. A licensee is required to display conspicuously his/her license certificate in his/her office. A licensee who is approved by the Committee to employ herbs in his/her acupuncture practice shall display conspicuously his/her license certificate indicating he/she is currently approved to use herbal therapy in his/her practice.

(5) Acupuncture Assistants.

(a) A licensee may employ the services of unlicensed assistants in accordance with the following requirements:

1. A licensee is responsible for the performance of assistants.

2. A licensee may supervise no more than two assistants at any one time.

3. A licensee shall inform the Committee of the name of any assistant he/she employs, and shall forward proof to the Committee that the assistant has received training in accordance with 243 CMR 5.09(5).

4. An assistant shall be at least 18 years of age.

5. An assistant whose native language is other than English may be required to demonstrate proficiency in English through an examination chosen by the Committee.

6. An assistant shall not do any of the following procedures involving patients: diagnosis, point location, needle insertion, manipulation, electrical stimulation, render advice to patients, or perform any other procedure requiring a similar degree of judgment or skill.

7. An assistant may only do the following procedures involving patients: cupping, moxibustion, needle removal, gwua-sha, and the massaging of points.

8. An assistant shall wear a name tag that identifies him/her as an acupuncture assistant to patients.

9. An assistant shall have successfully completed a course or other training approved by the Committee in sterilization procedures and techniques before beginning work as an assistant.

(b) If the Committee determines that an assistant or licensee has not complied with 243 CMR 5.09(5)(a), or that the assistant has committed any offense listed in M.G.L. c. 112, § 158 or 243 CMR 4.03(5)(a), the Committee may do any or all of the following:

1. withdraw the assistant's permission to work as an acupuncture assistant.

2. withdraw the licensee's permission to hire acupuncture assistants.

3. discipline the licensee pursuant to 243 CMR 4.00 and M.G.L. c. 112, § 158.

(6) Retirement from the Practice of Acupuncture.

(a) A licensee shall notify the Committee of the date he/she plans to retire from the practice of acupuncture. If there are no outstanding complaints against the licensee, the licensee may retire on that date. A retired licensee may still be disciplined under 243 CMR 4.00 after the date of his/her retirement.

(b) A retired licensee, his/her successor or his/her estate, must retain patient records for a minimum period of seven years, and must make them available to former patients and other individuals in accordance with 243 CMR 5.09(2).

(7) Discrimination Against Recipients of Public Assistance Prohibited.

(a) A licensee may not discriminate against a person seeking acupuncture services solely because the person is a recipient of public assistance. 243 CMR 5.09(7) prohibits a licensee from acting differently toward a recipient of public assistance in any material manner, and requires a licensee to provide acupuncture services of the same quality and in the same manner to a recipient of public assistance as he/she would to any other person in similar circumstances who is not a recipient of public assistance.

(b) 243 CMR 5.09(7) does not prevent a licensee from limiting his/her practice to the treatment of certain types of physical problems or the use of certain procedures, so long as the limitations on the licensee's practice are made public, nor does this rule prevent a licensee from seeking reasonable evidence prior to providing acupuncture services that a person has the ability to pay for them.

5.10: Mandatory Continuing Acupuncture Education

(1) Condition of Renewal. A full licensee is required to complete 30 hours of continuing acupuncture education per renewal period as a condition of renewal of his/her license. The renewal period is each two year period that begins on the date that a license is issued or renewed by the Committee and ends on the following renewal date. At the time of renewal, each licensee will be required to submit a signed, notarized statement, on a form provided by the Committee, attesting to completion of the continuing education requirements set forth in 243 CMR 5.10. Failure to comply with the continuing education requirements of 243 CMR 5.10 will result in the non-renewal of the license.

(a) Herbal Therapy Distinction. A licensee seeking Committee approval to employ herbal therapy as part of his/her acupuncture practice must complete 30 hours of continuing education per renewal cycle, and at least ten hours of those 30 hours shall be directly related to Herbology. Pursuant to 243 CMR 5.10, the licensee must also have at least 15 hours of continuing education credits directly related to acupuncture, and at least five hours directly or indirectly related to acupuncture or herbology.

(b) For licensees certified by the Committee to employ herbs in the practice of acupuncture, failure to comply with the continuing education requirement of 243 CMR 5.10(1)(a) regarding the study of herbal medicine will result in the non-renewal of the certification to employ herbology as a part of the license's acupuncture practice. An applicant failing to meet the herbology continuing education requirements may still have his/her license to practice acupuncture renewed, provided the licensee has otherwise complied with all other applicable provisions of 243 CMR 5.07 and 243 CMR 5.10. However, the license issued will no longer contain an herbology distinction.

(2) Quality of Education. The Committee anticipates that licensees will maintain the high standards of the profession in selecting quality educational programs to fulfill the continuing education requirement. All continuing education programs or courses must be formal learning programs relevant to the study or practice of acupuncture, which contribute directly to the professional competence of the licensee. Continuing education courses may include certain courses in Western medicine. However, at least 15 hours of the 30 hours of continuing acupuncture education shall be spent in courses directly related to acupuncture.

(a) The Committee may approve courses and programs to satisfy the continuing acupuncture education requirement. A continuing education course or program must meet all of the following requirements:

1. The course or program meets the standards established and recognized by the Committee.

2. The instructor(s) must have adequate credentials to teach the subject matter, as determined by the Committee.

3. A complete record of attendance is maintained on file by the sponsor of the course or program.

4. The content of the course or program is related to the practice of acupuncture, as defined in 243 CMR 5.00.

5. The course or program has clearly stated educational or professional objectives that can be realistically accomplished.

6. Any self-directed course, program or activity must require that the student pass a test demonstrating adequate mastery of the subject matter in order to obtain a certificate of completion.

7. A credit hour must be at least 50 consecutive minutes in length.

8. There must be a written outline, syllabus, text, bibliography or other written material and these materials shall be updated at least every four years by the sponsor or sponsoring entity.

9. If the program includes a clinical component, the instructor must be a licensee possessing the appropriate credentials to provide instruction.

10. A licensee shall not receive credit hours for taking the same course or program sponsored by the same instructor or entity during consecutive licensure/renewal periods, unless the course has been substantially revised or updated.

(b) A sponsor may request Committee approval of his/her continuing education course or program. Any such request shall be made in writing to the Committee, and the Committee shall be furnished with the curriculum vitae of the instructor(s), the outline, syllabus, bibliography and other materials describing the course or program. The sponsor shall ensure that attendance will be taken per session and will provide certification of attendance, including the number of hours attended, to the Committee upon request. Sponsors of continuing education programs will be expected to maintain in their records the names of all continuing education attendees and the number of hours awarded for attendance at each program.

(3) Verification and Recordkeeping.

(a) A licensee is required to maintain records of his/her 30 hours of continuing acupuncture education per renewal period, for at least two renewal cycles. The Committee may require that a licensee provide verification of his/her continuing acupuncture education credits at any time. The Committee's inquiry shall not extend for a period exceeding two prior renewal periods. The Committee may randomly audit licensees' continuing education credits.

(b) If a continuing education statement submitted by an applicant for biennial license renewal is not approved, the applicant shall be so notified and the applicant may be granted a period of time by the Committee in which to correct the deficiencies noted.

(c) The licensee shall retain a certificate of attendance or letter of attestation issued by a program sponsor for each CAE course or program. For each credit hour earned, the licensee must be able to document the following information:

1. the title of the program.

2. the number of hours spent in the program.

3. the name of the sponsor and/or the instructor of the program; and

4. the date(s) the program was given.

(4) Extension of Time to Complete Continuing Acupuncture Education Requirements.

(a) A licensee may apply to the Committee for an extension of time to complete the portion of the CAE requirements that he/she cannot meet. The licensee must submit the request to the Committee no later than 60 days prior to the license renewal date. The request shall be signed under the penalties of perjury and shall contain the following information:

1. An explanation of the licensee's failure to complete his/her continuing acupuncture education requirements.

2. A list of the continuing acupuncture education courses and hours that the licensee has completed; and

3. The licensee's plan for satisfying his/her continuing acupuncture education requirements.

(b) The Committee, in its sole discretion, may grant a waiver or extension of the CAE requirement. The grounds for waiver or extension include, but are not limited to:

1. Prolonged illness of the licensee; or

2. Inaccessibility or unavailability of CAE programs.

(c) Licensees granted an extension by the Committee will be given additional time to complete the Committee's CAE requirement. Licensees required to make up a deficiency in CAE credits may apply those credits only to the period in which the deficiency arose.

Maine

Maine Revised Statutes Annotated

§ 12551. License required; licensee title; scope of practice; limitations

1. License required. A person may not practice, offer to practice or profess to be authorized to practice auricular acupuncture detoxification or represent to the public that the person is an acupuncture detoxification specialist unless licensed by the board pursuant to this subchapter.

2. Title. A person licensed under this subchapter may use the title "licensed acupuncture detoxification specialist" and the designation "A.D.S." or "L.A.D.S." but may not represent to the public that the person is an acupuncturist.

3. Scope of practice. Auricular acupuncture detoxification is the subcutaneous insertion of sterile, single-use disposable acupuncture needles in consistent, predetermined bilateral locations on the outer ear according to national acupuncture detoxification association protocol for the purpose of treatment of substance use and co-occurring disorders. The practice is limited to the outer ear.

4. Limitations. An acupuncture detoxification specialist:

A. May not perform acupuncture outside of the scope of practice of auricular acupuncture detoxification.

B. May provide auricular acupuncture detoxification only under the general supervision of a licensed acupuncturist whose license is in good standing. The supervising acupuncturist must, at a minimum, be available by telephone or electronic means during business hours and shall conduct at least 2 in-person visits or visits through videoconferencing with the acupuncture detoxification specialist during the first year the supervising acupuncturist oversees the work of the acupuncture detoxification specialist; and

C. May provide auricular acupuncture detoxification in, or in collaboration with, a program for substance use and co-occurring disorders or other state-approved program. An acupuncture detoxification specialist shall provide documentation to the program administrator demonstrating that the acupuncture detoxification specialist possesses a record of completion of training in auricular acupuncture detoxification from the national acupuncture detoxification association or completion of other board-approved auricular acupuncture detoxification training.

§ 12552. Qualifications for licensure as an acupuncture detoxification specialist

1. Qualifications. To be eligible for licensure as an acupuncture detoxification specialist under this subchapter, the applicant must hold a valid unrestricted Maine license as a:

A. Certified alcohol and drug counselor or licensed alcohol and drug counselor.

B. Physician or physician assistant.

C. Nurse or nurse practitioner.

D. Professional counselor or clinical professional counselor.

E. Psychologist; or

F. Licensed social worker, conditional licensed social worker, licensed clinical social worker or licensed master social worker, conditional.

2. Requirements for license. To apply for licensure under this subchapter, the applicant shall submit to the board the following:

A. Evidence of having completed training in auricular acupuncture detoxification from the national acupuncture detoxification association or other board-approved auricular acupuncture detoxification training.

B. The identity of the licensed acupuncturist who will be supervising the applicant in accordance with section 12551, subsection 4, paragraph B; and

C. A fee as set under section 12554.

§ 12552 - A. Licensure by endorsement

Notwithstanding any provision of this subchapter to the contrary, the board, in accordance with Title 10, section 8003 - H and any applicable rules adopted pursuant to that section, shall establish a process to issue a license by endorsement for each license authorized under this subchapter that the board determines is appropriate for licensure by endorsement. An applicant may submit an application under the process established under this section or any other licensure process authorized in this subchapter.

§ 12553. Rulemaking

The board may adopt rules necessary to implement this subchapter and set standards for acupuncture detoxification specialists. Rules adopted pursuant to this section are routine technical rules as defined in Title 5, chapter 375, subchapter 2 - A.

§ 12554. Fees and renewal

1. Fees. The Director of the Office of Professional and Occupational Regulation within the department may establish by rule fees for the purposes authorized under this subchapter in amounts that are reasonable and necessary for their respective purposes, except that the fee for

initial and renewal licensure may not exceed $675 annually. Rules adopted pursuant to this subsection are routine technical rules pursuant to Title 5, chapter 375, subchapter 2 – A.

2. Renewal. A license issued under this subchapter expires on the stated expiration date as determined by the commissioner. To maintain licensure, prior to expiration of a license, a licensee shall apply for renewal, pay the required fee and identify the supervising licensed acupuncturist in accordance with section 12551, subsection 4, paragraph B.

3. Late renewal. A license may be renewed up to 90 days after the date of expiration upon payment of a late fee in addition to the renewal fee as set pursuant to subsection 1. A person who submits an application for renewal more than 90 days after the date of expiration is subject to all requirements governing new applicants under this subchapter, except that the board, giving due consideration to the protection of the public, may waive any such requirement if that renewal application is received, together with the late fee and renewal fee, within 2 years from the date of the expiration.

Code of Maine Rules

Chapter 1. Definitions (Refs & Annos)

Sec. 1. [deleted]

Sec. 1 – A. ACAOM.

"ACAOM" means the Accreditation Commission for Acupuncture and Oriental Medicine or its successor.

Sec. 2. [deleted]

Sec. 3. [deleted]

Sec. 4. [deleted]

Sec. 5. [deleted]

Sec. 5 – A. ACNM.

"ACNM" means the American College of Nurse Midwives.

Sec. 6. Baccalaureate degree.

"Baccalaureate degree" means the traditional degree given by an accredited institution of higher learning after the equivalent of four years of undergraduate level work, e.g., Bachelor of Arts, Bachelor of Science.

Sec. 7. [deleted]

Sec. 8. Board-approved acupuncture program.

For purposes of 32 MRSA § 12511(1), "board-approved internship program" means a structured clinical learning experience in the basic skills and knowledge necessary for the independent practice of acupuncture that is either part of an educational program approved by ACAOM or has been approved by the board.

Sec. 9. [deleted]

Sec. 9 - A. CNME.

"CNME" means the Council on Naturopathic Medical Education or its successor.

Sec. 9 - B. MANA.

"MANA" means the Midwives Alliance of North America.

Sec. 10. [deleted]

Sec. 11. [deleted]

Sec. 11 - A. NABNE.

"NABNE" means the North American Board of Naturopathic Examiners or its successor.

Sec. 12. [deleted]

Sec. 13. [deleted]

Sec. 14. [deleted]

Sec. 15. [deleted]

Sec. 16. [deleted]

Sec. 17. [deleted]

Sec. 18. [deleted]

Sec. 19. [deleted]

Sec. 20. NCCAOM.

"NCCAOM" means the National Certification Commission for Acupuncture and Oriental Medicine or its successor.

Sec. 20 - A. Non-controlled legend drug.

For purposes of 32 MRSA § 12522(4)(B), "non-controlled legend drug" means a drug —

(1) That lawfully bears, at a minimum, the symbol "Rx Only" in accordance with 21 USC § 353(b)(4)(A) to indicate that the drug may only be dispensed upon prescription of a licensed practitioner; and

(2) Is not a controlled substance as defined in 32 MRSA § 12522(5).

Sec. 21. NPLEX.

"NPLEX" means the Naturopathic Physicians Licensing Examination administered by NABNE or a successor examination.

Sec. 21 - A. Office.

"Office" means the Office of Professional and Occupational Regulation within the Department of Professional and Financial Regulation.

Sec. 22. [deleted]

Sec. 23. [deleted]

Sec. 24. [deleted]

Sec. 25. [deleted]

Sec. 26. [deleted]

Sec. 27. [deleted]

Chapter 2. Advisory Rulings (Refs & Annos)

Sec. 1. Advisory Rulings

1. Authority and Scope. The board, in its discretion, may issue an advisory ruling concerning the applicability of any statute or rule it administers to an existing factual situation. Each request for an advisory ruling will be reviewed to determine whether an advisory ruling is appropriate. The board may decline to issue an advisory ruling when the question is hypothetical, there is sufficient experience upon which to base a ruling, or for any other reason the board deems proper.

2. Submission. Requests for advisory rulings must be in writing and must set forth in detail all facts pertinent to the question. The board may require additional information as necessary to complete a factual background for its ruling.

3. Acknowledgment. A request for an advisory ruling will be acknowledged by the board within fifteen days of receipt. Within sixty days of acknowledgment, the board will state whether it will issue a ruling. Alternatively, the board may request additional information in order to determine whether an advisory ruling is appropriate.

4. Rulings. All advisory rulings will be issued in writing and will include a statement of the facts or assumptions, or both, upon which the ruling is based. The statement will be sufficiently detailed to allow an understanding of the basis of the opinion without reference to other documents. Advisory rulings will be signed by the chair of the board and will be numbered serially in an appropriate manner.

5. Disposition. Each completed advisory ruling will be mailed to the requesting party and a copy will be kept by the board in a file or binder established for this purpose. All advisory rulings are public documents. In addition, the board may otherwise publish or circulate any advisory ruling as it deems appropriate.

Chapter 3. Licensure Requirement for Acupuncturists

Sec. 1.

Sec. 1-A. Qualification For Licensure

An applicant qualifies for licensure as an acupuncturist by meeting the eligibility requirements set forth in 32 MRSA § 12512. For purposes of 32 MRSA § 12512(1)(B)(1) (requirement of baccalaureate degree), an "accredited institution of higher learning" is a college or university located in the United States that has been accredited by an accrediting agency recognized by the

United States Department of Education, or a college or university located in a foreign country that has achieved a similar level of recognition from its home jurisdiction.

Sec. 1 – B. Application For Licensure

An applicant applies for licensure by submitting the application form prescribed by the board, the documentation required by Section 4 below, the fees required by Chapter 10, Section 5(12) of the rules of the Office of Professional and Occupational Regulation, entitled "Establishment of License Fees," and such additional information as the board may require. The applicant must complete the application process within 90 days from the date the application is received by the board. If the application process has not been completed within that time, the application and all supporting materials become invalid and the applicant must restart the application process by submitting a new application, supporting documents and the required fees.

Sec. 2.[deleted]

Sec. 3.[deleted]

Sec. 4. Documentation Required

1. Generally

The applicant shall submit the documentation described in this Section as necessary to establish eligibility for licensure under 32 MRSA § 12512. All documents must be submitted in the English language. An applicant who has earned a degree or has completed classroom hours or clinical experience at an educational institution outside the United States shall submit his or her transcript for evaluation to the World Education Services, Inc., Center for Educational Documentation, Inc. or other transcript analysis service that has been approved by the board, for evaluation.

2. Verification of 1,000 Hours of Classroom Instruction in Acupuncture and Related Subjects

As verification of classroom instruction, the board will accept an official transcript from an acupuncture school accredited by ACAOM or approved by the board that verifies the number of hours of classroom instruction.

3. Verification of 300 Hours of Clinical Experience in Acupuncture

As verification of clinical experience, the board will accept an official transcript from an acupuncture school accredited by ACAOM or approved by the board that verifies the number of hours of clinical experience, or other communication at the discretion of the board.

4. Verification of NCCAOM Certification

As verification of NCCAOM certification, the board will accept an official copy of the NCCAOM examination results status report verifying the certification of the applicant.

5. Verification of Baccalaureate Degree

As verification of a baccalaureate degree, the board will accept an official transcript or a copy of a diploma.

6. Verification of Licensure as a Registered Professional Nurse

As verification of licensure in the State of Maine as a registered professional nurse, the board will accept written or on line verification from the State Board of Nursing as to the licensure status of the applicant.

7. Verification of Completion of Training Program and Examination as a Physician's Assistant

As verification of completion of the training program and any competency examination required by the Maine Board of Licensure in Medicine to be qualified as a physician's assistant, the board will accept the following:

A. Proof of passage of the Physician Assistant National Certifying Examination administered by the National Commission on Certification of Physician Assistants or its successor, and.

B. An official transcript showing completion of an educational program for physician assistants or surgeon's assistants accredited by the American Medical Association Committee on Allied Health Education and Accreditation, or the Commission for Accreditation of Allied Health Education Programs, or their successors, or a copy of a diploma from such a program.

8. Verification of Passing Scores on NCCAOM Examination

The NCCAOM examination is presently the only acupuncture examination approved and accepted by the board. The applicant shall arrange for direct verification of examination results from NCCAOM; and

9. Verification of Licensure in Other Jurisdictions

The applicant shall obtain verification of licensure status from all jurisdictions in which the applicant holds or at any time held a health care-related license.

Sec. 5.[deleted]

Sec. 6. Acupuncture Internship

1. Generally

An acupuncture student who meets the qualifications set forth in 32 MRSA §12511(1) may practice acupuncture under the supervision of a Maine-licensed acupuncturist in a board-approved internship program.

2. Good Standing of Supervisor

A supervising acupuncturist must at all times during an internship maintain an active, unrestricted license and be in full compliance with any disciplinary action imposed by the board.

3. Legal and Ethical Responsibility of Supervisor

A supervising acupuncturist is legally and ethically responsible for the professional activities of an intern under his or her supervision.

Chapter 3 - A. Certification for the Formulation and Dispensing of Custom-Made Chinese Herbal Formulations (Refs & Annos)

Sec. 1.Eligibility for Certification

A. NCCAOM Certification

The acupuncturist is certified by NCCAOM in Oriental medicine or Chinese Herbology.

B. Master's Degree or Equivalent

The acupuncturist has completed a Master's-degree or Master's-level professional program in Oriental medicine that at time of completion was:

1. Accredited by ACAOM or in candidacy for accreditation by ACAOM; or

2. Offered by an institution that was accredited by ACAOM or in candidacy for accreditation by ACAOM.

C. Herb Certificate Training Program

The acupuncturist has completed an herb certificate training program that consisted of a minimum of 450 hours of combined didactic instruction in herbs and herbal clinical training that at time of completion was:

1. Accredited by ACAOM or in candidacy for accreditation by ACAOM; or

2. Offered by an institution that was accredited by ACAOM or in candidacy for accreditation by ACAOM.

D. Experience

The acupuncturist has at least eight years of experience prior to July 1, 2004 practicing custom-made Chinese herbal formulation as evidenced by statements from two licensees, two colleagues with acupuncture licensing or certification in another state, or three patients.

Sec. 2. Transitional Certification for Experienced Maine Herbal Practitioners

An acupuncturist licensed pursuant to Chapter 3 of the board's rules who was engaged in the practice of custom-made Chinese herbal formulation prior to July 1, 2004 may continue to practice that modality until September 5, 2008 upon presentation of statements from two licensees, two colleagues with acupuncture licensing or certification in another state, or three patients. The acupuncturist may practice custom-made Chinese herbal formulation after September 5, 2008 only upon meeting the eligibility standard contained in Section 1 of this chapter.

Sec. 3. Transitional Certification for Herbal Practitioners Licensed or Certified in Another State

An acupuncturist licensed pursuant to Chapter 3 of the board's rules who is also licensed to practice custom-made Chinese herbal formulation by the licensing authority of another state may continue to practice that modality in this state for up to 3 years following initial certification by the board. The acupuncturist may continue to practice custom-made Chinese herbal formulation after expiration of this 3-year period as set forth in 32 MRSA § 12513 - A(3)(C), or upon meeting the eligibility standard contained in Section 1 of this chapter.

Sec. 4. Application

A. Generally

A licensed acupuncturist shall apply for certification to practice the formulation and dispensing of custom-made Chinese herbal formulations on forms provided by the board. The statements from licensees, colleagues or patients required by Section 1(D) of this chapter shall be made on forms provided by the board. An applicant who is not licensed as a Maine acupuncturist at time of application must also simultaneously apply for licensure as an acupuncturist pursuant to Chapter 3 of the board's rules. The applicant shall submit the certification fee set forth in Chapter 10, Section 4(12) of the rules of the Office of Licensing and Registration, entitled "Establishment of License Fees," with the application and shall provide such additional information as the board may require.

B. Experienced Maine Herbal Practitioners

A Maine acupuncturist applying for transitional certification pursuant to Section 2 of this chapter on the basis of the practice of custom-made Chinese herbal formulation prior to July 1, 2004 shall submit the statements from licensees, colleagues or patients required by Section 2 of this chapter on forms provided by the board.

C. Herbal Practitioners Licensed in Another State

An acupuncturist applying for certification pursuant to Section 3 of this chapter on the basis of a license issued by another state shall:

1. Obtain license verifications, including disciplinary history, from all jurisdictions in which the licensee was at any time licensed to practice acupuncture or Oriental medicine; and

2. Furnish such other information as may be required by the board.

Sec. 5. Certification Term

Certification issued pursuant to this chapter is coterminous with the underlying acupuncture license except as limited by Sections 2 and 3 of this chapter.

Chapter 4. Licensure Requirement for Naturopathic Doctors

Sec. 1 - A. Qualification for Licensure

An applicant qualifies for licensure as a naturopathic doctor by meeting the eligibility requirements set forth in 32 MRSA § 12525(1).

Sec. 1. Application for Licensure

An applicant applies for licensure by submitting the application prescribed by the board, the documentation required by subsection 3 below, the fees required by Chapter 10, Section 5(12) of the rules of the Office of Professional and Occupational Regulation, entitled "Establishment of License Fees," and such additional information as the board may require. The applicant must complete the application process within 90 days from the date the application is received by the board. If the application process has not been completed within that time, the application and all supporting materials become invalid and the applicant must restart the application process by submitting a new application, supporting documents and the required fees.

1 – A. Generally

The applicant shall submit the documentation described in this Section to establish eligibility for licensure under 32 MRSA § 12525(1). All documents must be submitted in the English language.

1. Verification of Graduation From Approved Naturopathic Medical College

The applicant shall submit an official transcript showing graduation from a naturopathic medical college accredited by CNME, or a copy of a diploma from such a program.

2. Verification of Passing Scores on NPLEX

The NPLEX is presently the only examination for naturopathic doctors approved by the board. The applicant must pass the biomedical science section using the standard grading model. The compensatory grading model is acceptable for the core clinical science section. The applicant shall arrange for direct verification from NABNE of passing scores on the biomedical science and core clinical science sections of the NPLEX.

3. [*deleted*]

4. Verification of Licensure in Other Jurisdictions

The applicant shall obtain verification of licensure status from all jurisdictions in which the applicant holds or at any time held a health care-related license.

Sec. 2. [deleted]

Sec. 3. Naturopathic Acupuncture Specialty Certification

1 – A. Qualification for Specialty Certification

A naturopathic doctor qualifies for naturopathic acupuncture specialty certification by meeting the eligibility requirements set forth in 32 MRSA § 12525(3).

1. Application for Specialty Certification

A licensed naturopathic doctor applies for specialty certification by submitting the application form prescribed by the board, the documentation required by subsection 2 below, the fees required by Chapter 10, Section 5(12) of the rules of the Office of Professional and Occupational Regulation, entitled "Establishment of License Fees," and such additional information as the board may require. The applicant must complete the application process within 90 days from the date the application is received by the board. If the application process has not been completed within that time, the application and all supporting materials become invalid and the applicant must restart the application process by submitting a new application, supporting documents and the required fees.

2. Documentation Required

A. **Generally.** The applicant shall submit the documentation described in this Section to establish eligibility for specialty certification pursuant to 32 MRSA § 12525(3). All documents must be submitted in the English language.

B. **Verification of 1,000 hours of classroom training in acupuncture.** As verification of classroom training, the board will accept an official transcript from an acupuncture school accredited by ACAOM or approved by the board that verifies the number of hours of classroom instruction.

C. [*deleted*]

D. **Verification of 300 hours of supervised clinical experience in acupuncture.** As verification of clinical experience, the board will accept an official transcript from an acupuncture school accredited by ACAOM or approved by the board that verifies the number of hours of supervised clinical experience, or other communication at the discretion of the board.

E. **Verification of Passing Scores on NCCAOM Examination.** The NCCAOM examination is presently the only acupuncture examination approved and accepted by the board. The applicant shall arrange for direct verification of examination results from NCCAOM.

3. Certification Term

Naturopathic acupuncture specialty certification issued pursuant to this Section is coterminous with the underlying license as a naturopathic doctor.

Chapter 4 - A. Licensure Requirement for Certified Professional Midwives

1. Qualification for Licensure

An applicant qualifies for licensure as a certified professional midwife by meeting the eligibility requirements set forth in 32 MRSA § 12533.

2. Application for Licensure

An applicant applies for licensure by submitting the application prescribed by the board, the documentation required by subsection 3 below, the fees required by Chapter 10, Section 5(12) of the rules of the Office of Professional and Occupational Regulation, entitled "Establishment of License Fees," and such additional information as the board may require. The applicant must complete the application process within 90 days from the date the application is received by the board. If the application process has not been completed within that time, the application and all supporting materials become invalid and the applicant must restart the application process by submitting a new application, supporting documents and the required fees.

3. Documentation Required

1. Generally

The applicant shall submit the documentation described in this Section to establish eligibility for licensure under 32 MRSA § 12533. All documents must be submitted in the English language.

2. Verification of Licensure in Other Jurisdictions

Attest to all jurisdictions in which the applicant holds or has ever held a license to practice midwifery as of the date of application, together with the license number and license expiration date, and disclosure of any discipline ever imposed by the jurisdiction.

Chapter 4 – B. Licensure Requirement for Certified Midwives

1. Qualification for Licensure

An applicant qualifies for licensure as a certified midwife by meeting the eligibility requirements set forth in 32 MRSA § 12534.

2. Application for Licensure

An applicant applies for licensure by submitting the application prescribed by the board, the documentation required by subsection 3 below, the fees required by Chapter 10, Section 5(12) of the rules of the Office of Professional and Occupational Regulation, entitled "Establishment of License Fees," and such additional information as the board may require. The applicant must complete the application process within 90 days from the date the application is received by the board. If the application process has not been completed within that time, the application and all supporting materials become invalid and the applicant must restart the application process by submitting a new application, supporting documents, and the required fees.

3. Documentation Required

1. Generally

The applicant shall submit the documentation described in this Section to establish eligibility for licensure under 32 MRSA § 12534. All documents must be submitted in the English language.

2. Verification of Licensure in Other Jurisdictions

Attest to all jurisdictions in which the applicant holds or has ever held a license to practice midwifery as of the date of application, together with the license number and license expiration date, and disclosure of any discipline ever imposed by the jurisdiction.

Chapter 5. Standards for Continuing Professional Education for Acupuncturists, Naturopathic Doctors, Certified Professional Midwives, and Certified Midwives

Sec. 1. Generally

1. Certification

All licensees shall certify at time of the applicable license renewal to compliance with the continuing education requirement set forth in this chapter. The licensee's certification is subject to audit pursuant to Chapter 13 of the rules of the Office of Professional and Occupational

Regulation, entitled "Uniform Rule for the Substantiation of Continuing Education Requirements." This continuing education requirement does not apply to the first renewal of an initial license.

2. Timely Completion

All continuing education activities must be completed during the license term(s) of the designated continuing education cycle for which credit is claimed. Continuing education hours earned in excess of the required hours for a license term may not be carried forward to a subsequent license term.

3. Hardship Deferment; Carry Over Hours

A. A licensee may request from the Board, in writing, a deferment of continuing professional education due to their health reasons, military service, or other unforeseeable circumstances of genuine hardship. A licensee who receives a deferment shall complete the deferred continuing professional education according to a schedule determined by the Board.

B. Continuing professional education hours earned during the biennium continuing education term that are over the requirements for license renewal may not be applied retroactively, nor carried forward to a subsequent license renewal term unless otherwise designated under section 1 (3)(C).

C. During a declaration of state or federal civil emergency, the Board may renew licenses without satisfying any continuing professional education requirement and may further suspend, discard, or carry over continuing education requirements that would otherwise apply.

4. Limitations

Notwithstanding anything to the contrary in this chapter, continuing education credit will not be given for:

A. Continuing education activities which in substantial part promote a specific company, individual or product; or

B. Continuing education activities which primarily focus on practice economics.

Sec. 2. Acupuncturist Standards For Continuing Education

1. General Requirement

An acupuncturist shall certify biennially at time of license renewal to completion of 30 hours of continuing education during the preceding two years as set forth in this chapter. The continuing education cycle begins on October 1 of each even-numbered year and ends on September 30 of the next even-numbered year on a continuing basis thereafter. To be eligible for credit, a continuing education activity must —

A. Directly relate to the knowledge or clinical practice of acupuncture or Oriental medicine; and

B. Be either sponsored or presented by a pre-approved organization pursuant to subsection 2 below, or be specifically approved by the board upon request as set forth in subsection 3 below.

2. Automatic Approval of Continuing Education Activities Sponsored or Presented by Pre-Approved Sponsors and Providers

Continuing education activities offered by sponsors and providers whose past offerings, in the judgment of the board, have consistently met the approval criterion of Section 2(1)(A) above are eligible for credit without need of request. The board shall publish a current list of pre-approved sponsors and providers at the beginning of each license year and may update the list during the course of the license year as necessary. The board may monitor continuing education activities offered by pre-approved sponsors and providers for compliance with the approval criterion of Section 2(1)(A) above.

3. Specific Approval of Continuing Education Activities

A licensee may request the board to approve a continuing education activity that is not automatically approved pursuant to subsection 2 above. The request must include the information described in paragraphs A – F below. The board will review the request for compliance with Section 1(4) and Section 2(1)(A) above.

A. Name of the program, name of the sponsor, method of presentation and outline of the subject matter to be covered.

B. Name, title, professional degrees, credentials and qualifications of the presenter.

C. Date, location and daily schedule of the program, including all start times, end times and scheduled breaks; and

D. [*deleted*]

E. [*deleted*]

F. If available, a copy of a brochure or any written material publicizing the program.

Sec. 3. Naturopathic Doctor Standards For Continuing Education

1. General Requirement

A naturopathic doctor shall certify at time of license renewal to completion of 25 hours of continuing education during the preceding license year as set forth in this chapter. At least 7 of the 25 hours must be in pharmacology. To be eligible for credit, a continuing education activity must:

A. Directly relate to the knowledge or clinical practice of naturopathic medicine; and

B. Be either sponsored or presented by a pre-approved organization listed in subsection 3 below, or be specifically approved by the board upon request as set forth in subsection 4 below.

2. Additional Continuing Education for Holders of the Naturopathic Acupuncture Specialty Certification

A licensee who holds a naturopathic acupuncture specialty certification shall complete an additional 15 hours of continuing education specific to that specialty during the preceding license term. The additional 15 hours must meet the approval criteria for acupuncture continuing education activities set forth in Section 1(4) and Section 2(1)(A) above.

3. Automatic Approval of Continuing Education Activities Sponsored or Presented by Pre-Approved Sponsors and Providers

Continuing education activities offered by sponsors and providers whose past offerings, in the judgment of the board, have consistently met the approval criterion of Section 3(1)(A) above are eligible for credit without need of request. The board shall publish a current list of pre-approved sponsors and providers at the beginning of each license term and may update the list during the course of the license term as necessary. The board may monitor continuing education activities offered by pre-approved sponsors and providers for compliance with the approval criterion of Section 3(1)(A) above.

4. Specific Approval of Continuing Education Activities

A licensee may request the board to approve a continuing education activity that is not automatically approved pursuant to subsection 3 above. The request must include the information described in paragraphs A – D below. The board will review the request for compliance with Section 1(4) and (5) and Section 3(1)(A) above.

A. Name of the program, name of the sponsor, method of presentation and outline of the subject matter to be covered.

B. Name, title, professional degrees, credentials and qualifications of the presenter.

C. Date, location and daily schedule of the program, including all start times, end times and scheduled breaks; and

D. If available, a copy of a brochure or any written material publicizing the program.

Sec. 4. Certified Professional Midwives Standards For Continuing Education

1. General Requirement

A. A licensed certified professional midwife shall certify at time of license renewal to completion of 20 hours of continuing education during the preceding two years as set forth in this chapter. The continuing education cycle begins on October 1 of each even-numbered year and ends on September 30 of the next even-numbered year on a continuing basis thereafter.

1) Of the 20 hours, a minimum of 4 hours must be in pharmacology.

2) Of the 20 hours, no more than 5 hours may be in Category II.

B. To be eligible for credit, a continuing education activity must —

1) Directly relate to the knowledge, skills or clinical practice of midwifery; and

2) Be either sponsored or presented by a pre-approved organization listed in subsection 2 below, or be specifically approved by the board upon request as set forth in subsection 3 below.

C. Category I activities shall have a value of one hour for each 50 minutes of participation, or 10 hours per three-credit course.

D. Category II activities shall have a value of one hour for each 50 minutes of participation; 5 hours for each 3-credit course taught, or article or chapter published; a maximum of one hour for three or more hours of precepting.

E. For educators and presenters seeking Category II hours, a one-time credit of up to 5 hours will be allowed for the preparation of the initial course or presentation.

F. Category II activities include continuing health related education activities as described below

1) Exhibits or presentations offered to health professionals, such as poster presentations, workshops, lectures, or grand rounds.

2) Papers published in midwifery, allied health, and medical journals.

3) Articles or chapters authored and published in professional textbooks.

4) Participation in quality improvement projects, peer review, case presentations, meetings that have a clinical focus, or midwifery/medical audits.

5) Precepting midwifery students, medical students, residents, or nurses enrolled in midwifery or advanced practice registered nursing programs.

6) Active participation in health-related original research.

7) Teaching post-secondary courses which offer academic credit related to the practice of midwifery or women's health; and

8) Documented self-instruction such as reading midwifery, allied health and medical journals; listening to audio or videotapes; skills simulation; viewing slides; utilizing programmed or computer-assisted instruction.

2. Automatic Approval of Continuing Education Activities Sponsored or Presented by Pre-Approved Sponsors and Providers

The board shall publish a current list of pre-approved sponsors and providers at the beginning of each license year and may update the list during the course of the license year as necessary.

3. Specific Approval of Continuing Education Activities

A licensee may request the board to approve a continuing education activity that is not automatically pre-approved pursuant to subsection 2 above. The request must include the information described in paragraphs A – D below. The board will review the request for compliance with Section 1(4).

A. Name of the program, name of the sponsor, method of presentation and outline of the subject matter to be covered.

B. Name, title, professional degrees, credentials and qualifications of the presenter.

C. Date, location and daily schedule of the program, including all start times, end times and scheduled breaks; and

D. If available, a copy of a brochure or any written material publicizing the program.

Sec. 5. Certified Midwives Standards for Continuing Education

1. General Requirement

A licensed certified midwife shall certify at time of license renewal to completion of the following continuing education during the preceding two years as set forth in this chapter. The continuing education cycle begins on October 1 of each even-numbered year and ends on September 30 of the next even-numbered year on a continuing basis thereafter.

A. Seventy-five hours of continuing education.

B. Of the 75 hours a minimum of 30 hours must be in Category I, and up to 45 hours may be in Category II.

To be eligible for credit, a continuing education activity must —

C. Directly relate to the knowledge or clinical practice of midwifery; and

D. Be either sponsored or presented by a pre-approved organization listed in subsection 2 below, or be specifically approved by the board upon request as set forth in subsection 3 below.

E. Category I activities shall have a value of one hour for each 50 minutes of participation, or 10 hours per three-credit course.

F. Category II activities shall have a value of one hour for each 50 minutes of participation; ten hours for each 3-credit course taught, or article or chapter published; a maximum of one hour for three or more hours of precepting.

For educators and presenters seeking Category II hours, a one-time credit of up to 10 hours will be allowed for the preparation of the initial course or presentation.

Category II activities include continuing health related education activities performed by the licensee, such as:

1) Exhibits or presentations offered to health professionals, such as poster presentations, workshops, lectures, or grand rounds.

2) Papers published in midwifery, allied health, and medical journals.

3) Articles or chapters authored and published in professional textbooks.

4) Participation in quality improvement projects, peer review, case presentation, meetings that have a clinical focus, or midwifery/medical audits.

5) Precepting midwifery students, medical students, residents, or nurses enrolled in midwifery or advanced practice registered nursing programs.

6) Active participation in health-related original research.

7) Teaching courses which offer academic credit related to the practice of midwifery or women's health; or

8) Documented self-instruction such as reading midwifery, allied health and medical journals; listening to audio or videotapes; skill simulation; viewing slides; utilizing programmed or computer-assisted instruction.

2. Automatic Approval of Continuing Education Activities Sponsored or Presented by Pre-Approved Sponsors and Providers

The board shall publish a current list of pre-approved sponsors and providers at the beginning of each license year and may update the list during the course of the license year as necessary.

3. Specific Approval of Continuing Education Activities

A licensee may request the board to approve a continuing education activity that is not automatically pre-approved pursuant to subsection 2 above. The request must include the information described in paragraphs A－D below. The board will review the request for compliance with Section 1(4).

A. Name of the program, name of the sponsor, method of presentation and outline of the subject matter to be covered.

B. Name, title, professional degrees, credentials and qualifications of the presenter.

C. Date, location and daily schedule of the program, including all start times, end times and scheduled breaks; and

D. If available, a copy of a brochure or any written material publicizing the program.

Chapter 6. Standards Relating to Prescriptive Authorities and Collaborative Relationship

Sec. 1. Authority to use, prescribe, dispense and order

A naturopathic doctor may prescribe nonprescription medication without limitation. Licensed naturopathic doctors may use, prescribe, dispense, and order certain medicines of mineral, animal, and botanical origin including the following:

A. Nonlegend medicines derived from animal organs, tissues, and oils, minerals, and plants administered orally and topically.

B. Noncontrolled legend topical ointments, creams and lotions containing antiseptics.

C. Noncontrolled legend topical, local anesthetics applied to superficial structures for use during minor office procedures as appropriate.

D. Noncontrolled legend vitamins, minerals, trace minerals, and whole glandulars including whole gland thyroid.

E. Contraceptive devices except intrauterine devices.

F. All homeopathic preparations.

G. Immunizing agents approved by the Bureau of Biologics, United States Food and Drug Administration and listed in the current Recommendations of the United States Public Health Services Immunizations Practices Advisory Committee or the Report of the Committee of Infectious Diseases published by the American Academy of Pediatrics.

H. IM injections of vitamins, minerals and medications administered consistent with their scope of practice as a naturopathic doctor and training; and

Sec. 2. Terms of collaborative relationship

A. It is the responsibility of the naturopathic doctor to enter into a professional relationship with a licensed allopathic or osteopathic physician for the historical review of the prescriptive practice of the naturopathic doctor. The naturopathic doctor must meet with the M. D. or D.O.

on a quarterly basis for a period of one (1) year to review the naturopathic doctor's prescriptive practices.

B. The naturopathic doctor will keep a duplicate of all prescriptions written for the duration of the one (1) year collaborative relationship. These prescriptions will be reviewed on a quarterly basis with the collaborating physician.

C. Approximately forty-five (45) days prior to the licensure expiration date, the board will send to naturopathic doctors in their first year of practice a reporting form for the collaborative relationship. Each naturopathic doctor will submit with the licensure renewal form, the form signed by the collaborating doctor stating that the conditions of the collaborative relationship have been met.

Sec. 3. Maine Naturopathic Formulary

Based on statute Title 32 Chapter 113 – B and rule-making:

A. Controlled substances, as specified in the Controlled Substances Act, may not be prescribed.

B. Psychotropic medications may not be prescribed.

C. IV medications, except rehydration, may not be administered.

D. Medications which do not fall under the following categories of medications are listed at the end of this document.

E. Categories of medications which may be prescribed:

1. Amino Acids: (IV use of amino acids excluded.) All amino acids and amino acid combinations to include but not limited to:

Acetylcysteine	Glycine	Lysine	Taurine
Alanine	Histidine	Methionine	Threonine
Arginine	Hydroxyproline	N-acetylcysteine	Tryptophan
Aspartic acid	Isoleucine	Phenylalanine	Tyrosine
Carnitine	Leucine	Proline	Valine
Glutamic acid	Levocarnitine	Serine	

2. Analgesics: Topical analgesics.

3. Anesthetics: Local and topical anesthetics.

4. Antimicrobials: (IV use excluded.) All natural antibiotics means antimicrobial, antifungal and antiprotozoal agents that are naturally occurring substances or are manufactured substances that are substantially identical to those naturally occurring substances. Topical medicines means topical analgesics, anesthetics, antiseptics, scabicides, antifungals and antibacterials.

Cephalosporins	Tetracyclines
Macrolides	Topical antivirals
Oral antifungals	Topical fungicides
Oral antiparasitics	Topical and ophthalmic antibacterials
Penicillins and cillins	Topical scabicides and pediculoses

5. Antiseptics: Topical antiseptics.
6. Barrier Contraceptives.
7. Bile Salts and Acids:

Chenodeoxycholic acid	Ursodeoxycholic acid
Dehydrocholic acid	Ursodiol

8. Botanical Medicines: (IV use of botanical medicines excluded.) All botanical extracts and their derivatives to include but not limited to:

Belladonna	Hyoscyamus
Caffeine	Podofilox
Chapparal	Podophyllin
Cineraria maritima	Pseudoephedrine
Colchicine	Quinine
Ephedra	Salicylates
Ergoloid mesylates	Sarapin
Ergotamine tartrate	

9. Corticosteroids: Topical corticosteroids.

10. Diagnostic Biologicals: Intradermal and topical preparations to include but not limited to:

Allergens	Mumps
Candida	Tuberculin (OT, PPD)

11. Enzymes: Oral and topical enzymes including debriding agents to include but not limited to:

Amylase	Hyaluronidase
Betaine HCl	Lipase
Bromelain	Pancreatin
Chymotrypsin	Pancrelipase
Dornase alpha	Papain
Glutamic HCl	Trypsin

12. Fluids: For IV hydration and injection:

Dextrose solutions	Saline solution
Dextrose and sodium chloride	Sterile water for injection
Lactated Ringers solution	

13. Homeopathic medicines: All prescription and nonprescription remedies.

14. Hormones: (IV use of hormones excluded.) Controlled anabolic steroids and growth hormones excluded.

Adrenal hormones	Adrenal cortical extract
DHEA	Hydrocortisone and its salts topical and OTC only
Mometasone furoate topical only	Pregnenolone
Triamcinolone and its salts topical only Calcitonin	Estrogens
Conjugated estrogens	Dienestrol
Esterified estrogens	Estradiol
Estrone	Estropipate
Ethinyl estradiol	Ethynodiol diacetate
Mestranol	Insulin Preparations
Oral Contraceptives	Progesterone and Progestins

续 表

Desogestrel	Medroxyprogesterone acetate
Norenthindrone and salts	Norgestimate
Norgestrel	Progestins
Progesterone	Thyroid hormones

15. Immunizations: All immunizations and associated toxoids.

16. Minerals: (IV use of minerals excluded.) All prescription and nonprescription mineral and trace mineral preparations and their derivatives to include but not limited to:

Auranofin	Potassium compounds
Aurothioglucose	Trace mineral compounds
Calcium compounds	Boron
Fluoride compounds	Chromium
Gold sodium thiomalate	Molybdenum
Iodine	Selenium
Iron salts	Silicon
Magnesium compounds	Vanadium
Manganese compounds	Zinc
Phosphorus compounds	

17. Vitamins: (IV use of vitamins excluded.) All prescription and nonprescription vitamin preparations and their derivatives to include but not limited to:

Vitamin A	Folic acid
Betacarotene and derivatives	Biotin
Thiamin (Vitamin B_1)	Ascorbic acid (Vitamin C)
Riboflavin (Vitamin B_2)	Vitamin D
Niacin (Vitamin B_3)	Calcitriol
Pantothenic Acid (Vitamin B_5)	Cacifediol

续 表

Dexpanthenol topical use only	Ergocalciferol
Pyridoxine (Vitamin B_6)	Vitamin E
Cyanocobalamin (Vitamin B_{12})	Vitamin K
Hydroxycobalamin, with or	Menadiol
without intrinsic factor	CoQ10 (Ubiquinone)

18. Specific Medications:

Ammonium lactate	Anthralin
Caffeine	Cholestyramine
Clavulanate (compounds containing)	Coal tar
Epinephrine (For the treatment of anaphylaxis)	Epinephrine bitartrate (As a component of local anesthetics)
Guaifenesin	Nicotine preparations
Oxygen	Pseudoephedrine
Silver nitrate (As a styptic for topical use)	Sucralfate
Thymus extract	Tretinoin

Chapter 6 - A. Standards Relating to Certified Professional Midwives Authority to Obtain and Administer Drugs, Medical Devices, and Scope of Practice

Sec. 1. Definitions.

1. Antepartum. "Antepartum" is the period of pregnancy beginning with conception and ending at the beginning of true labor.

2. Collaboration. "Collaboration" is a consultation where a plan that is mutually agreed upon by the client, the requesting provider, and the consultant is created, and care is jointly provided by the requesting provider and the consultant.

3. Consultation. "Consultation" means communication requested from a health care professional with specific expertise by another qualified health care provider for the intent of exchanging information and obtaining guidance.

4. Intrapartum. "Intrapartum" is the period beginning with the beginning of true labor and

ending with the expulsion of the placenta from the uterus.

5. Neonatal. "Neonatal" is the period of the baby's life beginning with birth from the uterus and ending 28 days after the birth.

6. Postpartum. "Postpartum" is the period beginning immediately after the expulsion of the placenta from the uterus and ending 12 weeks after the birth.

7. Referral. "Referral" is a consultation with the intent of the client being seen by the consultant for evaluation and treatment of the condition for which the referral is made.

8. Termination of Care. "Termination of care" is complete cessation of the certified professional midwife-client relationship due to the presence of conditions beyond the certified professional midwife's scope of practice or skill level, or inability to resolve client-certified professional midwife conflict by other means. Termination of care shall be accompanied by the transfer of care to another health professional, which may include an emergency medical technicians or emergency service providers, or to another health care facility.

9. Transfer of Care. "Transfer of care" is relinquishment of care by the certified professional midwife to a health care professional or hospital service; this does not preclude the midwife from continuing to provide nonclinical support when desired by the client.

10. True labor. "True labor" is the uterine contractions leading to cervical changes.

Sec. 2. Certified Professional Midwife Formulary

1. A certified professional midwife may recommend nonprescription medication without limitation, subject only to the limitations of the midwife's professional knowledge and the standards of care applicable to the midwifery profession.

2. Certified professional midwives are authorized to obtain, possess, and administer the following drugs and devices:

A. Acyclovir for prophylaxis of genital herpes.

B. APNO cream (all-purpose nipple ointment).

C. B-6 IM Injectable.

D. Devices including, but not limited to, breast pumps, compression stockings and maternity belts, diaphragms and cervical caps.

E. Epinephrine for maternal anaphylaxis.

F. Epinephrine for neonatal resuscitation.

G. Intravenous fluids and administration-related supplies and devices.

H. IUD, with appropriate training.

I. Laryngeal mask airway and administration-related supplies and devices for neonatal resuscitation.

J. Local anesthetics or numbing agents for repair of lacerations.

K. Antibiotics for Group B Streptococcus prophylaxis.

L. Naloxone, adult use only.

M. Neonatal Eye prophylaxis.

N. Nifedipine, sublingual, for suppression of contractions pending transport to a health facility.

O. Nitrous oxide, administered with a 50% blend of oxygen, for management of pain in labor.

P. Ondansetron, oral or sublingual.

Q. Over-the-counter herbs and homeopathic remedies subject only to the limitations of the midwife's professional knowledge and the standards of care applicable to the midwifery profession.

R. Over-the-counter vitamins, minerals, drugs and devices.

S. Oxygen and administration-related supplies and devices.

T. Pracasil plus.

U. Rh Immune Globulin.

V. Sterile water for intradermal injections for pain relief.

W. Suture materials.

X. Tranexamic Acid (TXA), for use in conjunction with planned transport to a health facility.

Y. Uterotonics, including, but not limited to, oxytocin, methergine, and misoprostol, exclusively for the control of maternal postpartum hemorrhage and subinvolution.

Z. Vaccines, including, but not limited to, Tdap, Rubella, Influenza, HPV, and neonatal Hepatitis B vaccine; and

AA. Vitamin K for neonatal prophylaxis.

Sec. 3. Scope of practice

1. Certified professional midwife. The certified professional midwife shall provide only those health care services for which the certified professional midwife is educationally and clinically prepared, and for which competency has been maintained. The certified professional midwife is authorized to function to the full extent of the certified professional midwife's education, training, and competency within the population focus and scope of practice defined by the national certifying body.

2. Certified professional midwives primarily practice in homes, birth centers, clinics, and offices, and may also practice in hospitals, and emergency care settings. Certified professional midwives may consult, refer, or transfer to licensed allopathic or osteopathic physicians, or other licensed health professionals as necessary for the client's health or safety in accordance with professional judgment.

3. The health care services for which the certified professional midwife is independently responsible and accountable include:

A. Reproductive health care across the lifespan, including family planning and evaluation of well-being, including relevant health history.

B. Health care of the newborn up to age 8 weeks.

C. Maternity care, including preconception care, care during pregnancy, labor and childbirth, and the postpartum period until 12 weeks.

D. Ordering and interpreting medical laboratory tests, specimen collection, performing CLIA-waived testing for the benefit of the individual midwifery client, ordering and interpreting ultrasound scan results, and obtaining equipment and supplies for the safe practice of midwifery; and

E. Performing or ordering any newborn testing required or recommended by the Maine Center for Disease Control, including, but not limited to: Newborn Blood Spot Screening (NBS), Critical Congenital Heart Defect (CCHD) and Hearing Screening.

4. The certified professional midwife is authorized to activate emergency medical services at any time to protect the health and safety of the client, fetus or newborn, including when the client declines transfer of care.

5. The certified professional midwife shall perform and document periodic assessment to identify the following conditions, and provide care in accordance with section 5:

A. Multifetal gestation.

B. Non-vertex presentation.

C. Prior cesarean procedure; and

D. Other conditions that present a moderate or high risk of harm to parent or child.

6. When providing primary maternity care, the certified professional midwife licensed under this chapter shall:

A. Obtain informed consent to care that is in compliance with language approved by the board pursuant to 32 M.R.S. § 12541.

B. Collect data as required by statute and prescribed by the board and report to the board in a format approved by the board for that purpose. 32 MRSA § 12539. When the intended and actual place of birth is a hospital setting, this provision does not apply.

Sec. 4. Termination of care.

1. Midwifery care shall be terminated when client-certified professional midwife conflicts affecting the safe provision of care are unable to be resolved.

2. When such conditions are present, the certified professional midwife shall:

A. Immediately inform the client of the condition or circumstances requiring termination of care.

B. Provide written notice to the client at least three business days before termination of care, unless an emergency exists.

C. Facilitate coordination of care with another licensed health care provider.

D. Share records and relevant information related to the condition with subsequent providers; and

E. Document the termination of care in the client's records.

Sec. 5. Requirement for consultation, collaboration, referral, or transfer of care.

1. When the following conditions or circumstances occur, the certified professional midwife is required to initiate the associated actions of consultation, collaboration, referral, or transfer of care. Such action may be initiated at any time when in the professional judgment of the certified professional midwife such action is warranted.

A. **Antepartum**. During the antepartum period the following actions are required in the presence of the listed conditions or circumstances:

1) Consultation

a) Suspected intrauterine growth restriction.

b) Severe vomiting unresponsive to certified professional midwife treatment.

c) Pain unrelated to common discomforts of pregnancy.

d) Presence of condylomata that may obstruct delivery.

e) Anemia unresponsive to certified professional midwife treatment, with a hemoglobin less than 10.0 g/dL.

f) Suspected or confirmed fetal demise after 14.0 weeks gestation.

g) Suspected multiple gestation.

h) Confirmed chromosomal or genetic abnormalities.

i) Hepatitis C.

j) Suspected fetal malpresentation after 36.0 weeks.

k) Ultrasound diagnosis of complete placenta previa from 28.0 - 34.0 weeks gestation; and

l) Any other condition that in the judgment of the certified professional midwife requires consultation.

2) Collaboration

a) Infection unresponsive to certified professional midwife treatment.

b) Incomplete miscarriage.

c) Significant vaginal bleeding.

d) Signs or symptoms of deep vein thrombosis or pulmonary embolus.

e) Stable thyroid disease.

f) Stable seizure disorder.

g) Chronic hypertension requires collaboration with an obstetrical physician.

h) History of cervical incompetence treated with surgical therapy, requires collaboration with an obstetrical physician.

i) Severe depression, exacerbations of mood disorder, or psychiatric illness responsive to treatment.

j) Confirmed fetal malpresentation at or after 37.0 weeks; and

k) Any other condition that in the judgment of the certified professional midwife requires collaboration.

3) Referral

a) Signs or symptoms of untreated thyroid disease.

b) Gestational diabetes requiring pharmacologic therapy.

c) Changes in the breast(s) suspicious for malignancy and unrelated to pregnancy or lactation.

d) Documented platelet count less than 80,000 platelets per mm^3 of blood in the absence of signs or symptoms of pre-eclampsia or HELLP syndrome. HELLP means findings of hemolysis, elevated liver enzymes, and low platelets.

e) Confirmed or developing deep vein thrombosis or pulmonary embolism.

f) Rh isoimmunization or other red blood cell isoimmunization known to cause erythroblastasis fetalis.

g) Primary genital herpes outbreak.

h) Preeclampsia.

i) Oligohydramnios hydramnious or poly hydramnios.

j) Pregnancy beyond 41.6 weeks gestation; with NON-reassuring fetal assessment; and

k) Any other condition that in the judgment of the certified professional midwife requires referral.

4) Transfer of Care

a) Current substance use disorder.

b) Current diagnosis of cancer.

c) Confirmed intrauterine growth restriction.

d) No onset of labor by 43.0 weeks gestation.

e) Heart disease that has been determined by a cardiologist to have potential to affect or to be affected by pregnancy, labor, or delivery.

f) Ultrasound diagnosis of complete or partial placenta previa after 34.0 weeks gestation.

g) Preeclampsia with severe features; including any of the following:

i. A systolic pressure greater than 160 mm or a diastolic pressure greater than 110 mm in two readings at least four hours apart after a period of bedrest.

ii. Documented platelet count of less than 100,000 platelets per mm3 of blood, or presence of other coagulation disorder.

iii. Impaired liver function.

iv. Progressive renal insufficiency.

v. Pulmonary edema; or

vi. New onset cerebral of visual disturbances.

h) Eclampsia.

i) Signs of suspected placental abruption, or fetal compromise.

j) Confirmed or suspected ectopic pregnancy.

k) Severe psychiatric illness non-responsive to treatment.

l) Insulin-dependent diabetes.

m) Significant vaginal bleeding after 20.0 weeks gestation inconsistent with normal pregnancy and posing a continuing risk to client or baby.

n) Any other condition that in the judgment of the midwife could place the life or long-term health of the pregnant person or unborn child at risk; and

o) Human immunodeficiency virus (HIV) or acquired immunodeficiency syndrome (AIDS).

B. **Intrapartum**. During the intrapartum period the following actions are required in the presence of the listed conditions or circumstances:

1) Consultation

a) Any condition that in the judgment of the certified professional midwife requires consultation.

2) Collaboration

a) Any condition that in the judgment of the certified professional midwife requires collaboration.

3) Referral

a) Any condition that in the judgment of the certified professional midwife requires referral.

4) Transfer of Care

a) Visible genital lesions suspicious of herpes virus infection in a location unable to be isolated from the neonate during the birth process.

b) Signs or symptoms of preeclampsia.

c) Excessive vomiting, dehydration, acidosis, or exhaustion unresponsive to certified professional midwife treatment.

d) Excessive bleeding, inconsistent with normal bloody show.

e) Progressive labor prior to 37.0 weeks gestation except in the presence of known miscarriage, confirmed fetal death, or known congenital anomalies incompatible with life.

f) Signs or symptoms of uterine rupture.

g) Prolapsed umbilical cord, unless birth is imminent.

h) Clinically significant abdominal pain inconsistent with normal labor.

i) Maternal seizure.

j) Suspected chorioamnionitis.

k) Fetal heart rate indicative of fetal labor intolerance that does not immediately respond to treatment by the midwife, unless birth is imminent.

l) Meconium in the amniotic fluid accompanied by abnormal fetal heart rate, or other identified risk factors for neonatal resuscitation, unless birth is imminent.

m) Lack of descent after three hours of effective second stage efforts.

n) Signs of impending maternal shock unresponsive to certified professional midwife treatment.

o) Retained placenta or retained placental parts not resolved by clinical management.

p) Postpartum hemorrhage not resolved by clinical management.

q) Breech or other malpresentation diagnosed in labor, unless birth is imminent

r) Multifetal presentation diagnosed in labor, unless birth is imminent; or

s) Any other condition that in the judgment of the certified professional midwife would place the life or long-term health of the pregnant person or unborn child at significant risk if not acted upon immediately.

C. **Postpartum**. During the postpartum period the following actions are required in the presence of the listed conditions or circumstances:

1) Consultation

a) Bladder dysfunction.

b) Persistent abnormal uterine bleeding; or

c) Any other condition that in the judgment of the certified professional midwife requires consultation.

2) Collaboration

a) Signs or symptoms of infection unresponsive to certified professional midwife treatment.

b) Symptoms of breast disorders unresponsive to certified professional midwife treatment.

c) Postpartum depression or exacerbation of mood disorder; or

d) Any other condition that in the judgment of the certified professional midwife requires collaboration.

3) Referral

a) Any birth-related lacerations or trauma beyond the ability of the midwife to repair, to include:

- 3rd or 4th degree perineal lacerations.
- Severe vaginal, periurethral, or clitoral lacerations.
- Cervical lacerations; or
- Signs or symptoms of developing significant hematoma.

b) Early signs or symptoms of deep vein thrombosis or pulmonary embolus.

c) Severe depression.

d) Evolving hypertension or the presence of any signs or symptoms of preeclampsia; or

e) Any other condition that in the judgment of the certified professional midwife requires referral.

4) Transfer of Care

a) Severe psychiatric illness non-responsive to treatment; or

b) Any other condition that in the judgment of the certified professional midwife could place the life or long-term health of the postpartum person at significant risk if not acted upon immediately.

D. **Neonatal**. During the neonatal period of the life of the newborn, the following actions are required in the presence of the listed conditions or circumstances:

1) Consultation

a) Poor feeding and/or poor weight gain; or

b) Any other condition that in the judgment of the certified professional midwife requires consultation.

2) Collaboration

a) Hospital-based newborn hearing screening.

b) Minor congenital anomaly; or

c) Any condition that in the judgment of the certified professional midwife requires collaboration.

3) Referral

a) Apparent birth injury.

b) Loss of 15% or more of birth weight.

c) Unusual bruising or bleeding, petechiae, or lesions.

d) Abnormal screening or testing results.

e) Dysmorphic features suggesting a genetic diagnosis.

f) Blood in stools or emesis (not from cracked nipples).

g) Early onset or excessive jaundice.

h) No passage of stools or urine within 24 hours of birth.

i) Abdominal distention or vomiting.

j) Gestational age assessment less than 37.0 weeks gestation.

k) Insufficient suck or feed, not responsive to certified professional midwife treatment; or

l) Any other condition that in the judgment of the certified professional midwife requires referral.

4) Transfer of Care

a) Congenital anomalies requiring timely intervention.

b) Persistent abnormalities of vital signs (temp, respiratory rate, heart rate, pulse oximetry readings).

c) Upper airway obstruction.

d) Persistent respiratory distress.

e) Persistent pallor or central cyanosis.

f) Apgar score at ten minutes of less than seven.

g) Post-resuscitative care after Neonatal Resuscitation Program (NRP) chest compressions.

h) Signs of newborn hemorrhage.

i) Seizure, or seizure-like activity.

j) Hypotonia, hypertonia or tremors; or

k) Any other condition that in the judgment of the certified professional midwife could place the life or long-term health of the infant at significant risk if not acted upon immediately.

Chapter 6 - B. Standards Relating to Certified Midwives' Prescriptive Authority, and Scope of Practice

Sec. 1. Authority to prescribe, obtain and administer

1. A certified midwife may prescribe, administer, or recommend nonprescription medication without limitation, subject only to the limitations of the midwife's professional knowledge and the standards of care applicable to the midwifery profession.

2. At the time of initial application, the applicant must submit evidence of current education related to pharmacology.

A. Pharmacology content shall include:

1) Applicable federal and state laws.

2) Prescription writing.

3) Drug selection, storage, dosage, route and administration techniques.

4) Drug interactions, side effects, and adverse effects.

5) Information resources; and

6) Clinical application of pharmacology related to midwifery scope of practice.

B. A certified midwife who holds prescriptive authority in another U.S. jurisdiction must submit evidence of the following:

1) A minimum of 200 hours of clinical and prescriptive practice within the preceding two years; and

2) A minimum of 45 contact hours (or three credits) of pharmacology equivalent to the requirements set forth in Section B(1).

C. If the applicant has not prescribed drugs within the past two years, the applicant shall provide evidence of satisfactory completion of 15 contact hours of pharmacology within the two years prior to the date of the application submission.

D. If the applicant has not prescribed drugs within the past five years, the applicant shall provide evidence of satisfactory completion of 45 contact hours (or three credits) of pharmacology within the two years prior to the date of the application submission.

E. The board may restrict, deny, suspend or revoke authority to prescribe, obtain, and administer drugs for violations of 32 MRSA chapter 113 - B or evidence of abuse of such authority.

1) Abuse of prescriptive authority constitutes conduct derogatory to midwifery standards

and is defined as prescribing, obtaining, or administering drugs:

a) For conditions beyond the certified midwife's scope of practice or inconsistent with current accepted evidence-informed clinical practice.

b) For other than therapeutic or prophylactic purposes.

c) To individuals who are not clients or patients of the certified midwife or who are not within the midwife's certification scope of practice; or

d) In an unsafe manner or without adequate instructions to clients or patients according to acceptable and prevailing standards of practice.

Sec. 2. Requirements for authorized prescription

1. In addition to the required client and drug information, a prescription or e-prescription shall include the date, printed name, legal form of signature, specialty category, business address, and telephone number of the prescribing certified midwife.

2. Prescriptions may be for medical appliances, devices, or legend or over-the-counter drugs.

3. Drugs in the formulary may be prescribed, administered, or distributed in combination, in accordance with recognized standards of practice.

4. Any product name drug may be prescribed, administered, or distributed provided the generic name or category for the drug is in the formulary.

5. The certified midwife shall comply with all applicable laws and rules in prescribing, administering, and distributing drugs, including compliance with the labeling requirements and all other applicable requirements of the Maine Board of Pharmacy.

6. For the administration, and distribution of controlled substances under Schedules III – V, the certified midwife shall comply with the requirements in the Code of Federal Regulations, 21 CFR Chapter II, Sections 1301, 1304.03, and 1304.04.

Sec. 3. Certified Midwife Formulary

1. Certified midwives are authorized to prescribe, obtain, possess, and administer the following drugs and devices:

A. Over-the-counter drugs.

B. Medical appliances and devices.

C. Drugs related to the scope of practice defined by the midwife's certification; and

D. Drugs prescribed off label according to common and established standards of practice.

2. A Drug Enforcement Administration number is required to prescribe scheduled drugs.

Sec. 4. Distribution of drug samples

1. Certified midwives may receive prepackaged complimentary samples of drugs included in the formulary for prescription writing and may distribute these samples to clients.

2. Distribution of drug samples shall be in accordance with U. S. Drug Enforcement Administration laws, regulations, and guidelines.

Sec. 5. Scope of practice

1. Certified midwife. The certified midwife provides only health care services for which the certified midwife is educationally and clinically prepared and for which competency has been maintained. The certified midwife is authorized to function to the full extent of the midwife's education, training, and competency within the population focus and scope of practice defined by the national professional and standard-setting organization for midwives certified by the national midwifery certification board.

2. Certified midwives primarily practice in hospitals, clinics, and offices, and may practice in birth centers, homes, and emergency care settings. Certified midwives may consult, refer, or transfer to licensed allopathic or osteopathic physicians, or other licensed health professionals as necessary for the client's health or safety in accordance with professional judgment.

3. Such health care services for which the certified midwife is independently responsible and accountable include:

A. Primary health care services for women from adolescence to beyond menopause.

B. Primary health care of the newborn up to age 28 days; Primary maternity care, including preconception care, care during pregnancy, labor, and childbirth, including acting as the first assistant at cesarean, and the postpartum period.

C. Ordering, performing, and interpreting medical laboratory and radiology testing, and obtaining equipment and supplies for the safe practice of midwifery.

D. Provision of gynecological and family planning services and treatment of sexually transmitted infections in clients and their sexual contacts.

Chapter 6 – C. Standards for Vaginal Birth After Cesarean Section (Vbac)

Sec. 1. Client Eligibility

1. A Certified Professional Midwife or Certified Midwife may provide birth services in a home or a freestanding birth center for clients who have had a previous cesarean section only if all of the following conditions are met:

A. The due date of the client's current pregnancy is at least 18 months after the client's prior cesarean delivery.

B. The client has had no more than one prior cesarean delivery; and

C. The client's single cesarean was through a low transverse uterine incision and the client has had no additional uterine incisions. Previous cervical procedures do not preclude a trial of labor after cesarean (TOLAC) for vaginal birth after cesarean.

Sec. 2. Records and responsibilities of the Certified Professional Midwife or Certified Midwife

1. Prior to providing birth services in a home or a freestanding birth center, the Certified

Professional Midwife or Certified Midwife shall obtain prior operative reports and written records from the client's previous cesarean delivery and shall analyze the indication for the previous cesarean.

A Certified Professional Midwife or Certified Midwife may not provide birth services in a home or a freestanding birth center if prior operative reports and written records cannot be obtained unless the uterine scar location can be determined by other methods.

2. Records or reports that show a previous classical uterine/vertical incision or any previous uterine surgery which required an incision into the uterus is a contraindication to VBAC at home or freestanding birth center.

3. The Certified Professional Midwife or Certified Midwife must document the client's blood group and type in the current pregnancy.

4. The Certified Professional Midwife or Certified Midwife must require a prenatal ultrasound for determination of placental location in the second or third trimester.

5. The Certified Professional Midwife or Certified Midwife may not offer or use any means of botanical or pharmacological induction for the VBAC client.

6. Fetal heart tones must be monitored and documented every 15 minutes in active labor and every 5 minutes during second stage labor.

7. The client must be monitored for signs of possible uterine rupture, including but not limited to: change in vital signs; abdominal pain; vaginal bleeding in labor; loss of fetal station; loss of engagement of fetal vertex; inability to auscultate fetal heart tones; and inability to palpate the uterine fundus. This monitoring must be documented in the client's record.

8. Labor progression during active labor and the second stage of labor must be monitored and documented. The Certified Professional Midwife or Certified Midwife must assess for adequate labor progression.

9. A licensed midwife and at least one other provider trained in the identification and management of obstetrical emergencies who holds current Neonatal Resuscitation Program certification and Basic Life Support certification must be present during active labor and VBAC birth.

10. A Certified Professional Midwife or Certified Midwife shall, after the effective date of these rules, for a period of one year on a quarterly basis, provide the Board with a written brief outcome report of each planned out-of-hospital VBAC including, weeks' gestation at delivery, whether transfer to a hospital was needed, whether delivery was accomplished out of hospital, weight and Apgar scores of the infant, and whether any maternal or neonatal morbidity or mortality occurred.

Thereafter, the data shall be reported once annually with the required data collection and reporting pursuant to 32 M.R.S. § 12539 (J).

Sec. 3. Informed Consent

The Certified Professional Midwife or Certified Midwife shall provide the client with a written informed consent form as prescribed by the Board, which shall be documented in the client's midwifery record. The informed consent shall include, but is not limited to, all of the following:

1. Description of the Certified Professional Midwife or Certified Midwife's level of clinical experience and history with VBACs and any advanced training or education in the clinical management of VBACs.

2. Up to date resources for data comparing VBAC safety versus planned cesarean section. This data should include, but is not limited to, TOLAC for planned home delivery versus TOLAC for planned hospital-based delivery.

3. Signed copy of the VBAC informed consent; and

4. Copy of the hospital transport plan.

Form.

Informed Consent for Out-of-Hospital Vaginal Birth After Cesarean

Client's Name ________________ Midwife's Name ________________

Parents planning a Vaginal Birth after Cesarean (VBAC) with a Certified Professional Midwife or Certified Midwife will complete the following informed consent; in the presence of their Certified Professional Midwife or Certified Midwife. It is the responsibility of the client to voice all questions and concerns regarding their out of hospital VBAC choice; and it is the responsibility of their midwife to address their questions and provide up to date data and research on the risks of out of hospital VBAC choice.

Client Initials

☐ I have read my midwife's informed consent for out of hospital VBAC, discussed the topic in depth, and have had all of my questions and concerns addressed.

☐ I am aware of the risks associated with planned Vaginal Birth after Cesarean, including the risk of uterine rupture. I understand that if my uterus were to rupture in labor this could result in serious damage to myself and my baby, and there is an increased risk that my baby could die.

☐ I understand that being a greater distance from emergency services could increase the risk to myself and my baby. I have discussed the distance from hospital of my intended place of birth with my midwife.

☐ I understand that I have the option to attempt a VBAC at a hospital, or to plan a repeat Cesarean at a hospital.

☐ I agree that if my Certified Professional Midwife or Certified Midwife recommends a transfer I will comply with their recommendation.

Licensed Certified Professional Midwives and Certified Midwives in Maine are required by law to confirm the following information regarding your pregnancy; please confirm:

☐ I have had only one previous Cesarean and the scar is in the lower part of my uterus.

☐ My single previous Cesarean occurred 18 months or more before the due date of my current pregnancy.

☐ I will give permission for the release of the operative records of my previous Cesarean birth to my midwife.

☐ I agree to having at least one prenatal ultrasound in the second or third trimester of this pregnancy to determine the location of my placenta.

☐ I agree to having lab work done in this pregnancy that determines my blood group and type.

☐ I understand that my midwife will not induce or augment my labor by any botanical or pharmacological means.

☐ I understand that my midwife will monitor my baby's heart tones in labor often, at least every 15 minutes in active labor and every 5 minutes during pushing.

☐ I understand that my midwife will be monitoring my vital signs and be assessing for signs of uterine rupture during my labor, as well as, monitoring for normal labor progression.

☐ I agree to there being an additional provider assisting my midwife at my labor and birth.

☐ I understand that I must agree with all of the above provisions in order to have an out of hospital planned VBAC with a Certified Professional Midwife or Certified Midwife.

Affirmation

I understand that these measures are required to improve the safety of my care. Given the increased risks associated with planning an out of hospital VBAC, I agree that if my midwife recommends a transfer of care or emergency transport in labor I will promptly comply with this recommendation. Having received adequate information and resources, and having had my questions addressed, I express my understanding of the risks and my desire to initiate care with —

Certified Professional Midwife's or Certified Midwife's Name (print legibly)

____

Certified Professional Midwife's or Certified Midwife's Signature

____

On (date) ______________________

Client's Name (print legibly) ______________________

Client's Signature ______________________________

On (date) ______________________

Disclosure Statement: *This form is prescribed by the Maine Board of Health Care Providers and adopted under Board Rule Chapter 6 – C on August 18, 2021. Any tampering, modifications, or alteration of the content of this form is prohibited. Exception: A licensee may insert this form, in whole, onto their business letterhead if desired.*

Chapter 7. Grounds for Discipline

Sec. 1. [deleted]

Sec. 2. Grounds for Discipline

Grounds for discipline are set forth in 10 MRSA §8003(5-A)(A) and 32 MRSA §12503-A.

Sec. 3. Examples of Grounds for Discipline

The following grounds for discipline in 10 MRSA §8003(5-A)(A) include but are not limited to the conduct described below.

1. Fraud, Deceit or Misrepresentation [10 MRSA §8003(5-A)(A)(1)]

A. The practice of fraud, deceit or misrepresentation in obtaining a license includes, but is not limited to:

(1) Falsification or misrepresentation of education or experience of an applicant.

(2) Falsification or misrepresentation of a recommendation from a consultant or peer.

(3) Cheating on a license examination.

(4) Withholding or misrepresenting any information requested on the application, including any information regarding criminal or disciplinary action taken by any state against an applicant; or

(5) Impersonating another applicant.

B. The practice of fraud, deceit or misrepresentation in connection with services rendered as an acupuncturist, naturopathic doctor, certified midwife or certified professional midwife includes, but is not limited to:

(1) [*deleted*]

(2) Misrepresenting the type or status of license held, the professional designation for the license held, or qualifications to practice.

(3) Committing or aiding another to commit fraud, deceit or corruption in billing, payment or insurance reimbursement procedures.

(4) Engaging in false, misleading or deceptive advertising.

(5) Billing clients, patients or third-party providers for services not rendered; or

(6) Impersonating another licensee.

2. Aiding or Abetting Unlicensed Practice [10 MRSA §8003(5-A)(A)(8)]

Aiding or abetting a person not duly licensed to represent themselves as an acupuncturist, naturopathic doctor, certified midwife or certified professional midwife includes, but is not limited to:

A. Assisting another to practice beyond the scope of the license held, or without a license.

B. Supervising or providing consultation to an unlicensed person representing themselves as licensed, or to a licensed person practicing beyond the scope or the license held; or

C. Making a referral to an unlicensed person representing themselves as licensed, or to a licensed person practicing beyond the scope of the license held.

3. Gross Negligence, Incompetence or Misconduct [10 MRSA §8003(5-A)(A)(2)]

Gross negligence, incompetence or misconduct in the practice of acupuncture, naturopathic medicine, or midwifery includes, but is not limited to:

A. Intentionally or recklessly causing physical or emotional harm to a client or patient.

A-1. Failing to practice acupuncture in accordance with the Clean Needle Technique Manual for Acupuncturists: Guidelines and Standards for the Clean and Safe Clinical Practice of Acupuncture, 6th Edition (National Acupuncture Foundation November 1, 2009).

The board incorporates the above-mentioned Clean Needle Technique Manual into this chapter by reference. Copies of the Clean Needle Technique Manual may be obtained through retail booksellers, including the following:

- Atlas Books, 30 Amberwood Pkwy., Ashland, OH 44805 www.atlasbooks.com
- Council of Colleges of Acupuncture and Oriental Medicine (CCAOM) https://www.ccaom.org/ccaom/Clean_Needle_Technique.asp

B. Failing to maintain the confidentiality of client or patient information, except as otherwise required by law.

C. Practicing acupuncture, naturopathic medicine, or midwifery when the licensee's physical or mental ability to practice is impaired by alcohol or drugs or when the health or safety of a client or patient may reasonably be deemed to be at risk due to the licensee's use of alcohol or drugs.

C-1. Abuse of authority to obtain and administer drugs constitutes conduct derogatory to the standards of practice for certified midwives and certified professional midwives and is defined as obtaining or administering drugs:

1) For conditions beyond the certified professional midwife's scope of practice or inconsistent with current accepted evidence-informed clinical practice.

2) For other than therapeutic or prophylactic purposes.

3) To individuals who are not clients of the certified professional midwife or who are not within the midwife's certification scope of practice; or

4) In an unsafe manner or without adequate instructions to clients according to acceptable and prevailing standards of practice.

D. Practicing acupuncture, naturopathic medicine, or midwifery when the licensee's physical or mental ability to practice is impaired by physical, psychological or mental impediment.

E. [*deleted*]

F. Failing to provide adequate supervision of an intern by an acupuncturist with supervisory responsibility over that intern.

G. [*deleted*]

H. [*deleted*]

I. Paying, accepting or soliciting any payment or consideration for the referral of a client or patient.

J. Falsifying, inaccurately recording or omitting information from client or patient records.

K. Billing clients, patients or third-party providers inaccurately, excessively or unfairly.

L. Exercising undue influence on the client or patient, including the promotion for sale of goods, services or drugs, so as to exploit the client or patient for the financial gain of the acupuncturist, naturopathic doctor, certified midwife or certified professional midwife.

M. Failing to maintain professional boundaries in relationships with clients or patients or engaging in a dual relationship that impairs treatment, exploits practitioner/client/patient trust, or fosters an undue dependency of the patient on the practitioner.

N. Failing to report an incident of child or adult abuse or neglect as mandated by state law.

O. Engaging in conduct which evidences a lack of knowledge, or inability to apply principles or skills to carry out the practice of acupuncture, naturopathic medicine, or midwifery.

P. [*deleted*]

Q. Engaging in sexual misconduct with a client or patient. Sexual misconduct in the practice of acupuncture, naturopathic medicine or midwifery is any unwelcomed behavior of a sexual nature. This behavior is non-diagnostic and/or nontherapeutic, may be verbal or physical, and may include expressions or gestures that have a sexual connotation or that a reasonable person would construe as such.

There are two levels of sexual misconduct: sexual violation and sexual impropriety. Behavior listed in both levels may constitute grounds for disciplinary action.

(1) "Sexual violation" is any conduct by an acupuncturist, naturopathic doctor, certified midwife or certified professional midwife with a client or patient that is sexual or may be reasonably interpreted as sexual, even when initiated by or consented to by a client or patient, including but not limited to:

(a) Sexual intercourse, genital to genital contact.

(b) Oral to genital contact.

(c) Oral to anal contact or genital to anal contact.

(d) Kissing in a sexual manner (e.g. french kissing).

(e) Any touching of a body part for any purpose other than appropriate examination, treatment, or comfort, or where the client or patient has refused or has withdrawn consent.

(f) Encouraging the client or patient to masturbate in the presence of the acupuncturist, naturopathic doctor, certified midwife or certified professional midwife or masturbation by the acupuncturist, naturopathic doctor, certified midwife or certified professional midwife while the client or patient is present; and

(g) Offering to provide practice-related services, such as drugs, in exchange for sexual favors.

(2) "Sexual impropriety" is behavior, gestures, or expressions by the acupuncturist,

naturopathic doctor, certified midwife or certified professional midwife that are seductive, sexually suggestive, or sexually demeaning to a client or patient, including but not limited to the following. All circumstances will be considered in determining whether sexual impropriety has occurred:

(a) Kissing.

(b) Disrobing, draping practices or touching of the client's or patient's clothing that reflect a lack of respect for the client's or patient's privacy; deliberately watching a client's or patient dress or undress, instead of providing privacy for disrobing.

(c) Subjecting a client or patient to an examination in the presence of another when the acupuncturist, naturopathic doctor, certified midwife or certified professional midwife has not obtained the verbal or written consent of the client or patient or when consent has been withdrawn.

(d) Examination or touching of genitals without the use of gloves.

(e) Inappropriate comments about or to the client or patient, including but not limited to making sexual comments about a client's or patient's body or underclothing; making sexualized or sexually demeaning comments to a client or patient, criticizing the client's or patient's sexual orientation or gender identity; making comments about potential sexual performance during an examination or consultation (except when the examination or consultation is pertinent to the issue of sexual function or dysfunction); requesting details of sexual history or sexual likes or dislikes when not clinically indicated.

(f) Using the acupuncturist, naturopathic doctor, certified midwife or certified professional midwife client or patient relationship to solicit a date or initiate a romantic relationship.

(g) Initiation by the acupuncturist, naturopathic doctor, certified midwife or certified professional midwife of conversation regarding the sexual problems, preferences, or fantasies of the acupuncturist, or naturopathic doctor, certified midwife or certified professional midwife; and

(h) Examining the client or patient without verbal or written consent.

R. Engaging in a sexual relationship with a former client or patient within the 12-month period following the end of the professional relationship; or

S. Engaging in a sexual relationship with a former client or patient after the 12-month period following the end of the professional relationship that exploits the trust established during the professional relationship.

Chapter 8. Code of Ethics

Sec. 1. Generally

Licensed acupuncturists and naturopathic doctors shall abide by the code of ethics set forth in this chapter.

Sec. 2. Code of Ethics

Licensees shall:

1. Respect the rights and dignity of each person treated.

2. Accept and treat those seeking services in a nondiscriminatory manner.

3. Keep the patient informed by explaining treatments and outcomes.

4. Render the highest quality of care and make timely referrals to other health care professionals as may be appropriate.

5. Clearly and fully explain alternative treatments available when appropriate, including potential referral to other health care professionals.

6. Refrain from making public statements on the efficacy of Oriental or naturopathic medicine that are not supported by the generally accepted experience of the professions.

7. Respect the integrity of other forms of health care and other medical traditions and seek to develop collaborative relationships to achieve the highest quality of care for individual patients.

8. Report to the board a licensed acupuncturist or naturopathic doctor whose judgment or competency while treating patients is impaired by chemical dependency or physical or mental incapacity.

9. A licensee who offers medicines, medical devices, supplements or pre-made herbal formulations to patients shall offer alternative sources for obtaining such items as long as those alternative sources do not compromise safety or clinical effectiveness.

10. Refrain from recommending medicines or treatments of a secret nature, and adequately disclose the contents of medicines or the nature and description of treatments recommended to a patient.

11. Provide or recommend only those services that are medically necessary or deemed to be beneficial to an individual patient.

12. Transfer a patient's records to another health care provider at the request of the patient, in accordance with appropriate and applicable legal guidelines, in a reasonable and timely fashion, and at reasonable cost.

13. Disclose to a patient any financial interests that may conflict with the provision of appropriate care by the licensee.

14. Disclose any compensation from or ownership interest in a company that sells specific products as to which the licensee has made written or oral public statements; and

15. Not accept gifts from any individual or entity that may be deemed to influence the licensee's professional clinical judgment.

Chapter 9. Fees [Repealed]

New Hampshire

Revised Statutes Annotated of the State of New Hampshire

Chapter 328 - G. Acupuncture

328 - G: 1 Findings and Purpose.

I. The general court finds that a significant number of New Hampshire residents choose acupuncture and Asian medicine to be part of their health care needs and declares that acupuncture and Asian medicine form a distinct health care profession that affects the public health, safety, and welfare and provides freedom of choice in health care.

II. The purpose of this chapter is:

(a) To provide standards for the licensing and regulation of acupuncturists in order to protect the public health, safety, and welfare.

(b) To ensure that acupuncture and Asian medical therapies practiced by qualified persons are available to the people of New Hampshire.

(c) To provide a means of identifying qualified acupuncturists.

328 - G: 2 Definitions.

In this chapter:

I. "Acupuncture" means primarily the insertion of needles through the skin at certain points on the body, with or without the application of electric current and/or heat, for the purpose of promoting health and balance as defined by the principles of Asian medicine.

II. "Acupuncturist" means a person licensed to practice acupuncture as defined in this chapter, and whose license is in good standing.

III. "Board" means the board of acupuncture licensing established under RSA 328 - G: 3.

IV. "Cupping" means a therapeutic method of Asian medicine that utilizes a partial vacuum created in a glass dome or cup that is then applied to a particular area of the body.

V. "Moxibustion" means the thermal stimulation of acupuncture points or specific body areas by utilizing the burning of the dried form of the herb, Artemisia Vulgaris; the heat may be applied on or above specific points or areas or on the acupuncture needle itself.

VI. "ACAHM" means the Accreditation Commission for Acupuncture and Herbal Medicine, including its predecessors and successors.

VII. "NCCAOM" means the National Certification Commission for Acupuncture and Oriental Medicine, including its predecessors and successors.

VIII. "Asian medicine" means the distinct system of health care that diagnoses and treats illness, injury, pain, or other conditions by controlling and regulating the flow and balance of energy to restore and maintain health.

IX. "Acupuncture detoxification," also known as acu-detox, means the treatment by means of the insertion of acupuncture needles in a combination of points on the ear.

X. "Acupuncture detoxification specialist," known as an ADS, means an individual certified by the board to practice acupuncture detoxification in this state.

XI. "NADA" means the National Acupuncture Detoxification Association, including its predecessors and successors.

XII. "NADA training" means the standardized auricular acupuncture protocol developed by NADA that is in effect on July 1, 2017.

328 - G: 3 Board Established.

I. There shall be a board of acupuncture licensing consisting of the following members:

(a) Four acupuncturists, appointed by the governor with the advice and consent of the council, who shall:

(1) Hold a current, valid license to practice acupuncture under this chapter.

(2) Have been residents of this state for at least one year immediately preceding such appointment.

(b) One public member, appointed by the governor with the advice and consent of the council, who shall:

(1) Be of legal age of majority.

(2) Be a resident of this state for 3 years immediately preceding such appointment.

(3) Not be, nor ever have been, a member of the acupuncture profession nor have or have had a material, financial interest in either the provision of acupuncture services or an activity directly related to acupuncture, including the representation of the board or profession for a fee at any time during the 5 years preceding appointment.

II. The initial board members shall be appointed within 6 months of July 1, 1997. The initial chairperson shall be elected from among the board members no later than the second meeting of the board.

III. The terms of office shall be 3 years for all board members. No member shall serve more than 2 consecutive full terms. Members shall serve until the expiration of the term for which they have been appointed, or until their successors have been appointed and qualified, whichever is later. The initial board appointees shall consist of one acupuncturist for a term of 3 years, one acupuncturist for a term of 2 years, 2 acupuncturists for a term of one year each, and one public member for a term of 3 years. A member may be removed from office by the governor and council for malfeasance, misfeasance, or dishonorable conduct.

IV. There shall be no monetary liability on the part of, and no cause of action shall arise against, the members of the board, or personnel of the board, for any act done or proceeding undertaken or performed in good faith and in furtherance of the purposes of this chapter.

328 - G: 4 Repealed by 2015, 276: 108, XXVI, eff. July 1, 2015.

328 - G: 5 Repealed by 2021, 197: 6, I, eff. July 1, 2021.

328 - G: 6 Organization and Meetings.

The board shall hold regular meetings at least semi-annually and shall give notice to its members of the time and place for holding all regular and special meetings. A quorum of the board shall consist of a majority of the members of the board who have been approved by the governor and council. The board shall biennially elect a chairperson, a vice-chairperson, and a secretary from among its members.

328 - G: 7 Rulemaking Authority.

The board shall adopt rules, under RSA 541 - A, relative to:

I. Eligibility requirements for an acupuncture license.

II. Scope of practice.

III. Eligibility requirements for license renewal, including continuing education requirements, testing, peer review, and methods to ensure compliance with such requirements.

IV. [Repealed.]

V. Establishing and enforcing ethical and professional standards to be met by each licensee including, as necessary, requirements for proficiency in specialty practice.

VI. Maintaining a register of approved acupuncture schools.

VII. Procedures for hearings for disciplinary action under RSA 328 - G: 12.

VIII. The definition of acupuncture consistent with RSA 328 - G: 2, I.

IX. Methods for ensuring appropriate display of licenses, including, but not limited to, signs and other forms of advertising.

X. A student practicing acupuncture under the direct supervision of a licensed acupuncturist as part of a course of study approved by the board.

XI. Temporary licensure of a visiting acupuncture teacher.

XII. Establishing a schedule of administrative fines.

XIII. Requirements relative to student observers and office assistants.

XIV. (a) Eligibility requirements for certification as an acupuncture detoxification specialist.

(b) Renewal, revocation, or suspension of certification of an acupuncture detoxification specialist.

328 - G: 8 Disposition of Receipts.

All moneys received by the board under this chapter shall be deposited with the state treasurer through the office of professional licensure and certification.

328 - G: 9 Licensure Required; Renewal; Reissuance; Continuing Education.

I. No person shall practice acupuncture within this state without first obtaining a license from the board except physicians licensed under RSA 329 and doctors of naturopathic medicine certified under RSA 328 - E: 12.

II. The board shall issue a license to any applicant who satisfies all of the following requirements:

(a) Has reached the age of majority.

(b) Has current, active NCCAOM certification, or prior NCCAOM certification with documentation of continuing education pursuant to paragraph X of this section, or equivalent certification approved by the board through examination or Credentials Documentation Review.

(c) Has paid the required license application fee and filed the board approved licensure application.

(d) Is of good professional character.

(e) (1) Has earned a baccalaureate, registered nurse, or physician's assistant degree from an accredited institution, and has a current, valid license to practice acupuncture from another state whose requirements are substantially equal to or exceed the requirements of RSA 328 - G: 9, II; or

(2) Has successfully completed a post-secondary acupuncture college program which is approved by the Accreditation Commission for Acupuncture and Herbal Medicine ("ACAHM"), including its successors or predecessors, or the board; or

(3) Has successfully completed an apprenticeship program that, at the time of completion, was in compliance with certification standards set by NCCAOM, including its successors or predecessors. All applicants seeking licensure via apprenticeship route who have not graduated from an accredited acupuncture school must be able to meet all NCCAOM standards for certification or hold a valid license to practice acupuncture from another state whose requirements are substantially similar to or exceed the requirements of RSA 328 - G: 9, II.

III. Only a person licensed under this chapter or a physician licensed under RSA 329 or a doctor of naturopathic medicine certified under RSA 328 - E: 12, shall hold out to members of the public that such person is practicing acupuncture, or use a title or description which suggests such, including any of the following:

(a) C.A. or Certified Acupuncturist.

(b) Acupuncturist.

(c) M.D., C.A. or M.D., Certified Acupuncturist.

(d) Any other letters or words denoting that the person practices acupuncture.

IV. Notwithstanding paragraph III, the title, "Licensed Acupuncturist", and its abbreviations, "L.Ac." or "Lic. Ac.", shall be used only by persons licensed under this chapter.

V. (a) Whoever, not being licensed or exempted as provided in this chapter, shall advertise oneself or in any way hold oneself out as qualified to practice acupuncture, or shall practice acupuncture, or whoever does so after receiving notice that one's license has been revoked, and whoever, being licensed as provided in this chapter, shall advertise or call oneself or allow oneself to be advertised or called a physician or a doctor in such a way as to imply that such credential relates to the provision of acupuncture services, or use any physician's or doctor's insignia for such purposes shall be in violation of this chapter.

(b) Notwithstanding subparagraph (a), the only persons licensed under this chapter that shall be allowed to call themselves a doctor shall be those who have earned a doctoral degree in the practice of acupuncture from an accredited educational institution or other program approved by the board pursuant to administrative rules.

VI. Persons licensed pursuant to this chapter who engage in the practice of acupuncture without complying with this chapter shall be subject to refused renewal, limitation, revocation, or suspension of their license.

VII. Nothing in this chapter is intended to limit, interfere with, or prevent any other licensed health care professionals from practicing within the scope of their licenses as defined by each profession's New Hampshire licensing statutes, but they shall not hold themselves out to the public or any private group of business by any title or description of services that includes any of the terms in paragraphs III or IV unless they are licensed under this chapter, RSA 329, or RSA 328-E: 12.

VIII. Notwithstanding any other provisions of law to the contrary, those health care professionals licensed under RSA 316-A who are practicing acupuncture as of July 1, 1997 may petition the board for an exemption to the licensure requirements of this chapter. The board shall consider the educational qualifications and the clinical experience of those individuals licensed under RSA 316-A seeking exemption to the licensure requirements of this chapter.

IX. The procedure and timeframe for license renewals shall be as described in RSA 310-A: 1-h.

X. As a condition of renewal of license, the board shall require each licensee to show proof of having completed for each biennial period continuing education units at approved institutions or as approved by the board in accordance with rules adopted by the board. Maintaining continuous NCCAOM certification shall fulfill the continuing education requirement.

328-G: 9-a Certified Acupuncture Detoxification Specialist.

I. The board shall certify as an acupuncture detoxification specialist a qualified individual, not licensed by the board as an acupuncturist, who has successfully completed NADA training or other training in acupuncture detoxification protocols as determined by the board and complied with the rules of the board adopted pursuant to RSA 328 - G: 7, XIV.

II. (a) A "qualified individual" shall mean a licensed health care professional, recovery coach, peer counselor, or other board approved professional, trained in acu-detox, a standardized auricular acupuncture protocol developed by the NADA, or a training that meets or exceeds the NADA training, as determined by the board, provided she or he is under the general supervision of a licensed acupuncturist, trained in the NADA protocol or equivalent for the purposes of behavioral health applications, including addictions, mental health, and disaster and emotional trauma.

(b) "General supervision" shall be provided by site visit, phone, or other electronic means during business hours with at least 2 site visits per year by a licensed acupuncturist currently licensed in New Hampshire pursuant to RSA 328 - G: 9. The supervising licensed acupuncturist shall not be required to be on site for direction and supervision, but shall be available at least by telecommunications.

III. Nothing in this chapter is intended to limit, interfere with, or prevent an acupuncture detoxification specialist certified by the board from practicing within the scope of his or her certification.

328 - G: 10 Scope of Practice.

I. Under this chapter the scope of practice of acupuncture shall include the allied techniques and modalities of Asian medicine, both traditional and modern. The scope of practice shall include: diagnostic procedures; electrical and magnetic stimulation; moxibustion and other forms of heat therapy; cupping and scraping techniques; dietary, nutritional, and herbal therapies; lifestyle counseling; acupressure; and massage.

II. Notwithstanding paragraph I, the scope of practice may be further defined by the board in accordance with RSA 541 - A.

III. Nothing in this section is intended to limit, interfere with, or prevent any other health care professionals from practicing within their defined scopes of practice, including professionals licensed under RSA 316 - A using limited adjunctive procedures.

IV. Needles used in acupuncture practice shall be sterile, disposable, one-use needles.

V. Persons licensed by the board to practice acupuncture shall be permitted to provide services through the use of telemedicine. "Telemedicine" means the use of audio, video, or other electronic media for the purpose of diagnosis, consultation, or treatment.

328 - G: 11 Powers and Duties of the Board.

I. The board shall:

(a) Ensure that licensed acupuncturists serving the public meet minimum standards of proficiency and competency to protect the health, safety, and welfare of the public.

(b) Administer and enforce all provisions of this chapter, which pertain to licensees and applicants, and all rules adopted by the board under the authority granted in this chapter.

(c) Maintain an accurate account of all receipts, expenditures, and refunds granted under this chapter through the office of licensure and certification and in accordance with the retention policy established by the office of professional licensure and certification.

(d) Maintain a record of its acts and proceedings, including the issuance, refusal, suspension, or revocation of licenses in accordance with the retention policy established by the office of professional licensure and certification.

(e) Keep all applications for licensure in accordance with the retention policy established by the office of professional licensure and certification.

(f) Maintain a record of the results of all examinations it gives in accordance with the retention policy established by the office of professional licensure and certification.

(g) Keep all examination records including written examination records and tape recordings of the questions and answers in oral examinations in accordance with the retention policy established by the office of professional licensure and certification.

(h) Keep the records of the board open to public inspection at all reasonable times.

(i) Adopt and use a seal, the imprint of which, together with the signatures of the chairperson or vice-chairperson and the secretary-treasurer of the board, shall evidence its official acts.

II. The board may appoint qualified personnel to administer any part or all of any examinations provided for under this chapter.

III. The board shall have the power to subpoena witnesses and administer oaths in any hearing or disciplinary proceedings, and to compel, by subpoena duces tecum, the production of papers and records.

IV. Witnesses summoned before the board shall be paid the same fees as witnesses summoned to appear before the superior court, and such summons shall have the same effect as though issued for appearance before such court.

V. [Repealed.]

VI. [Repealed.]

328 - G: 12 Disciplinary Actions.

I. The board may undertake disciplinary proceedings:

(a) Upon its own initiative; or

(b) Upon written complaint of any person which charges that a person licensed by the board has committed misconduct under paragraph II and which specifies the grounds for the misconduct.

II. Misconduct sufficient to support disciplinary proceedings under this section shall include:

(a) The practice of fraud or deceit in procuring or attempting to procure a license to practice under this chapter.

(b) Conviction of any crime which demonstrates unfitness to practice acupuncture.

(c) Violation of the standards adopted under RSA 328 – G: 7, V.

(d) Demonstrable gross incompetence of the licensee.

(e) Addiction to the use of alcohol or other habit-forming drugs to a degree which renders the licensee unfit to practice under this chapter.

(f) A legal finding of mental incompetence.

(g) Willful or repeated violation of the provisions of this chapter.

(h) Suspension or revocation without subsequent reinstatement of a license, similar to one issued under this chapter, in another jurisdiction.

III. (a) The board may take disciplinary action in any one or more of the following ways:

(1) By public or private reprimand.

(2) By suspension, limitation, or restriction of license.

(3) By revocation of license.

(4) By assessing administrative fines in amounts established by the board which shall not exceed $2,000 per offense, or in the case of a continuing offense, $250 for each day the violation continues.

(b) Disciplinary action taken under this paragraph may be ordered by the board in a decision made after a hearing in the manner provided by the rules adopted by the board and reviewed in accordance with RSA 541.

(c) No person licensed under this chapter shall continue to practice acupuncture while the person's license is suspended or revoked.

328 – G: 13 Hearings.

The board shall take no disciplinary action without a hearing. At least 14 days prior to hearing, both parties to a disciplinary proceeding shall be served, either personally or by registered mail, with a written copy of the complaint filed and notice of the time and place for hearing. All complaints shall be objectively received and fairly heard by the board, but no complaint shall be acted upon unless in writing. A hearing shall be held on all written complaints received by the board within one year of the date notice of a complaint was received by the accused, unless otherwise agreed to by the parties. Written notice of all disciplinary decisions made by the board shall be given to both parties to the proceeding upon their issuance.

328 – G: 14 Penalties.

It shall be a class A misdemeanor for any natural person, and a felony if any other person, to violate RSA 328 – G: 9, or to act as an acupuncture detoxification specialist without current certification by the board under RSA 328 – G: 9 – a.

328 – G: 15 Severability.

If any provision of this chapter or the application thereof to any person or circumstance is held invalid, the invalidity does not affect other provisions or applications of the chapter which can be given effect without the invalid provisions or applications, and to this end the provisions of this chapter are severable.

State of New Hampshire Board of Acupuncture Licensing [ACP] (Refs & Annos)

Chapter ACP 100. Definitions, Organization and Public Information

Acp 101.01. Purpose and Scope.

(a) The rules of this title implement the statutory responsibilities of the New Hampshire board of acupuncture licensing created by RSA 328 - G: 3.

(b) The board's responsibilities include, but are not limited to:

(1) The establishment of organizational rules under which the board operates.

(2) The granting and issuance of licenses to qualified applicants.

(3) The establishment of standards for continuing education.

(4) The granting and issuance of renewal licenses.

(5) The further defining of the scope of practice of licensees, in accordance with RSA 328 - G: 10, II.

(6) The establishment and enforcement of professional standards of conduct for licensees.

(7) The hearing of complaints and the subsequent undertaking of disciplinary proceedings and disciplinary actions against licensees, in accordance with RSA 328 - G and these rules.

(8) The investigation and preparation of reports on any matter within the scope of RSA 328 - G; and

(9) The assessment of administrative fines against licensees, pursuant to RSA 328 - G: 12, III(4).

Acp 102.01. Terms Used.

(a) "ACAOM" means the Accreditation Commission for Acupuncture and Oriental Medicine, and was formerly known as the National Accreditation Commission for Schools and Colleges of Acupuncture and Oriental Medicine (NACSCAOM).

(b) "Acupuncture", as cited in RSA 328 - G: 2, I, means primarily the insertion of needles through the skin at certain points on the body, with or without application of electric current and/or heat, for the purpose of promoting health and balance as defined by the principles of oriental medicine. It also includes the allied techniques and modalities of oriental medicine, both traditional and modern, as set forth in Acp 601.03.

(c) "Acupuncturist" means a person licensed to practice acupuncture as defined in RSA

328 – G: 2, II.

(d) "Administrator" means the person with delegated authority to perform administrative and clerical functions for the board.

(e) "Applicant" means a person who has an application for an acupuncture license pending before the board.

(f) "Board" means the New Hampshire board of acupuncture licensing.

(g) "CCAOM" means the Council of Colleges of Acupuncture and Oriental Medicine.

(h) "Clean Needle Technique Course" (CNT) means a practical examination, administered by the CCAOM or the NCCAOM, that tests an acupuncturist's ability to demonstrate an understanding of sterile needle usage.

(i) Continuing education unit (CEU) means a unit of Professional Development Activity as set forth in Acp 402.04.

(j) "Credentials Documentation Review" (CDR) means a method by which experienced acupuncturists, many of whom designed the original NCCAOM national exam, were evaluated for NCCAOM certification without examination. It was a method utilized in 1984 – 1985 and reopened once again in 1989. It has not been used since that date.

(k) "Licensee" means a person who holds a license issued by the board pursuant to RSA 328 – G.

(l) "NCCAOM" means the National Certification Commission for Acupuncture and Oriental Medicine, and was formerly known as the National Commission for the Certification of Acupuncturists (NCCA).

(m) "Oriental medicine" means the distinct, dynamic, and continually evolving system of health care that diagnoses and treats illness, injury, pain or other conditions by controlling and regulating the flow and balance of energy to restore and maintain health.

(n) "Professional Development Activities" (PDAs) as set forth in Acp 402.04(a) means all activities of continuing education including, not only oriental medicine-related continuing education courses, but also professional research, writing for publication, teaching and clinical supervision, and supervised clinical experience.

(o) "Tentative decision" means a board action which instructs the board's staff or a board committee to prepare a draft document which satisfies generally stated policy objectives, subject to subsequent review and approval by the board.

Acp 103.01. Composition of the Board.

The board consists of 5 members who meet the eligibility requirements of RSA 328 – G: 3.

Acp 103.02. Staff.

The board shall obtain staff assistants to perform its record keeping and other statutory functions, and to oversee the board's daily operations. The board shall designate an administrator who shall be responsible for maintaining all records of the board's activities and for receiving correspondence, filings and other communications and documents.

Acp 103.03. Office Hours, Office Location, Mailing Address, and Telephone.

(a) The board's office address and telephone numbers are as follows:

Board of Acupuncture Licensing

Office of Professional Licensure and Certification

7 Eagle Square

Concord, NH 03301

(603) 271 - 9254

(b) The board's offices shall be open to the public weekdays, excluding holidays, from 8:00 a.m. to 4:00 p.m.

(c) Correspondence, filings, and other communications intended for the board shall be addressed to "Administrator, New Hampshire Board of Acupuncture Licensing", at the location stated in Acp 103.03(a).

Acp 104.01. Record of Board Actions.

Minutes shall be kept of board meetings and of official actions taken by the board. These minutes shall record the members who participate in each vote and shall separately record the position of members who choose to dissent, abstain or concur. Minutes of board actions which are not confidential under RSA 91 - A: 3, II or RSA 91 - A: 5 shall be public records and shall be available for inspection during the board's ordinary office hours within 144 hours from the close of the meeting or vote in question unless the 72 hour availability requirement of RSA 91 - A: 3, III is applicable.

Acp 104.02. Custodian of Records.

The administrator shall be the custodian of the board's records and shall make available, upon request, those records which are subject to public inspection.

Acp 104.03. Inspection of Records.

Persons desiring to inspect board records shall identify as specifically as possible the information being sought. If records are requested which contain both public and confidential information, the board shall delete the confidential information and provide the remaining information.

Acp 104.04. Copies of Records.

Persons desiring copies of board records shall identify as specifically as possible the information being sought and shall agree to pay the actual copying fees charged by the Department of Health and Human Services. If records are requested which contain both public and confidential information, the board shall delete the confidential information and provide the remaining information.

Acp 105.01. Meetings.

The board shall meet no less than twice a year, and at such additional times as the board chair, or a majority of the board, shall designate. The time and place of the meetings shall be noticed to the public in accordance with RSA 91 - A: 2.

Acp 105.02. Ineligibility to Participate.

(a) A board member shall not be eligible to vote on or substantively participate in matters pertaining to:

(1) His or her own license application or renewal application.

(2) Any other matter regarding his or her license; and/or

(3) Any matter coming before the board in which the member has a personal, professional, or financial interest including, but not limited to, any matter involving not only the board member, but also a spouse, parent, child, or business partner, or a business investment.

(b) The board member shall promptly disclose to the board any such interest and shall recuse himself or herself from participating in board deliberations or actions pertaining to that matter.

Acp 106.01. Committees.

(a) The board shall delegate investigatory and other functions within its jurisdiction to committees consisting of one or more board members when such delegations are necessary to perform the board's work more efficiently.

(b) Committees shall undertake investigations and make recommendations to the board, but shall not take final action on behalf of the board.

(c) Committees shall not retain paid advisors or consultants or use the voluntary services of non-board members unless expressly authorized to do so by the board.

Chapter ACP 200. Practice and Procedure

Acp 201.01. Purpose.

The board shall conduct proceedings for the purpose of acquiring sufficient information to make fair and reasonable decisions on matters within its statutory jurisdiction, including decisions on applications and complaints filed against licensees. These proceedings shall secure a just, efficient and accurate resolution.

Acp 202.01. Definitions.

(a) "Hearing" means the receipt and consideration by the board of data or argument, or both, by methods appropriate to the circumstances, and includes:

(1) Conducting trial-type evidentiary proceedings.

(2) Directing the filing of exhibits, affidavits, memoranda, briefs, or oral arguments; or

(3) Any combination of these or similar methods.

(b) "Order" means a document issued by the board:

(1) Establishing procedures to be followed in an adjudicatory or nonadjudicatory proceeding.

(2) Granting or denying a petition or motion.

(3) Requiring a person to do, or to abstain from doing, something; or

(4) Determining a person's rights to a license or other privilege established by RSA 328-G or rules of this chapter.

Acp 203.01. Failure to Comply With Rules.

Failure to comply with the rules of this chapter shall result in:

(a) Refusal of a noncompliant document for filing.

(b) Denial or conditional denial of a noncompliant application, petition, or motion; or

(c) Issuance of an order adverse to a noncompliant person.

Acp 204.01. Initiation of Disciplinary Proceedings.

The board shall undertake investigations and disciplinary hearings, in response to a written complaint filed in accordance with Acp 208.02 or in response to other information that comes to the board's attention.

Acp 204.02. Processing of Complaints.

(a) Upon receipt of a complaint, the board shall commence an investigation pursuant to Acp 204.03.

(b) The board shall dismiss a complaint at any time for failure to state a cause of action, failure to respond to a request for information, or failure to participate in any investigation or hearing ordered by the board.

(c) At any stage of the board's investigation of the allegations in a complaint, the board shall, with the consent of the licensee, issue a final settlement agreement or consent order that imposes discipline upon the licensee and terminates further disciplinary action in whole or part, provided that:

(1) The complainant receives notice and an opportunity to submit written comments concerning the proposed settlement or consent decree; and

(2) There are no material facts in dispute.

(d) At any time during the board's investigation of the allegations in a complaint, the board shall encourage the licensee and the complainant to participate in mediation on a timely and good faith basis with a designated non-board member who agrees to act as a mediator.

(e) When mediation is suggested under (d) above, the mediator shall attempt resolution of the dispute between the complainant and the licensee, and, within 60 days of reaching consensus through mediation, shall submit a written report to the board.

(f) The report noted under (e) above, shall contain:

(1) A written settlement agreed to by the parties; or

(2) A report of the circumstances that appear to prevent settlement of the issues between the parties.

(g) Upon receiving the mediator's report, the board shall, with consent of complainant, and pursuant to Acp 204.02(f)(2) above, discontinue its investigation. The board shall then issue an order of settlement, or if there is no settlement, proceed to initiate further disciplinary proceedings.

(h) Information gathered during investigations shall not be released to the public until an evidentiary hearing is held or a final settlement or other disposition of such a proceeding is reached. Information that is classified by law as confidential shall not be revealed unless it has been introduced as evidence.

Acp 204.03. Investigations.

(a) The board shall conduct such investigations as it deems necessary to examine acts of possible misconduct that come to its attention through complaints or other means.

(b) Investigations shall not commence a disciplinary hearing and shall not constitute an allegation of misconduct against a licensee.

(c) When an investigation occurs, an investigator designated by the board shall contact such persons and examine such records and other documents as are reasonably necessary to make a recommendation as to whether further board action should be taken on the allegations in question.

(d) Investigations, including those based upon allegations in a complaint shall be conducted on an ex parte basis.

(e) Following the investigation, the investigator shall make a written report and recommendation to the board as to whether there is reasonable basis to conclude that the complaint concerns facts that constitute misconduct.

(f) Investigatory reports and all information gathered by an investigator shall be public unless confidential as established by law and provided as follows:

(1) The investigator's report shall be made available to the parties and intervenors in any adjudicatory proceeding resulting therefrom; and

(2) The board shall provide the nonconfidential information gathered in disciplinary investigations to:

a. Law enforcement agencies.

b. Boards or agencies relating to the practice of health care in other jurisdictions.

c. Board investigators or prosecutors.

d. Expert witnesses or assistants retained by board prosecutor or investigators in the same or related disciplinary matters; or

e. Persons to whom the licensee has given a release.

Acp 205.01. Designation.

(a) Adjudicatory proceedings commenced by the board shall be conducted by a presiding officer.

(b) The board shall appoint a board member or a member of the board's staff to serve as presiding officer.

(c) The presiding officer shall serve in a conscientious and truthful manner or shall be removed by the board without notice or hearing.

Acp 205.02. Authority of Presiding Officer.

(a) The presiding officer shall possess all authority with respect to the procedural aspects of adjudicatory proceedings that would be possessed by the board itself, including, but not limited to, the power to administer oaths and affirmations, direct the course of the proceedings, and decide procedural and discovery issues.

(b) The presiding officer shall receive no testimony or oral argument on the merits of the case unless 3 board members are present.

(c) Except in proceedings conducted pursuant to Acp 212.03(b)(6), the presiding officer shall, to the extent consistent with the fair and orderly conduct of the proceeding, permit board members who are present during any stage of an adjudicatory proceeding to query the witnesses.

(d) The presiding officer shall not accept final offers of settlement or impose consent decrees, but shall assist the parties in reaching settlements. When a settlement has been proposed in writing, the presiding officer shall refer it to the board for decision, but shall not stay the proceeding while the board is deliberating the settlement proposal.

(e) The presiding officer shall not decide motions or enter orders which finally resolve the proceeding or stay the proceeding. Potentially dispositive motions shall be referred to the board or deferred until the close of the record.

(f) If the presiding officer believes that a default or similar final order should enter against a party, the presiding officer shall issue a written recommendation to the board, with service on the parties, and the board shall take appropriate action after allowing the parties 10 days to file objections thereto.

Acp 205.03. Withdrawal of Presiding Officer.

(a) Upon his or her own initiative or upon the motion of any party, a presiding officer or board official shall, for good cause, withdraw from any hearing.

(b) Good cause shall exist if a presiding officer or board official:

(1) Has a direct interest in the outcome of a proceeding, including, but not limited to, a financial or familial relationship.

(2) Has made statements or engaged in behavior which objectively demonstrates that he or she has prejudged the facts of a case; or

(3) Personally believes that he or she cannot fairly judge the facts of a case.

(c) Mere knowledge of the issues, the parties or any witness shall not constitute good cause for withdrawal.

Acp 205.04. Waiver or Suspension of Rules by Presiding Officer.

The presiding officer, upon his or her own initiative or upon the motion of any party, shall suspend or waive any requirement or limitation imposed by this chapter upon reasonable notice to affected persons when the proposed waiver or suspension appears to be lawful, and would be more likely to promote the fair, accurate and efficient resolution of issues pending before the board than would adherence to a particular rule or procedure.

Acp 206.01. Role of Board Staff in Enforcement or Disciplinary Hearings.

Unless called as witnesses, board staff as defined in Acp 103.02 shall have no role in any enforcement or disciplinary hearing.

Acp 206.02. Role of Complainants in Enforcement or Disciplinary Hearings.

Unless called as a witness or granted party or intervenor status, a person who initiates an adjudicative proceeding by complaining to the board about the conduct of a person who becomes a party shall have no role in any enforcement or disciplinary hearing.

Acp 207.01. Applicability.

This part shall govern all proceedings conducted by the board except rulemaking and declaratory rulings.

Acp 207.02. Commencement.

(a) The board shall commence an adjudicatory proceeding by issuing a notice to the parties at least 15 days before the first scheduled hearing date or first prehearing conference.

(b) The notice commencing an adjudicatory proceeding shall:

(1) Identify the parties to the proceeding as of the date of the order.

(2) Briefly summarize the subject matter of the proceeding, and identify the issues to be resolved.

(3) Attach any complaint against the licensee that forms, in whole or in part, the basis of the issues to be resolved.

(4) Specify the legislative authority for the proposed action, and identify any applicable board regulations.

(5) Specify any special procedures to be followed.

(6) Specify the date by which, and the address where, appearances or motions by representatives shall be filed.

(7) Specify the date, time, and location of an initial prehearing conference or dates for an oral hearing.

(8) Identify the presiding officer for the proceeding.

(9) Identify any confidentiality requirements applicable to the proceeding; and

(10) Contain such other information as the circumstances of the case may warrant including, but not limited to, orders consolidating or severing issues in the proceeding with other proceedings or orders directing the production of documents.

Acp 207.03. Docketing, Service of Notice, Public Notice.

(a) The board shall assign each adjudicatory proceeding a docket number, and serve the hearing notice upon all parties to the proceeding. The hearing notice shall be served upon the respondent by means of certified mail.

(b) Service of all subsequent orders, decisions and notices issued by the board, including any amendments to the hearing notice, shall be served upon the parties and intervenors by regular mail.

(c) Orders, notices, and decisions of the board, and motions, memoranda, exhibits, and other documents and data submitted to the board in a docketed case shall be kept in a docket file and made available for public inspection in the board's office except to the extent that confidentiality has been provided for under the provisions of law.

Acp 207.04. Ex Parte Communications.

Once a notice of hearing has been issued in an adjudicatory proceeding, no party shall communicate with any member of the board, or the presiding officer, concerning the merits of the case except upon notice to all parties and granting an opportunity for such party or parties to participate. In accordance with the rules of this chapter, no party shall cause another person to make such communications or otherwise engage in conduct prohibited by RSA 541-A: 36.

Acp 207.05. Rights to Representation.

(a) Any party in an adjudicatory proceeding may be represented by counsel or lay representation, but such person appearing on behalf of a party shall first file a letter announcing the fact of representation at the earliest date practicable.

(b) Requests to the board for counsel shall be denied and the board shall assume no responsibility for expenses of any party, except as specified in RSA 328-G: 11, IV.

Acp 207.06. Representatives and Appearances.

(a) Persons appearing before the board shall represent themselves or be represented by:

(1) A New Hampshire licensed attorney who has filed a written appearance with the board containing his or her business address and telephone number; or

(2) An individual who is not a New Hampshire licensed attorney, and has filed a written appearance with the board containing:

a. A statement of intent to represent, signed by both the representative and the party who would be represented; and

b. The representative's daytime address and telephone number.

(b) Corporations, partnerships and other legal entities that are not natural persons shall be represented only by:

(1) An attorney licensed in New Hampshire; or

(2) An officer, director, or responsible person who has express and written authority to act on behalf of the entity concerning the matter in question and has filed a motion for leave to appear as a representative.

(c) Nothing in this section shall be construed to permit the unauthorized practice of law.

(d) The board shall, after providing notice and opportunity for hearing, restrict an individual from acting as a representative before the board when the representative's behavior would constitute misconduct if the representative were an attorney.

Acp 207.07. Intervention.

(a) Petitions for intervention shall be filed any time after commencement of a proceeding, and state:

(1) The petitioner's interest in the subject matter of the hearing.

(2) The petitioner's position with respect to the subject matter of the hearing.

(3) Why the interests of the parties and the orderly and prompt conduct of the proceeding would not be impaired; and

(4) Any other reasons why the petitioner should be permitted to intervene.

(b) Petitions for intervention shall be granted if the petitioner has an interest in the proceeding and has clearly stated this interest.

(c) Petitions for intervention shall be granted subject to Acp 209.03, and orders granting intervention shall be subject to modifications.

(d) A person filing a complaint that becomes the subject of a disciplinary hearing shall be served with the hearing notice and notified of the right to intervene in the proceeding.

(e) Once granted leave to intervene, intervenors shall take the proceeding as they find it and no portion of the proceeding shall be repeated because of the fact of intervention.

Acp 207.08. Consolidation and Severance.

(a) Whenever it shall appear to the board, upon motion or its own initiative, that 2 or more proceedings involve substantially similar or substantially related issues, the board shall, as fairness and efficiency permit, consolidate those proceedings for hearing, or decision, or both.

(b) Whenever it shall appear to the board, upon motion or its own initiative, that injury to the substantial rights of a party or undue delay may be thereby avoided, the board shall, as fairness and efficiency permit, sever one or more issues from a proceeding, and dispose of those issues in another proceeding.

Acp 208.01. Filing of Documents with the Board.

(a) A document shall be considered filed when it is actually received at the board's office in Concord and conforms to the requirements of this chapter. A document tendered for filing that is patently and facially in violation of the board's rules shall be returned to the sender and not accepted for filing.

(b) All documents filed shall be filed with an original and 5 copies, except that only a single copy of correspondence, applications and complaints against licensees shall be filed.

Acp 208.02. Subscription and Veracity of Documents.

(a) All complaints, petitions, motions, and replies filed with the board shall be signed by the proponent of the document or, if the party appears by representative, by the representative.

(b) The applicant's signature on a document filed with the board shall certify that:

(1) The applicant has read the document.

(2) The applicant is authorized to file it.

(3) To the best of the applicant's knowledge, information, and belief, there are good grounds to support it; and

(4) The document has not been filed for purposes of delay or harassment.

(c) A willful violation of (b), above, shall cause the board to issue an order adverse to the party committing the violation.

Acp 208.03. Service of Documents.

(a) Complaints against licensees shall be filed with the board with service upon the licensee in question.

(b) Petitions for rulemaking and petitions for declaratory rulings shall be filed with the board by the petitioner without service upon other persons.

(c) All motions, replies, exhibits, memoranda, or other documents filed in an adjudicatory proceeding shall be served by the proponent upon all parties to the proceeding by:

(1) Depositing a copy of the document in the United States Postal Service, first class postage prepaid, addressed to the last address given to the board by the party being served, no later than the day the document is filed with the board; or

(2) Delivering a copy of the document in hand on or before the date it is filed with the board.

(d) All notices, orders, decisions, or other documents issued by the board in the course of an adjudicatory proceeding shall be served by the board upon all parties and intervenors to the proceeding by either:

(1) Depositing a copy of the document, first class postage prepaid, in the United States Postal Service, addressed to the last address given to the board by the party being served; or

(2) If a party or intervenor is not represented, delivering a copy of the document in hand to the party or intervenor.

(e) When a party or intervenor authorizes a representative, service shall be upon the representative.

(f) Except for exhibits distributed at a prehearing conference or hearing, every document filed with the board, and required to be served upon the parties and intervenors to an adjudicatory proceeding, shall be accompanied by a certificate of service, signed by the person making service, attesting to the method and date of service, and the persons served.

Acp 209.01. Pleadings.

(a) The only pleadings permitted shall be petitions, other than rulemaking and replies to petitions. Applications shall not be considered pleadings.

(b) All petitions shall contain:

(1) The name and address of the petitioner.

(2) The name and address of the petitioner's representative, if any.

(3) A concise statement of the facts that caused the petitioner to request the board to act.

(4) The action that the petitioner wishes the board to take; and

(5) The identification of any statutes, rules, orders, or other authority that entitles the petitioner to request the board to act.

(c) Board replies to petitions shall contain:

(1) The name and address of the petitioner.

(2) The name and address of the representative of the petitioner, if any.

(3) A statement addressing each fact alleged in the petition pursuant to Acp 209.03(d).

(4) A statement addressing the authority identified by the petitioner pursuant to Acp 209.03(c)(3).

(5) A concise response to each statement noted in Acp 209.03(d).

(6) The identification of any statutes, rules, orders, or other authority, not identified in the petition, having a bearing upon the subject matter of the petition; and

(7) The action the board took.

(d) Replies shall be filed within 90 days from the date of the petition.

Acp 209.02. Complaints of Licensee Misconduct.

(a) Notwithstanding Acp 209.01, complaints shall be governed exclusively by this section.

(b) Complaints alleging misconduct by licensees noting violations of RSA 328 - G: 2, II, shall be in writing and filed at the board's offices in Concord, New Hampshire.

(c) A complaint shall contain the following information:

(1) The name and address of the complainant.

(2) The name and address of the licensee against whom the complaint is directed.

(3) Date, time, place and summary of alleged violation(s).

(4) Name, address of those having knowledge of the alleged violations.

(5) Specific provision of RSA 328 - G: 12, II, and Acp 503 on which the complaint is based; and

(6) Other data the complainant believes pertinent to the complaint.

(d) A complaint shall not be accepted that alleges acts of misconduct that occurred more than 6 years before the filing date unless it also alleges that these acts could not have reasonably been discovered during all or some substantial part of the intervening 6-year period.

(e) A complaint shall be treated as a petition to the board within the meaning of RSA 541 - A: 29.

(f) The licensee shall respond in writing to stated misconduct allegations by responding to each allegation within 30 days. Failure to so respond shall result in an order of default, including disciplinary sanctions, against the licensee.

Acp 209.03. Motions and Objections Thereto.

(a) Unless presented during an oral session of a proceeding, all motions and objections shall be in writing.

(b) All motions shall state clearly and concisely:

(1) The purpose.

(2) The relief sought.

(3) The statutes, rules, orders, or other authority authorizing the relief sought; and

(4) The facts claimed to constitute grounds for the relief.

(c) Objections to motions shall state clearly and concisely:

(1) The defense of the party or intervenor filing the objection.

(2) The action which the party or intervenor filing the objection wishes the board to take.

(3) The statutes, rules, orders, or other authoritative relief in defense of the motion; and

(4) Any facts that are additional to, or different from, the facts stated in the motion.

(d) An objection to a motion shall specifically admit or deny each fact contained in the motion. Failure to deny a fact contained in the motion shall constitute the admission of that fact for the purpose of the motion. In the event a party or intervenor filing an objection to a motion lacks sufficient information to either admit or deny a fact contained in the motion, the party or intervenor shall so state, specifically identifying each such fact.

(e) Motions shall be decided upon the writings submitted. Repetitious motions shall not be submitted.

(f) The board shall rule on motions as soon as practicable after the filing of the motion.

Acp 210.01. Computation of Time.

Any time period specified in an order shall begin with the day following the act, event, or default, and shall include the last day of the period, unless it is Saturday, Sunday, or state legal holiday, in which event the period shall run until the end of the next day which is not a Saturday, Sunday, or state legal holiday. When the period prescribed or allowed is less than 7 days, intermediate Saturdays, Sundays, and state legal holidays shall be excluded from the computation.

Acp 210.02. Change in Allowed Times.

A motion for a change of time shall be granted upon concurrence with all parties.

Acp 210.03. Limitations.

A motion to change time shall be filed at least 3 business days prior to the event in question.

Acp 211.01. Continuances.

(a) Any party to a hearing may make an oral or written motion that a hearing be continued to a later date or time.

(b) If a continuance is requested by a party to the hearing, it shall be granted if the presiding officer determines that good cause has been demonstrated. Good cause shall include the unavailability of parties, witnesses or attorneys necessary to conduct the hearing, the likelihood that a hearing will not be necessary because the parties have reached a settlement or any other circumstances that demonstrate that a continuance would assist in resolving the case fairly.

(c) If the later date, time and place are known at the time of the hearing that is being continued, the date, time and place shall be stated on the record. If the later date, time and place are not known at the time of the hearing that is being continued, the presiding officer shall issue a written scheduling order stating the date, time and place of the continued hearing as soon as practicable.

Acp 211.02. Failure to Attend Hearing.

If any party to whom notice has been given in accordance with Acp 208.03 fails to attend a hearing, the presiding officer shall:

(a) Declare that party to be in default; and

(b) Either:

(1) Dismiss the case, if the party with the burden of proof fails to appear; or

(2) Hear the testimony and receive the evidence offered by a party, if that party has the burden of proof in the case.

Acp 212.01. Discovery and Disclosure.

Upon the written request of a party, the board shall disclose to the parties any information, not privileged, in the possession of the board, that is pertinent to the subject matter of the proceeding.

Acp 212.02. Subpoena.

(a) Subpoena for the attendance of witnesses or the production of evidence in disciplinary proceedings shall be issued only upon the order of the board.

(b) A subpoena shall be issued on the initiative of the board or in response to the motion of a party.

(c) A party requesting a subpoena shall attach a copy of the proposed subpoena to its motion and if the motion is granted, the requesting party shall be responsible for the service of the subpoena and payment of any witness fee and mileage expenses that might be required.

(d) The person to whom the subpoena is directed may, within 10 days after service of the subpoena, or before the date specified by the board in the subpoena for compliance therewith, whichever is earlier, file a motion to quash or modify the subpoena.

(e) If the board denies the motion to quash or modify, in whole or in part, the person to whom the subpoena is directed shall comply with the subpoena, within the time prescribed in the subpoena, unless the board expressly provides additional time to comply.

(f) A subpoena shall be served by any person who is 18 years of age or older, and in the manner authorized for service of subpoenas in the New Hampshire superior court. The fact of service shall be written on the reverse of the original copy of the subpoena by the person making service and a copy shall be immediately returned to the board by the person making service.

(g) Should any person fail to comply with a subpoena issued pursuant to this section, the board shall seek judicial enforcement.

Acp 212.03. Prehearing Conferences.

(a) At any time following the commencement of an adjudicatory proceeding, the board shall, upon motion, or upon its own initiative, encourage all parties and intervenors to attend one or more prehearing conference(s) to aid in the disposition of the proceeding.

(b) The following shall be considered at a prehearing conference:

(1) Settlement.

(2) Simplification of the issues.

(3) Possible amendments to the pleadings.

(4) Possible admissions of facts and of documents to avoid unnecessary proof.

(5) Possible limitations on the number of witnesses.

(6) Possible changes to the standard procedures which would otherwise govern proceeding.

(7) The distribution of written testimony, if any, and exhibits to the parties and intervenors.

(8) Possible consolidation of the examination of witnesses by the parties and intervenors.

(9) A time frame for exchange of witness and evidence lists; and

(10) Any other matters which might contribute to the prompt and orderly conduct of the proceedings.

(c) The board shall cause prehearing conferences to be recorded unless all parties wish to discuss possible settlement off the record, in which case only the discussion of possible settlement shall not be recorded. Matters decided at a prehearing conference shall be reflected in an appropriate order.

(d) Prehearing conferences in disciplinary proceedings shall not be open to the public, to the extent consistent with RSA 91 - A.

Acp 212.04. Witness and Evidence Exchange.

Parties and intervenors shall exchange complete lists of witnesses and evidence pursuant to the timetable established in accordance with Acp 212.03(b)(9). Copies of all documentary evidence shall be provided to all parties and intervenors.

Acp 213.01. Method of Proceeding.

Unless all parties and intervenors agree to a modification of the process, the board shall hold a trial-type evidentiary hearing with an opportunity for the subsequent submission of memoranda. Each party or intervenor shall have the opportunity to call its own witnesses and to cross-examine other witnesses who testify at the evidentiary hearing. The board shall conduct individual proceedings in a trial-type evidentiary hearing, unless otherwise agreed by the parties and intervenors, and the presiding officer shall schedule supplemental argument or hearing, or otherwise reopen the record, at any time prior to the issuance of a final order in a proceeding.

Acp 213.02. Burden, Standard and Order of Proof.

(a) The party asserting the affirmative of a proposition shall have the burden of proving the truth of that proposition by a preponderance of the evidence.

(b) Without limiting the generality of Acp 213.02(a), all moving parties and intervenors and all petitioners shall have the burden of persuading the board that their motions or petitions should be granted.

(c) The complainant shall present its case first, followed by the respondent. For purposes of presentation of evidence, intervenors shall be considered either complainants or respondents.

Acp 213.03. Evidence.

(a) Proceedings shall not be conducted under the rules of evidence, but the evidentiary privileges recognized by the law of New Hampshire shall apply to proceedings under this chapter.

(b) All data that will reasonably assist the board to arrive at the truth shall be admissible.

(c) Evidence shall be submitted in written or oral form to assure the full and fair disclosure of the facts.

(d) If the board notices a fact, it shall so state, and permit any party the opportunity to show the contrary.

(e) Witnesses appearing before the board shall testify under oath or affirmation.

(f) The board shall cause a tape recording or stenographic record to be made of hearings and prehearing conferences. This record shall not be transcribed unless a request is made by a person who also agrees to pay the cost of the transcription.

(g) Information provided during an evidentiary hearing shall be considered public information.

Acp 213.04. Inquiry By Board Members.

(a) Subject to the direction of the presiding officer who shall regulate the time and manner of speaking in an orderly fashion, board members present during adjudicative proceedings shall question witnesses and make such inquiry of witnesses as they believe appropriate.

(b) Whenever credibility of witnesses is material to the outcome of the hearing, those rendering the decision in the case shall be present for such testimony.

Acp 213.05. Exceptions to Rulings By the Presiding Officer.

(a) There shall be no interlocutory appeal to the board of procedural or discovery orders made by the presiding officer.

(b) After the close of the record, the parties shall be provided 10 days to submit written exceptions to rulings of the presiding officer. The board shall rule upon any such exceptions and shall reopen or modify the record, if necessary or appropriate to effect relief.

Acp 214.01. Proposed Findings of Fact and Conclusions of Law.

(a) Any party may submit proposed findings of fact and conclusions of law.

(b) The board shall include individual rulings upon such proposed findings or conclusions as part of its final decision.

Acp 214.02. Decision on Record.

(a) The decision of the board shall be based upon the board's evaluation of the evidence submitted during the hearing only.

(b) The board shall keep a decision on file in its records for at least 5 years following the date of the final decision or the date of the decision on any appeal, unless the director of the division of records management and archives of the department of state sets a different retention period pursuant to rules adopted under RSA 541 – A.

Acp 215.01. Motion for Reconsideration or Rehearing.

(a) An adjudicatory order of the board shall not be final until the date it is served upon the parties and intervenors pursuant to Acp 208.03(d).

(b) Within 30 days after service of a final adjudicatory order of the board, any party or intervenor may file a motion for reconsideration or rehearing.

(c) A motion for reconsideration shall:

(1) Include any memorandum of law the petitioner wishes to submit.

(2) Identify each error of fact, error of reasoning, or erroneous conclusion contained in the final order that the moving party or intervenor wishes reconsidered; and

(3) Concisely state the correct factual finding, correct reasoning, and correct conclusion urged by the moving party or intervenor.

(d) The board shall grant or deny the motion, or any part thereof, on its merits, or treat the motion as a motion for reopening, and grant it pending the receipt of such additional data or additional argument as it considers necessary.

Acp 215.02. Reconsideration on the Board's Own Motion.

(a) Within the time frame specified in Acp 216.01(b), the board shall reconsider, revise, reverse or affirm any final action on its own motion.

(b) If reconsideration is based upon the existing record, prior notice shall not be given to the parties and intervenors. If the board believes further argument or data should be considered, an appropriate order providing the parties and intervenors with notice and opportunity to be heard shall be issued before any revision is made in the board's previous action.

Acp 215.03. Stay of Board Orders.

(a) Board actions shall be stayed only in response to a specific motion requesting a stay or by the board acting on its own motion.

(b) A motion for stay shall be considered only if it is filed within the time period for requesting reconsideration specified by Acp 216.01 (b) and shall demonstrate good cause sufficient to warrant the stay of an action by the New Hampshire superior court.

(c) Filing a motion for reconsideration shall not stay a board order. Combining a motion for stay with a motion for reconsideration shall be permissible, however.

Acp 216.01. Petitions.

(a) Any person may request a declaratory ruling from the board on matters within its jurisdiction by filing an original and 5 copies of a petition pursuant to Acp 209.01(b).

(b) Such a petition shall also set forth the following information:

(1) The exact ruling being requested; and

(2) The statutory and factual basis for ruling, including any supporting affidavits or memoranda of a law.

Acp 216.02. Action on Petitions.

(a) The petitioner shall provide such further information or participate in such evidentiary or other proceedings as the board shall direct after reviewing the petition and any replies received.

(b) Upon review and consideration, the board shall within 90 days rule on the petition pursuant to Acp 209.01(c).

Acp 217.01. Petition for Rulemaking.

(a) Any person may request the board to commence a proceeding for the purpose of adopting, amending, or repealing a rule by filing a written petition that contains:

(1) A statement of the petitioner's request for the proposed rule.

(2) The text of the proposed rule or a statement of the particular results intended by the petitioner's interest in the subject matter of the proposed rule.

(3) An identification of the particular rule sought to be amended or repealed.

(4) Any data or argument the petitioner believes would be useful to the board in deciding whether to commence a rulemaking proceeding; and

(5) Name, address, signature of petitioner and date.

Acp 217.02. Disposition of Petition.

(a) The board shall consider all petitions for rulemaking and proceed pursuant to RSA 541 - A: 4. The board shall request additional data or argument from the petitioner or other interested persons to clarify the argument.

(b) If the data or argument fails to support the petition, the board shall state the reason therefore in the order.

(c) If the data or argument supports the petition, the board shall commence rulemaking in accordance with RSA 541 - A: 3.

Part ACP 218. Rulemaking Hearings

Acp 218.01. Purpose.

The purpose of this part is to provide a uniform procedure for the conduct of public hearings at which comment from the general public will be solicited for evaluation and consideration by the board relative to rulemaking.

Acp 218.02. Scope.

(a) These rules shall apply to all hearings required by state law to be conducted by the board at which public comment shall be solicited, except that they shall not apply to adjudicative hearings.

(b) If any requirement set by these rules conflicts with an applicable statute, such other authority shall control.

Acp 218.03. Notice.

(a) Notice of a public comment hearing concerning rulemaking shall be placed in the "Rulemaking Register" so that it shall appear at least 20 days prior to the hearing date.

(b) At a minimum, a notice for rulemaking public comment hearings shall comply with the requirements of RSA 541 - A: 6, I.

Acp 218.04. Media Access.

(a) Public comment hearings shall be open to the print and electronic media.

(b) The moderator shall place limits on the activities of the media to avoid disruption in the following ways:

(1) Limit the placement of television cameras to certain locations in the hearing room; and

(2) Prohibit interviews from being conducted within the hearing room during the hearing.

Acp 218.05. Moderator.

(a) The hearing shall be presided over by a moderator who shall be the board chairperson or a designee.

(b) The moderator shall:

(1) Call the hearing to order.

(2) Cause a recording of the hearing to be made.

(3) Place limits on the media to avoid disruption as set out in Acp 218.04(b).

(4) Recognize those who wish to be heard and establish the order thereof.

(5) Limit the time for each speaker, as set out in Acp 218.06(b).

(6) Remove or have removed any person who disrupts the hearing.

(7) Adjourn the hearing; and

(8) Provide opportunity for the submission of written comments.

Acp 218.06. Public Participation.

(a) Any person who wishes to speak on the issue or issues which are the subject of the hearing shall place his or her name on a speakers' list before the last speaker on the list has finished speaking. All whose names appear on the speakers' list, as provided, shall be afforded reasonable time to speak at the hearing. Reasonable time shall be determined considering the number of people who wish to be heard, the time and the availability of the facility.

(b) The board, through the moderator, shall:

(1) Refuse to recognize a person who refuses to give his or her full name.

(2) When a group or organization wishes to comment, limit the group to no more than 3 spokespersons, provided that the members who are present shall be allowed to enter their names into the record as supporting the position by the group or organization.

(3) Revoke recognition of a speaker who speaks or acts in an abusive or disruptive

manner; or

(4) Revoke recognition of a speaker who refuses to keep comments relevant to the issue or issues that are the subject of the hearing.

(c) Written comments may be submitted any time, from the time notice has been published until the record has been closed by the moderator, which shall not be less than 7 calendar days after the hearing.

(d) In the event that the number of speakers who wish to give oral testimony relevant to the issue or issues involved exceed that number which can be heard within a reasonable period of time subject to facility availability and length of the hearing, the hearing shall be reconvened pursuant to applicable provisions in RSA 541 - A to afford such persons the opportunity to be heard. Speakers may elect to submit written testimony in lieu of additional oral hearing.

Acp 219.01. Explanation After Adoption.

(a) Any person may request an explanation regarding adoption of the rules pursuant to RSA 541 - A: 11, VII by submitting a request to the board.

(b) The request shall be considered at the next scheduled board meeting and the board shall issue a response within 45 days after consideration.

Part ACP 301. Application Procedure

Acp 301.01. Application Process.

(a) Persons who wish to apply for a license to practice acupuncture in New Hampshire shall do so by submitting the following:

(1) A completed "Application for Licensure" form provided by the board which contains the information specified by Acp 301.02.

(2) All additional supporting materials required of the applicant specified by Acp 301.02; and

(3) The initial license fee as required by Acp 306.01(a).

(b) An application shall:

(1) Be typewritten or legibly printed in original ink.

(2) Be signed by the applicant, and

(3) Have all sections complete or designated as not applicable to the applicant.

(c) Any application which is illegible, has incomplete sections, or is not signed shall be returned to the applicant.

(d) An application shall be considered to be on file with the board on the date when the board has received:

(1) A fully completed application form.

(2) Proof that the applicant's check has been deposited and cleared; and

(3) All required supporting documentation.

(e) Within 30 days of the date the application is on file with the board, the board shall request, if necessary, additional information or documentation needed to clarify the application or any materials related to the application.

(f) Unless a waiver of the following time limit has been requested by the applicant and granted by the board, the board shall approve or deny the application within a reasonable time not to exceed 60 days from:

(1) The date the application is on file with the board; or

(2) The date of the response to a request pursuant to Acp 301.01(e).

(g) If the application is denied, the applicant shall be provided an opportunity to request a hearing for reconsideration pursuant to Acp 214.01 on the deficiency issues identified by the board. Any such request for a hearing shall be submitted to the board within 30 days from the date of the board's notification of denial.

(h) If, within 30 days of the board's notification of denial, a request for a hearing is not made by the applicant, the application shall be closed.

(i) A pending application, awaiting information which the board has requested, shall be held open for one year from the date of filing after which it shall be closed. This time limit shall be extended upon written request to the board.

(j) All applications for licensure shall be kept as part of a permanent record.

(k) All licenses shall expire biennially on June 30 on even or odd numbered years.

Acp 301.02. Application Form.

The applicant shall supply, or cause to be supplied, the following on or with the "Application for Licensure" form:

(a) Legal name, as well as:

(1) Any previously used names that might appear on supporting documentation; and

(2) If applicable, name as it is written in Chinese, Korean, or other foreign language.

(b) Residence and business addresses and telephone numbers.

(c) Date of birth.

(d) Social security number, as required by RSA 161 - B: 11, VI - a.

(e) Email address.

(f) A 2″ x 2″ passport quality photo taken within 90 days of the date on the application.

(g) A list of colleges and universities the applicant attended, dates of attendance, and degrees, if any received, supported by one of the following:

(1) An official transcript from the college or university which granted the degree.

(2) A copy of the diploma awarded; or

(3) In the case of an undergraduate degree from a college or university outside the United States, supporting documents pursuant to Acp 302.03(c).

(h) If the applicant is applying for a waiver of the degree requirement, the supporting documentation pursuant to Acp 302.03(b).

(i) A list of acupuncture schools attended, dates attended, date of graduation and degree, certificate, or diploma awarded, supported by official transcripts from all acupuncture schools or colleges attended.

(j) If the applicant is applying for a waiver of the post-secondary acupuncture college requirement, the supporting documentation pursuant to Acp 302.05.

(k) A list of all other states and countries in which the applicant is currently licensed, registered, or otherwise allowed to practice acupuncture, dates of issue and expiration, and the license or certificate numbers. Documentation of the status of all current acupuncture licenses held shall be sent directly from the issuing state or country.

(l) A list of other states and countries in which the applicant was ever previously licensed, registered, or otherwise allowed to practice acupuncture, including dates of issue and expiration.

(m) A list of all states and countries in which the applicant was previously or is currently licensed, registered, or otherwise allowed to practice a healing art other than acupuncture, including dates of issue and expiration.

(n) Information regarding the applicant's certification by the National Certification Commission for Acupuncture and Oriental Medicine (NCCAOM) supported by documentation of certification status sent to the board directly from the NCCAOM or downloaded from the official NCCAOM website, including:

(1) Date of initial certification.

(2) Date current certification expires; and

(3) Whether the current certification is for acupuncture only or for acupuncture and herbal medicine or for oriental medicine.

(o) Disclosure, and explanation where applicable, of the following information:

(1) If any malpractice claim has ever been made against the applicant, regardless of whether a lawsuit was filed in relation to the claim.

(2) If the applicant has ever been denied an acupuncture license, certificate, or registration anywhere for any reason.

(3) If the applicant ever had employment or appointment in a hospital, clinic, or other health care facility suspended, or resigned from a health care facility in lieu of being subject to a disciplinary action.

(4) If the applicant has any formal disciplinary charges pending or if any disciplinary action has been taken against the applicant by any acupuncture or medical board, any health care facility, or any professional acupuncture association.

(5) If the applicant ever voluntarily surrendered a license to practice acupuncture or other healing art in lieu of facing disciplinary action.

(6) If the applicant has, at any time, been convicted of a crime involving violence,

abuse, fraud, dishonesty, or drugs.

(7) If the applicant ever had a professional license in a field other than acupuncture revoked, suspended, or otherwise terminated on disciplinary grounds, or if any disciplinary actions are currently pending against the applicant in relation to any professional license held; and

(8) If the applicant has ever had or currently has an emotional disturbance or mental illness, an organic illness, or addictive disorder which impaired her or his ability to practice acupuncture or to function as an acupuncture student. If so, the applicant shall describe treatment received and the outcome of such treatment.

(p) A statement of the applicant's successful completion of the Clean Needle Technique Course and supported by documentation of such downloaded from the official NCCAOM or CCAOM website, or sent directly from the NCCAOM or the Council of Colleges of Acupuncture and Oriental Medicine (CCAOM).

(q) A statement of moral character from 3 persons other than relatives of the applicant, who have known the applicant for at least 3 years, at least one of whom shall be an acupuncturist, licensed in this state or in another jurisdiction; and

(r) The applicant's signature on the following statement:

"I hereby certify that all statements made in this application and all information and documentation submitted in connection with this application are, to the best of my knowledge, true, accurate, complete, and unaltered. I understand that misstatements and omissions of material facts may be cause for denial of this application, or for suspension or revocation of a license, or other appropriate disciplinary action.

In the case that my application is approved and an acupuncture license is issued to me, I hereby agree to comply with all laws and administrative rules pertaining to the practice of acupuncture in New Hampshire. I understand that this includes the requirement to use only sterile disposable one-use needles, and to use Clean Needle Technique. I understand that I must follow the New Hampshire Code of Ethics for acupuncturists and the NCCAOM Code of Ethics for acupuncturists."

Acp 301.03. Application Denial.

An application on file with the board pursuant to Acp 301.01(d) shall be denied if the information disclosed pursuant to Acp 301.02(n) indicates the applicant cannot be relied upon to practice competently, safely and honestly, or adhere to the ethical and professional requirements of Acp 500.

Part ACP 302. Qualifications

Acp 302.01. Personal Qualifications.

(a) An applicant shall be 21 years of age or older.

(b) An applicant shall be of good moral character and shall be considered to be so as evidenced by letters submitted on behalf of the applicant pursuant to Acp 301.02(p).

Acp 302.02. Certification Requirements.

(a) An applicant shall hold current, active NCCAOM certification through examination or Credentials Documentation Review.

(b) An applicant shall have successfully completed an NCCAOM approved Clean Needle Technique Course.

Acp 302.03. Degree Requirements and Waivers Thereof.

(a) An applicant shall possess a baccalaureate or higher, registered nurse, or physician's assistant degree from an accredited institution.

(b) The board shall waive the requirement of a baccalaureate or higher, registered nurse, or physician assistant degree for an applicant provided that the applicant:

(1) Has a current valid acupuncture license from another state whose requirements are substantively equal to or exceed the requirements of RSA 328 - G: 9, II, verified directly from the state or states involved.

(2) Meets all other requirements of licensure; and

(3) Can prove at least 40 points based on the following:

a. Every 3 credit hours earned at an accredited post-secondary institution, verified by original transcripts from the colleges attended, shall equal 2 points.

b. Each year the applicant has held a valid acupuncture license in another state, verified directly from the state or states involved, shall equal 5 points; and

c. Each semester of teaching acupuncture or acting as a clinical supervisor in an acupuncture school that is accredited by the Accreditation Commission for Acupuncture and Oriental Medicine (ACAOM) or in candidacy for accreditation, verified by documentation of such activity directly from the institutions involved, shall equal 5 points.

(c) An applicant who has received a degree from an institution outside the United States shall be determined to meet the undergraduate degree requirement if the applicant has successfully completed the NCCAOM educational requirements for international applicants.

Acp 302.04. Acupuncture Education Requirement.

An applicant shall comply with one of the following:

(a) An applicant shall have completed a post-secondary acupuncture program at a school that is:

(1) ACAOM accredited or in candidacy at the time the applicant graduated; or

(2) Board approved.

(b) An applicant shall have completed acupuncture education that is approved by the NCCAOM in earning the applicant's certification in acupuncture or oriental medicine; or

(c) An applicant shall qualify for a waiver of the acupuncture education requirement as set forth in Acp 302.05.

Acp 302.05. Waiver of Acupuncture Education Requirement.

(a) For one year from the date on which the board issues its first license, the acupuncture education requirement shall be waived for an applicant who:

(1) Possesses a current valid license to practice acupuncture in another state, and that license is in good standing, verified directly from the state or states involved; and

(2) Meets all other requirements of this chapter.

(b) After one year from the date on which the first license is issued, the acupuncture education requirement shall only be waived for applicants meeting the requirements of Acp 302.05(a) as well as the following requirements:

(1) If the applicant has received his or her training through an apprenticeship program, that program, as verified by appropriate documentation, shall:

a. Conform to all NCCAOM apprenticeship program standards pursuant to RSA 328 - G: 9, II(g); and

b. Provide a balance of clinical training and didactic instruction that parallels the ACAOM core curriculum, including:

1. A basic history of acupuncture.
2. Basic oriental medical theory.
3. Point location.
4. Diagnostic skills.
5. Treatment planning.
6. Treatment technique.
7. Specialized treatment patterns and point combinations.
8. Emergency first aid treatment.
9. Equipment and safety in practice techniques; and
10. Ethics and human service skills; or

(2) If the applicant has received acupuncture education at a school or college that is not ACAOM approved or in candidacy at the time of the applicant's graduation, a waiver shall be granted by the board if the applicant accrues 60 points based on the following point schedule:

a. An applicant shall accrue 10 points for each completed school year, up to a total maximum of 30 points, spent in a formal acupuncture program provided that:

1. The applicant has graduated from that program; and
2. The graduation from that program is verified by a transcript directly from that program or school.

b. An applicant shall accrue 10 points for each year of acupuncture practice, up to a total maximum of 50 points, provided that:

1. The applicant had a minimum of 500 patient visits per year.
2. The applicant's practice in that year was at least 70% general health care; and

3. The applicant supplies the board with the following documentation:

(i) Dates and location of practice; and

(ii) At least 2 of the following:

i. Original letters from employers specifying dates and hours worked, and number of visits.

ii. Written statements from a minimum of 20 patients, with current phone numbers and addresses for each, specifying the time period of treatment.

iii. Written statements from at least 2 other health care professional, state or local acupuncture or oriental medicine professional associations, schools or colleges with convincing testimony based on personal knowledge regarding the dates, volume, and scope of practice; or

iv. Written statements from at least 2 other respected members within the community with convincing testimony based on personal knowledge regarding the dates, volume, and scope of practice; and

c. An applicant may accumulate additional points, up to a total maximum of 20 points, in the following categories.

1. An applicant shall accrue 2 points per semester for primary teaching responsibility of an acupuncture course provided that.

(i) The course is taught at a board approved school or college as set forth in Acp 303.01; and

(ii) The primary teaching responsibility is verified directly from the school.

2. An applicant shall accrue 2 points per semester for primary supervising responsibility of a clinic course or rotation provided that:

(i) The clinic course or rotation is taught at a board approved acupuncture school or college; and

(ii) The primary supervising responsibility is verified directly from the school; and

3. An applicant shall accrue 2 points per published article about acupuncture or oriental medicine provided:

(i) The article is published in a nationally or internationally recognized professional journal or publication; and

(ii) It is documented by a copy of the article.

(c) Any applicant applying for a waiver of the acupuncture education requirement pursuant to Acp 302.05 shall successfully complete at least a 6 credit course in anatomy and physiology at an accredited college or university, verified by a transcript directly from that institution.

Part ACP 303. Board Approval of Schools of Acupuncture

Acp 303.01. ACAOM Accredited or Candidate Schools.

The board shall approve all acupuncture schools that are ACAOM accredited or in candidacy.

Part ACP 304. Temporary Teaching Licenses and Intern Registration

Acp 304.01. Temporary Teaching License, Visiting Teacher.

(a) A teacher of acupuncture or oriental medicine who is visiting the state for the purpose of teaching a seminar or course which will not exceed in duration a period of 30 days, and who intends to practice acupuncture in the course of that instruction shall:

(1) Submit to the board, no less than 60 days prior to the beginning of the course, a letter of application which includes:

a. The name of the applicant.

b. The address and phone numbers at which the applicant can be contacted.

c. The name and description of the course to be taught.

d. The place where the course is to be taught.

e. The duration and intended dates of the course; and

f. The name of the sponsoring individual or organization.

(2) Prove licensure to practice acupuncture in another state or country.

(3) Conform to requirements of public health including use of disposable needles pursuant to RSA 328-G: 10, IV; and

(4) Pay the requisite fees pursuant to Acp 306.01.

(b) A person who is granted a temporary teaching license under Acp 304.01(a) shall not practice acupuncture outside the specified course or seminar and shall not receive compensation for any practice of acupuncture other than that received in compensation for the course itself.

(c) A temporary teaching license shall be valid for no more than 30 days.

(d) The board shall grant an exception to the 30 day limitation on a temporary teaching license in the case of a periodic seminar type course which:

(1) Constitutes a single course; and

(2) Meets for no more than 6 sessions in a one year period.

(e) Other than those persons excepted under Acp 304.01(d), any person who intends to teach acupuncture in the state of New Hampshire for a period of time longer than 30 days, when that teaching involves the practice of acupuncture, shall obtain a regular New Hampshire license pursuant to Acp 300.

Acp 304.02. Intern Registration.

An intern registration allowing for a limited, supervised, and temporary practice of acupuncture shall be granted if the following criteria are met:

(a) The prospective intern shall be sponsored by a person who:

(1) Holds a valid NH acupuncture license that is in good standing.

(2) Submits to the board a letter of application for an intern registration which includes:

a. The name, business address and phone number of the sponsoring licensee.

b. The name of the prospective intern.

c. The address and phone number at which the prospective intern may be contacted.

d. The name, address, and phone number of the acupuncture school at which the intern is enrolled.

e. The intern's expected date of graduation.

f. The location where the internship will take place; and

g. Beginning and ending dates of the internship.

(3) Arranges for documentation to be sent from the intern's acupuncture school directly to the board that states that the prospective intern:

a. Is currently enrolled in an acupuncture program at a school that is ACAOM accredited or in candidacy; and

b. Has successfully completed course work in:

1. Needling techniques

2. Clean needle procedures.

3. Point location.

4. Point indications and contraindications.

5. Diagnosis; and

6. Treatment planning; and

(4) Agrees in writing to the board to:

a. Actively supervise the intern in all diagnosis and treatment of patients.

b. Be physically present on the premises at all times when patients are being treated by the intern.

c. Identify an acupuncture intern as such to all patients treated by the intern; and

d. Instruct the intern regarding relevant licensee responsibilities and the ethical and professional standards as set forth in Acp 503.01 and Acp 503.02; and

(b) The sponsoring licensee shall not allow the internship to commence until approval in writing has been received from the board.

Acp 304.03. Duration of Intern Registration.

An intern registration shall expire after one year from date of approval or upon the intern's graduation from or termination of the program of study described in Acp 304.02(a)(3)a., whichever comes first.

Part ACP 305. Student Observers and Office Assistants

Acp 305.01. Licensee Obligations Regarding Student Observers and Office Assistants.

A licensee who employs assistants, whether paid or unpaid, or allows students to observe, shall be responsible for assuring that the following requirements are met:

(a) Such persons shall not diagnose, develop treatment plans, or insert needles in patients.

(b) If noninvasive treatment modalities such as moxabustion or cupping are administered by assistants or students, the licensee shall be responsible for the training and safe application of these procedures; and

(c) All applicable regulations of the Occupational Safety and Health Administration shall be followed in the handling of any instruments, materials, or waste.

Part ACP 306. Fees

Acp 306.01. Fee Schedule.

Initial license application and license renewal fees shall be $110.00 as required by RSA 328 - G: 9, II (d).

Part ACP 307. Exemptions to Rsa 328 - G

Acp 307.01. Exemptions for Persons Licensed Under NH RSA 316 - A.

Any person licensed under NH RSA 316 - A as of July 1, 1997 and practicing acupuncture as of that date will be granted an exemption to RSA 328 - G: 9, I, pursuant to RSA 328 - G: 9, VIII, provided that that person:

(a) Applies to the board for an exemption.

(b) Verifies proof of licensure under RSA 316 - A as of July 1, 1997.

(c) Provides evidence of acupuncture practice prior to July 1, 1997.

(d) Verifies a minimum of 500 hours of acupuncture training.

(e) Verifies successful completion of examination and certification by the NCCAOM; and

(f) Submits to the board a copy of all documentation of education, apprenticeship, or experience which has been submitted to the NCCAOM as qualifying the applicant to sit for examination.

Part ACP 308. Record of Licensed Acupuncturists

Acp 308.01. Roster and Directory of Licensed Acupuncturists.

The board shall maintain a roster of licensed acupuncturists and annually publish a directory of such, containing the following information:

(a) Name.

(b) Professional address.

(c) Date of issuance of license.

(d) License number; and

(e) Whether the license is in good standing.

Part ACP 401. Renewal of License

Acp 401.01. License Term.

Renewal licenses shall be valid for 2 years upon approval of application submitted in a timely manner in accordance with Acp 401.02(a).

Acp 401.02. Renewal of License.

(a) Any licensee wishing to renew a license shall submit the following no later than the date of license expiration:

(1) A completed "License Renewal Application" form which contains the information specified by Acp 401.03; and

(2) The fee specified by RSA 328 - G: 9, II(d).

(b) Failure to meet the requirements of Acp 401.02(a) by the prescribed date shall result in:

(1) The potential for a temporary period of lapsed licensure during which time the applicant shall not practice acupuncture provided that:

a. Such applicant has filed an application for renewal prior to the actual date of license expiration and that application is only awaiting board approval; or

b. Such applicant has filed a petition with the board pursuant to Acp 402.03; or

(2) Expiration of licensure if application for renewal has not been filed prior to the actual date of license expiration.

(c) In the case of Acp 401.02(b)(2), such person shall not practice acupuncture until such time that a new license is applied for pursuant to Acp 301.01 and granted by the board.

(d) In the case of Acp 401.02(c), supporting documentation from the original application already on file with the board shall be deemed adequate.

(e) A renewal application shall be considered to be on file with the board on the date when the board has received:

(1) A fully completed renewal form; and

(2) Proof that the applicant's check has been deposited and cleared.

(f) Within 30 days of the date the renewal application is on file with the board, the board shall request, if necessary, additional information or documentation needed to clarify the renewal application or any materials related to the renewal application.

(g) Unless a waiver of the following time limit has been requested by the applicant and granted by the board, the board shall approve or deny the renewal application within a reasonable time not to exceed 60 days from:

(1) The date the application is on file with the board; or

(2) The date of the response to a request pursuant to Acp 401.02(f).

Acp 401.03. Application Form.

An application form for license renewal shall require the applicant to supply the following information:

(a) Name.

(b) Residence and business addresses and telephone numbers.

(c) A statement indicating whether the applicant is actively practicing acupuncture.

(d) Disclosure, and explanation where applicable, of the following information regarding the previous 2 year period:

(1) If any malpractice claim has been made against the applicant, regardless of whether a lawsuit was filed in relation to the claim.

(2) If the applicant has been denied an acupuncture license, certificate, or registration anywhere for any reason.

(3) If the applicant had employment or appointment in a hospital, clinic or other health care facility suspended, or resigned from a health care facility in lieu of being subject to a disciplinary action.

(4) If the applicant has any formal disciplinary charges pending or if any disciplinary action has been taken against the applicant by any acupuncture or medical board, any health care facility, or any professional acupuncture association.

(5) If the applicant voluntarily surrendered a license to practice acupuncture or other healing art in lieu of facing disciplinary action.

(6) If the applicant has convicted of a crime involving violence, abuse, fraud, dishonesty, or drugs.

(7) If the applicant had a professional license in a field other than acupuncture revoked, suspended, or otherwise terminated on disciplinary grounds, or if any disciplinary actions are currently pending against the applicant in relation to any professional license held; and

(8) If the applicant has had an emotional disturbance, mental illness, organic illness, or addictive disorder which impaired the applicant's ability to practice acupuncture, and if so, a description of the treatment received and the outcome of such treatment.

(e) Name(s) of courses or Professional Development Activities (PDAs) that are being submitted in fulfillment of the 30 unit continuing education requirement for renewal, enumerating the CEU value of each.

(f) Copies of documentation of courses or PDAs claimed in Acp 401.03(e) above.

(g) An affirmation that the applicant is currently NCCAOM certified, specifying.

(1) Active status with date of certification expiration; or

(2) Inactive status with dates and explanation thereof.

(h) A representation that the applicant acknowledges that the willful provision of false information in the application shall be a basis for disciplinary action by the board.

(i) The applicant's signature on a statement which shall declare that the information and documentation provided in the application is true, accurate, complete, and unaltered; and

(j) The date the applicant signed the application.

Acp 401.04. Filing Date.

An application for license renewal shall be filed no sooner than 60 days before and no later than the expiration date of the applicant's license.

Acp 401.05. Denial of Renewal.

License renewal shall be denied if, after notice and an opportunity for hearing, there is a preponderance of the evidence to establish:

(a) Noncompliance with the continuing education requirement of Acp 402.01, notwithstanding the provisions of Acp 402.03(a).

(b) Failure to furnish complete or accurate information on the renewal license application; and/or

(c) That the requirements of RSA 328 - G: 9, II, and these rules relative to licensure and qualifications have not been, or no longer continue to be, met.

Part ACP 402. Continuing Education

Acp 402.01. Continuing Education Requirements.

(a) Each licensee shall complete 30 board approved units of PDAs for each 2 year renewal period.

(b) Any units in excess of the 30 unit requirement earned during a 2 year renewal period shall be applied to fulfill the continuing education requirement of the following renewal period.

(c) Any excess PDAs carried forward under Acp 402.01(b) shall not be carried forward into subsequent biennia.

(d) If a licensee has not met the 30 unit requirement at the time of license renewal, the licensee may petition the board for a waiver of the deadline pursuant to Acp 402.02.

(e) The licensee shall be responsible for proving attendance at or participation in any continuing education courses or PDAs submitted for license renewal.

Acp 402.02. Failure to Satisfy Continuing Education Requirements.

(a) An applicant for license renewal who has not completed 30 CEUs for the preceding biennium:

(1) Shall file a petition with the board prior to the date of license expiration which proposes a specific timetable for completing specified courses or activities to correct the CEU deficiency; and

(2) Shall suspend practicing acupuncture on the date of license expiration until such deficiency has been resolved and until the license is renewed.

(b) Failure to submit such petition prior to the date of license expiration shall:

(1) Result in license expiration; and

(2) Necessitate application for a new license pursuant to Acp 301.01 and Acp 401.02(d).

Acp 402.03. Approved Continuing Education Units.

(a) The following shall be considered board approved continuing education units:

(1) PDAs meeting the criteria of Acp 402.04 and Acp 402.05(a) which include:

a. Research related to the knowledge or practice of oriental medicine.

b. Publication which relates to the knowledge or practice of oriental medicine.

c. Teaching courses in acupuncture, oriental medicine or related topics in a preceptorship, formal school, or independent seminar.

d. Clinical supervision in a preceptorship or formal school.

e. Supervised clinical experience in oriental medicine including observation, case discussion, and/or supervised practice; and

f. Continuing education courses including CD - ROM, teleconference and Internet-based programs; and

(2) Other continuing education courses which meet the criteria of Acp 402.04 and Acp 402.05.

(b) PDA points shall be valued according to the following schedule:

(1) Every 2 clock hours of documented research shall be equivalent to one PDA point.

(2) Each acupuncture article published shall be equivalent to 10 PDA points.

(3) Each acupuncture book or major work published shall be equivalent to 30 PDA points.

(4) Each clock hour spent in teaching acupuncture shall be equivalent to one PDA point.

(5) Each clock hour spent in the clinical supervision of acupuncture students shall be equivalent to one PDA point.

(6) Each clock hour of supervised clinical experience under a senior acupuncturist shall be equivalent to one PDA point.

(7) Each clock hour of a continuing education course shall be equivalent to one PDA point; and

(8) Each year of service on a professional board that relates specifically to oriental medicine shall equal 5 PDA points.

Acp 402.04. General Requirements of Continuing Education Courses.

(a) All courses shall be relevant to the practice of acupuncture and oriental medicine and provide skills and knowledge that enhance an acupuncturist's practice including:

(1) Oriental medical theory, techniques, nutrition, and herbology.

(2) Western sciences such as:

a. Anatomy.

b. Physiology.

c. Pathology.

d. Biochemistry.

e. Microbiology.

f. Psychology.

g. Nutrition.

h. History of medicine.

i. Medical terminology; and

j. Medical ethics.

(3) The study of Oriental languages, t'ai chi, and qi gong.

(4) Any area of expertise covered in Acp 601.03.

(5) Courses in business, management, insurance billing, and practice building; and

(6) Any course that is approved and accepted by NCCAOM.

(b) One hour of classroom time shall be equivalent to one CEU.

(c) CEU courses shall be board approved pursuant to Acp 402.05.

Acp 402.05. Board Approval of Continuing Education Courses.

(a) The board shall automatically approve all courses related to acupuncture, Oriental medicine, and general medical education that meet the requirements of Acp 402.04 and are:

(1) Taught at schools that are ACAOM accredited, in candidacy, or board approved.

(2) Offered for credit at accredited colleges or universities.

(3) Approved by the NCCAOM review service.

(4) Approved by Continuing Education committees of the American Association of Acupuncture and Oriental Medicine or other national professional healthcare associations; or

(5) Approved by other state licensing boards including those offered through state professional organizations following state licensing board requirements.

(b) Courses offered by sponsors other than those identified in Acp 402.05(a) shall be approved only if the course offered meets all the requirements of Acp 402.04 and the board receives a letter from the sponsor which requests approval and contains the following information:

(1) The name, address, and phone number of the sponsoring agency or its contact person.

(2) The title, location, and date of the course.

(3) A description of all subjects covered by the course which demonstrates conformity with Acp 402.04(a) and (b).

(4) The stated objective of the course and any other descriptive material about the course or the instructors which helps to evaluate the course.

(5) A course syllabus, a course schedule with hourly breakdown, and a description of all required textbooks and/or equipment.

(6) The name(s) and professional qualifications of the instructor(s).

(7) A statement that attendance shall be checked at least twice per session by a person officially designated by the sponsoring party; and

(8) A statement that attendees who are present for the entire course shall be given an attendance certificate for license renewal purposes.

(c) The board shall notify the sponsor of the board decision relative to Acp 402.05(b) within 60 days of receipt of the required letter.

(d) No course shall be advertised as having board approval until same is granted by the board.

Acp 402.06. Notification of Course Approval.

(a) Upon approving a continuing education course, the board shall issue to the sponsoring party a letter of course approval which contains:

(1) The title of the course.

(2) The date(s) the course is offered; and

(3) The number of continuing education hours credited.

(b) The board shall keep an updated list of approved courses available to any person upon request.

Part ACP 403. Disciplinary Sanctions

Acp 403.01. Notice and Imposition of Sanctions.

(a) Other than immediate license suspensions authorized by RSA 541-A: 30, III and Acp 403.03, the board shall impose disciplinary sanctions only:

(1) After prior notice and an opportunity to be heard; or

(2) Pursuant to an agreed upon settlement or consent decree.

(b) Actions constituting misconduct shall be those specified in RSA 328-G: 12, II.

(c) Following a hearing and after a finding that misconduct has occurred by a licensee, the board shall impose, pursuant to RSA 328-G: 12, III, one or more of the following sanctions ranked in order of increasing seriousness:

(1) Public or private reprimand.

(2) An administrative fine in an amount established by the board which shall not exceed $2,000 per offense, or in the case of a continuing offense, $250 for each day the violation continues.

(3) Suspension, limitation, or restriction of license; or

(4) Revocation of license.

(d) In determining which sanction to impose, the board shall consider:

(1) Aggravating factors such as:

a. The seriousness of the offense.

b. The licensee's prior disciplinary record, including number and type of prior instances of misconduct; and

c. The resulting harm to a person or to the public health and safety; and

(2) Mitigating factors such as:

a. The lack of seriousness of the offense.

b. The licensee's lack of a prior disciplinary record.

c. The licensee's state of mind at the time of the offense.

d. The licensee's acknowledgment of his or her wrongdoing; and

e. The licensee's willingness to cooperate with the board.

(e) Copies of board orders imposing disciplinary sanctions and copies of all settlement agreements or consent decrees shall be sent to the licensing body of each state in which the licensee is licensed and to such other entities, organizations, associations, or boards as are required to be notified under applicable state or federal law.

Acp 403.02. Administrative Fines.

(a) Administrative fines shall be assessed in accordance with the factors stated in Acp 403.01(d), adjusted pursuant to (b) below, utilizing the following guidelines:

(1) When no violation has occurred within the 5 years preceding, the standard fine assessed shall be $250 per offense.

(2) When a single disciplinary infraction has occurred within the 5 years preceding, the standard fine assessed shall be $500.

(3) When more than one disciplinary infraction has occurred within the 5 years preceding, the standard fine assessed shall be $1,000.

(4) For any subsequent violation within a 5 year period, the standard fine shall be $2,000, notwithstanding (c) below; and

(5) In the case of a continuing offense, the standard fine shall be $100 per day.

(b) A single course of continuing conduct shall be treated as a single violation for the purposes of (1), (2), (3), and (4) above.

(c) The board shall apply Acp 403.01 (d) as aggravating and mitigating factors in establishing the actual amount of fines.

Acp 403.03. Immediate License Suspension.

(a) When the board receives information indicating that a licensee has engaged in dishonesty or misconduct that poses an immediate danger to life or health, the board shall issue an order pursuant to RSA 541 - A: 30, III, that sets forth the alleged misconduct and immediately suspends the license for up to 10 working days pending commencement of an adjudicatory proceeding. If commenced within 10 working days, the suspension shall continue until there is a decision in the proceeding.

(b) Suspension orders under this section shall include the notice of hearing pursuant to Acp 207.02(b).

(c) No hearing date established in a proceeding conducted under this section shall be postponed at the request of the licensee unless the licensee also agrees to continue the suspension period pending issuance of the board's final decision.

Acp 403.04. Voluntary License Surrender When Disciplinary Allegations are Pending.

(a) A licensee may surrender a license at any time.

(b) Surrender or nonrenewal of a license shall not preclude the board from investigating or completing a disciplinary proceeding based upon the licensee's conduct while the license is still in effect. Such investigations and proceedings shall be handled in the same manner as other disciplinary investigations and proceedings.

(c) A licensee who surrenders a license shall have no right or privilege in New Hampshire except as shall be specifically set forth in a board order settlement agreement, or order of a court of competent jurisdiction. A licensee who reapplies for a license in New Hampshire after surrender shall meet all the requirements in effect for new applicants as set forth in statute and rules at that time.

(d) A licensee who surrenders a license as part of a settlement of pending misconduct allegations shall make a written settlement offer to the board before the close of the record in a disciplinary hearing.

(e) Any settlement agreement reached under (d) above, shall include the following concessions:

(1) That license surrender has occurred in settlement of pending disciplinary allegations; and

(2) That the pending allegations shall be issues to be resolved in any future application the licensee may submit in New Hampshire.

(f) The fact of license surrender pending disciplinary action and the terms of any settlement agreement pertaining thereto shall be distributed to all relevant licensing authorities and data bank in the same manner as a final decision containing specific findings of dishonesty or misconduct.